JN261567

Barbara Duden

Geschichte unter der Haut

—Ein Eisenacher Arzt und seine Patientinnen um 1730—

女の皮膚の下

十八世紀のある医師とその患者たち

【新版】

バーバラ・ドゥーデン

井上茂子［訳］

藤原書店

日本語版によせて

私の祖父はアイゼナッハで生まれました。この本の主人公、シュトルヒ博士が、二五〇年前に医療活動をしていた町です。つまり、ある意味では、私の故郷はアイゼナッハと言えます。一九九〇年まで、東西ドイツを分かつ壁のせいで、私はこの町を訪れることができなかったのではありますが。* この本は、私の先祖だったかもしれない女性たちのことを語っています。

* アイゼナッハは旧東ドイツに位置し、著者は西ドイツ人であった。一九九〇年は東西ドイツ統一の年。

この女性たちがどのように感じていたのかを、私は知りたいと思いました。彼女たちは、自分の皮膚、頭痛、妊娠、動悸、失神を、どのように感じていたのでしょうか。このようなことは、歴史家が今まで書かなかった事柄です。この本を書くことは、多くの意味で冒険になりました。私はこの本を書いているうちに、ずっと前に亡くなった彼女たちと私との間に、時がつくった深い淵を発見せざるをえませんでした。私はその淵に、感情を投入しながら、橋を懸けようとしました。それがうまくいった時にはいつでも、私は驚異の念を持ちましたし、時には当惑も感じました。女性史を書くということは、私にとって、絶えず驚異の念を持つということの始まりでした。

この本をドイツで書き終えた直後、私は国連大学の総長の招きに応じて、数ヶ月間日本で過ごしました。私の研究室は東邦生命ビル〔東京・渋谷の国連大学所在地〕にあり、住まいは池袋にありました。しかし、他では味わえない、すばらしい思い出の一つは、藤原良雄さんや、私の面倒をみてくれた親しい女性たちと、一緒に過ごした週末でした。彼らは私に、アイゼナッハのシュトルヒ博士の診療活動以上に、私にとって未知な事柄を、味わったり感じたりさせてくれたのです。たとえば、日本の温泉とか、家族の食事、情愛に満ちた会話などです。このように提供されたものを、私が十二分に受け入れることができたとするならば、それは、私がシュトルヒの日誌を研究したときに体得していた、驚くことに対する心構えのおかげです。この本に書いた研究によって、私は、自分の感覚や感情を、「今、ここ」を越えたところに拡大してゆくことができるようになったのです。

一九九四年九月

バーバラ・ドゥーデン

女の皮膚の下／目　次

第四章　からだのイメージ

パラダイム　対　主題／発見の歴史から、発明の歴史へ／記述された概念の受容史から、イメージ形式の口頭伝達の理解へ／学問的な定型化した主題とその受容の歴史から、診療の指針となるイメージの歴史化へ／医療分業や医療職の歴史から、社会的意味の担い手による身体の定義の歴史へ

装幀　毛利一枝

女の皮膚の下——十八世紀のある医師とその患者たち

凡例

一　原注は章ごとに（1）、（2）…で示して巻末に一括し、訳注は段落ごとに＊1、＊2…で示して段落の終わりに挿入した。ただし一つの段落に訳注が一つしかない場合には、単に＊で示した。

一　文脈理解のための訳者による補足や短い説明は、本文中に〔　〕で示した。

一　原著にある、ラテン語やバロック・ドイツ語などの特殊用語は、訳を「　」に示すか、原語の読みをルビで付して示した。

一　原著の》《による強調は「　」で、イタリックによる強調は傍点で示した。

一　身体に関する二つのドイツ語（Körper, Leib）のニュアンスの差を考慮して、Körper には、身体、体の訳語を、Leib には 肉体、からだ の訳語を当てた。このニュアンスの差については七頁の訳注＊参照。

一　体内現象・病理現象としての Fluß の訳語は フルス とした。この語は現在、一般的には、川、流れ の意味で使われる。本書でのこの語の概念については、第四章6節参照。

一　妊娠月数は、十八世紀ドイツでは正確ではなく、精液の混入から数えて、八、九ヶ月から十ヶ月、あるいはそれ以上かかって子供が生まれると思われていた。本文中の妊娠月数は、原著通りのものである。その月数通りか、プラス一ヶ月ぐらいで、ほぼ日本での伝統的数え方に当たると思われる。

一　原著には、シュトルヒの『婦人病』からの引用すべてに、巻数・症例番号・頁数が添えてあるが、翻訳では省略した。

序——体内の非歴史性に反論して

この本で私は、歴史的領域と非歴史的領域の間に、いわば天与の物のように引かれてきた境界線を乗り越えるつもりである。私の扱うテーマは、身体の歴史*、つまり、ある時代に人々がいかに身体を体験したかという点である。一七三〇年頃〔中部ドイツの都市〕アイゼナッハのある医者と女性患者たちが、女性の体内をどのようにイメージしていたか、そしてこの体内イメージが、どのように彼らの行動を規定し、彼らの経験に意味を与えていたかを、私は歴史家として述べてみたい。

* この本で「身体」と訳したKörperという言葉と、とくに第四章に頻出するLeib（＝「からだ」「肉体」）という言葉は、同じ対象を扱いながらも意味あいが微妙に異なっている。（英語版では両方ともbodyで統一してある。）Körperは身体を物理的対象としてとらえる傾向が強く、「精神」や「感情」に対立する意味での「体」の意味に使われ、Leibは「生命」や「魂」と結び付く実体としての「体」の意味で使われる。ラテン語corpusを語源とするKörperは、より客観的、理性的なニュアンスが強く、人間の体以外にも転用される。（Körperだけで「物体」や「団体」という意味を持つし、たとえば「固体」ein fester Körperという複合語の中の「体《たい》」という意味でも使われる。）他方、ゲルマン語系の言葉であるLeibは、より直接的、情緒的、感覚的なニュアンスが強く、人間と動物の生きている体以外には転用されず、Leibを使った日常的なさまざまな言い回しが存在する。（日本語で「身にしみる」とか「身をもって経験する」というときの「身《み》」という意味あいにとても近い。）両者の差は、日本語における漢語とやまとことばのニュアンスの差に似ている。

十年以上にわたり、歴史の中の女性の身体が、私の研究の中心テーマであった。ベルリンの売春婦規制からプロイセンの助産婦改革へと私は研究をすすめ、さらに、出産に関して性や身分によって異なるイメージを研究した上で、ついに今までほとんど研究されていない十八世紀へと辿りついた。一九八二年の夏偶然に、私はバンベルクからの遠距離貸し出しで『婦人病』という分厚い八巻本に出くわした。その本は、ヨハネス＝ペラルギウス・シュトルヒ老博士が、後輩に教えるために、自分の二十年間にわたる日誌から、患者の記録をまとめたものである。千八百以上の症例のそれぞれに、シュトルヒは数行から数頁にわたってその女性患者の病歴を記録し、その後で患者の状態について自分の考察を記している。勤勉な彼は、自分の症例を文献上の比較資料で補足している。女性たちの訴えは、ナンセンスな話で満ちていて、ハレ大学*周辺の医学的理論の断片が、民俗文化の要素と結合している。当たり前の身体知覚が、私にはまったく本当とは思えない事柄と併存していて、その両方ともシュトルヒは、はっきりとまともに受け取っている。医学史家は今まで、このような玉石混淆物の前で途方にくれていた。彼らは、このような著作は婦人科医学の歴史に何の貢献もしないと考える。なぜなら、シュトルヒは女性の生殖器を診察せず、死体解剖もめったにせず、外科的処置もしなかった。だから学問上何ら新しい貢献をしなかったというのである。

＊　ハレ大学は当時、ホフマンやシュタールを輩出し、医学の先端を走っていた。

唖然としながら、私はこの本の頁を繰った。どの症例に対しても、この小都市の医者は、患者が（おそらくアイゼナッハの方言で）自分の血液、陣痛、心臓狭窄、鼻風邪について打ち明けたことを、標準ドイツ語で報告している。シュトルヒという男の目を通して、そして医者の使うドイツ語の中に、私は何百というさまざまな女性たちの発言を個々に聞き取り始めた。目の前にある、この女性の身体の歴史についての史料は、その量からしてすでに、同じテーマでの先行研究の史料のどれとも、比べものにならないほど多い。この史料が、たとえこの医者によって歪曲されていたり短縮されていたとしても、この正真正銘の女性の訴えの記録のおかげで、女性の身体と女性の身体経験が不変であると考えていた私の確信が、徐々に崩れていった。そこで、私は、出産事象だけでなく、女性の身体のイメージを歴史的なものとして研究するために、この史料に食らいついたのであった。

訴える女性たちの内部にある不可視のからだの体験《ライプハフティヒカイト》＊に接近するために、私は歴史家として、ある境界線を思い切って越えなくてはならなかった。その境界線とは、つまり、身体、特に皮膚の下に隠れた体内を、周囲の環境から分かち、両者を認識論上、科学史上、心性史上、相対立する領域に追いやってしまう境界線である――こちら側に、身体・「自然」・「生物学」、向こう側に、社会的環境・歴史という具合いに。こちら側には、究極的に不変だと考えられている「人間」の身体性があり、向こう側には、原則的に変化する歴史的なるものの領域がある。このような境界線を引いたために、今まで、身体は歴史から切り離され、身体がどのように知覚されてきたかという問題は、社会史的展望の彼岸にある盲点として、解明されないままにされてきた。

＊ 原著では、Körperlichkeit, Leiblichkeit, Körperhaftigkeit, Leibhaftigkeit と、「身体性」と訳すことが可能な四つの言葉が使われている。（英語版では、四つとも原則として corporeality で統一してある。）Körper と Leib の違いは、七頁の訳注＊を参照して頂きたいが、-lichkeit と -haftigkeit にも意味あいの差がある。Körperlichkeit/Leiblichkeit は、「体に関係していること」というなかば説明的、中立的意味あいが強いが、Körperhaftigkeit/Leibhaftigkeit は「感覚によって直接認知できる状態」、「何かが体現されている、または何かが肉体的に経験されている状態」と、体験的意味あいが強い。本書では、Körperlichkeit＝「身体性」、Leiblichkeit＝「肉体性」、Körperhaftigkeit＝「身体の体験」、Leibhaftigkeit＝「からだの体験」と訳し分けてみた。

体内の動きが歴史上いかに経験されてきたかは、歴史学の領域とみなされない対象である。身体事象を研究し説明するのは、今日では、医学、生理学、神経学、隣接諸科学であり、その成果は規範として叙述される。昔の生理学の叙述的・説明的モデルは、現代の自然科学の観点からすれば時代遅れなので、当然、これら諸科学の中の歴史部門として扱われる。過去の世界はいつも、文献上の占有権をもつ諸科学によって分割されていて、過去の現象がどのような種類のものであるかを、その学が決定するのである。共通理解にまでなった先入観が、過去の世界の分断化を支え、学問の境界線の引き直しを妨害してきた。そして「社会科学」と「自然科学」の間の、制度上の及び心理的な厚い壁のために、学問の研究実践上での境界線が固定化した。

したがって、私は歴史家として一つのパラドックスに直面する。過去の人間の身体状況が究明され、歴史上の種々の文化における生殖パターン、出産の処置、授乳の習慣、性交の頻度が調査される——しかしながら、ある時代、ある文化における体内イメージ、すなわち皮膚の奥に隠れた領域について、腹・胸・血・排泄物について、「からだの中の生」についてのイメージは、歴史的にはほとんど知られず、扱われてこなかったのである。

ジョルジュ・デュビィは最近、歴史の領域の境界を引き直し、「全体史の無限の対象」を切り開き、たとえば名誉心とか、食生活、自殺、分娩の歴史を織りこもうではないかと歴史学界に対して要請した。食生活、分娩、名誉心は、明らかに歴史性となじみにくい点において、共通性がある。デュビィは、こういった領域は、従来歴史の彼岸にあると考えられたが、社会的存在〔=人間〕が持つ領域として、歴史化されねばならぬとさえ言う。

しかしながら、歴史的にみる場合の境界線を撤廃せよという彼の要請に従うと、必然的に、その境界線を生み出し、感覚認知、空腹感、快感、苦痛を歴史的にマージナルなものにしてきた諸前提や先入観について、検証しなくてはならなくなる。身体性を非歴史的なものとして歴史の領域に対置させる思考伝統に対する批判が、からだとその文化的表現やイメージの、新たでラディカルな歴史化を可能にしうる諸概念、分類法、分析法の批判的検証と、同様に必要なのである。アイゼナッハの女性の訴えを理解するために、私はまず女性歴史家として、「身体」についての自分の常識を、文化的先入観として、意識し克服しなくてはならなかった。というのは、自分の身体を懸け橋にして、私は過去に入り込めなかったからである。

近代の歴史家の頑固な思考様式の特徴は、「生物学」と「社会的なもの」を峻別し、対置させるという点である。つまり、一方に、変化しないと考えられている存在の領域を置き、他方に、社会的な配置や解釈、特徴に規定される「社会」と「文化」のあらゆる他の領域を置くのである。「自然」と「歴史」を分けるこういった分類によると、「身体」は「自然」、「生物学」つまり結局「非社会的物質」に属する。そうすると、「身体の歴史」はからだの表現形態や属性を、種々の文化的ヴァリエーションの中で探求することになる。こうして、食事と睡眠の歴史、「セクシュアリティ」と「病気」の歴史、老化と出産の歴史が調査されてきた。しかし、これら全ての行為の担い手、すなわち、からだそのものは、つねに事実上生理学的に規定されると考えられたままである。現代の見方からすると、本質的、「本性」的に、身体は解剖学的ないし生理学的な器官の結集体である。体内の事象や分泌・出血・排泄、性徴とからだの「生体現象」——たとえば出生、死亡、月経、閉経、授乳、射精、生殖、妊娠——は、たとえ歴史的「表現」の中で、つまり「文化的上部形式」の中で調べられるとしても、核心においては生理学的過程ととらえられる。社会的に「未加工の」身体性を、このように心理的に切り離してしまう結果、壁が築かれ、それによって歴史家は身体から遠ざけられてしまう。

この壁を私は、シュトルヒの日誌のコメントで突破するつもりである。そのために私は、同価値の二つの部分を対置させる構成で、この本をまとめた。第一章で身体知覚に関する文献と取り組み、この対象がいかに理解されているかを明らかにする。誰の著作をとりあげるかについての私の基準は、文献がこの対象へのパースペクティヴ、すなわち対象の認識論を示しているかどうかであって、私の使った史料の出た時代の社会史のための二次文献だからとか、医学史的歴史叙述だからではない。私は、今日社会科学の科目が、身体知覚を方法論的にどのようにとらえようとしているのかについての概観を得たかったのである。

第一章でこの捜索活動を説明する。第一章で取り上げる文献は、女性たちの訴えのコメントの章〔第四章〕で、読者が冗長な参照なしに理解できるくらいに、拡大してある。というのは、体内の歴史性へのアプローチを探した、数多くのしばしばつづら折れした道を調べることによってのみ、私は、アイゼナッハの「固くなった子宮の風邪」といわれる現象に、少なくとも苦心して保つべき距離をとることができたからである。この距離をとってこそ、私はこの「対象」を、シュトルヒ博士と「頑強な」職人の妻との間の争いの種となった、「本来の身体性」と隠喩《メタファー》との間の振幅の中に置いておくことができたのである。第二章ではヨハネス・シュトルヒという人物と彼の書き方を描く。第三章ではシュトルヒの小都市での診療を描写し、医者と女性たちの対話の、目に見え、観察できる局面を展開するつもりである。第四章で、たとえ過去のものであっても、私がその存在を長い間了承できなかった、体内での知覚された現実を、読者は経験できると私は信じている。

私はこの研究を博士論文として執筆し、ベルリン工科大学近代史学科のラインハルト・リュールップ教授の許に提出した。私はリュールップ教授とカーリン・ハウゼン教授に心からの感謝を捧げる。その理由は三つある。第一に、お二人は女性史、社会史、科学史から身体知覚の歴史に行きついた私の長い道程を、実に忍耐強く支えてくださった。第二に、特にカーリン・ハウゼン女史は、私との密接な共同作業の中で多くの洞察を与えてくださった。そして第三に、お二人はこの研究を、今日ここに出版するように、歴史学の研究と認めてくださった。レギーナ・シュルテ、ハイデ・ヴンダー、ズザンネ・フォン＝パチェンスキーとの話し合いにも、心より感謝している。文献リストに挙がっているのは、私の師である。しかし、四人の同僚の名をここで特に挙げなくてはなるまい。というのは、彼らの着想で私のものとなったものが多くあり、彼らの励ましがなかったら、私は書くことをあきらめていたであろうからである。その四人の友とは、ルート・クリス＝レッテンベック、デイヴィド・セイビアン、ルードルフ・クーヘンブーフ、イバン・イリイチである。

バーバラ・ドゥーデン

第一章　身体の歴史の出発点

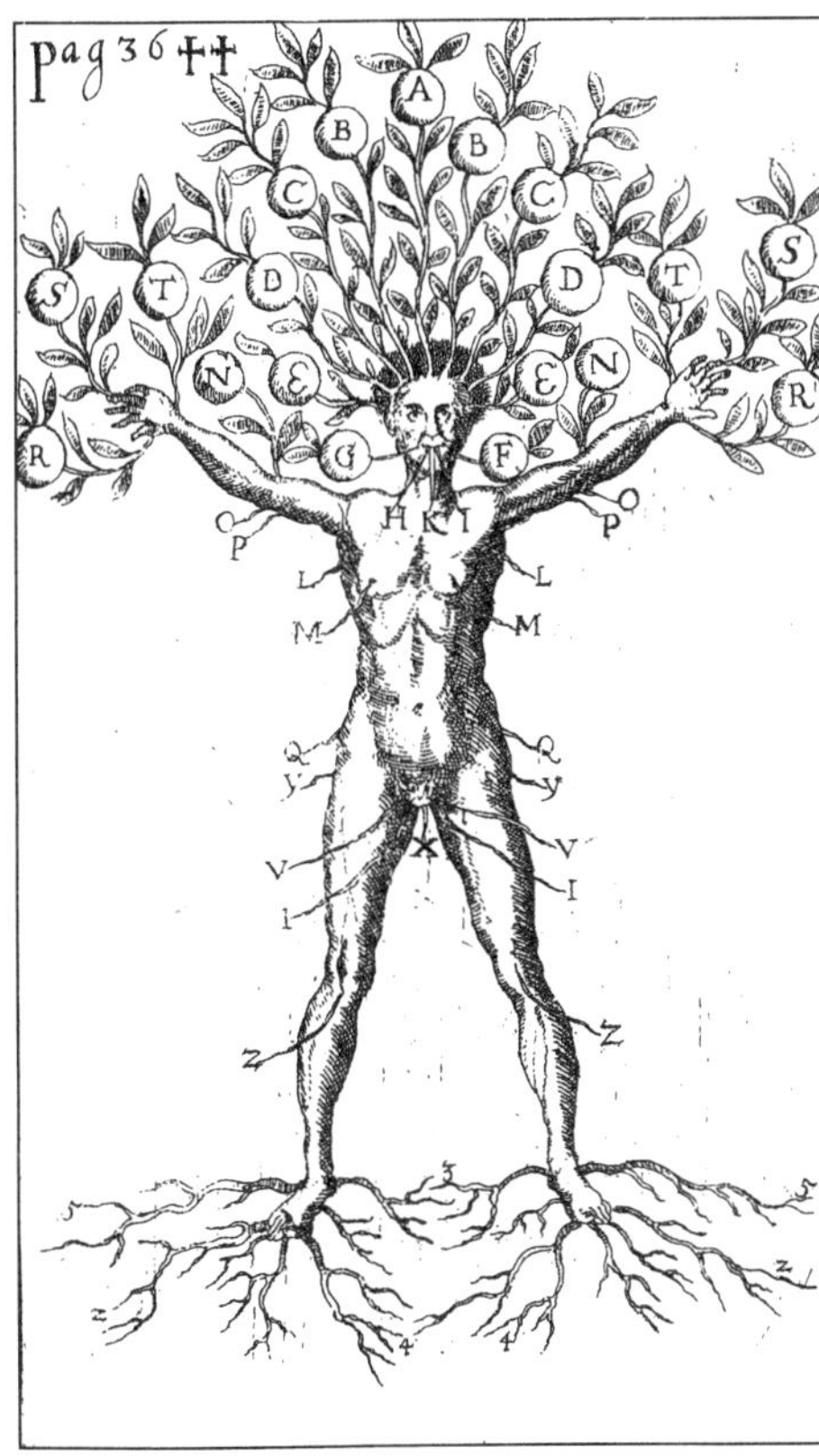

瀉血に適する場所を示した図（17世紀）

1　原則的区別――二つの方法・二つの身体

近代的身体の社会的起源を研究することと、過去の世界で人々は身体をどのように知覚していたかを研究することは、二つの異なった課題だとみなすことができる。身体史のこの二つの観点は分かちがたく結び付いているにも拘らず、そのような区別は方法論的に意味がある。というのは、身体について私たちが持っている近代的知覚方法の原則的公理を規定する条件は、十八世紀後半になってようやく、徐々に出現し始めたが、その時でさえまだ、一般的な思考の文脈に属していなかった。たしかに、デカルト[*1]の出たフランスや老ハーヴィー[*2]の出たイギリスでは、すでに身体を一種の客体として記述し理解する――そういう理解は十九世紀に自明のことになるのだが――端緒が、疑問の余地なく存在していた。しかし、ドイツでも、ハーヴィーのような先駆的研究者においても、こういう端緒はさしあたって理論的研究に限定されていた。新しい認識論の力が広範な効果を表わすのは、後述するように、ようやく十九世紀前半になってからである。十八世紀末の医学では、実験的に得られた認識や理論的理解と、実際の治療における新しい知識の適用との間に、常に大きな断絶が存在していた。したがって、このテーマの国際的研究水準を概観しようとすればするほど、この二つの課題の間の区別が重要になってくるように私には思われた。自分が「持っている」と思い、その「基本的要求」を知っており、その機能の「標準値」を学び、その内部を絵のように思い浮べられる、そういう身体の成立を第一に取り扱おうとする人は誰でも、〔近代的な身体という〕ゆっくりとできあがってきた自明の事柄を調査することになる。反対に、歴史家として過去の身体を取り扱おうとする人は、何千年以上も保たれてきてずっと生き続けている、イメージやモチーフからなる粘り気のあるマグマに直面する。このマグマの中身は混ざりあい、溶けあっているように見えるが、時折、ほとんど不可解な方法で、元の色彩を示すのである。このような明らかに超時代的で非歴史的な対象に、歴史家が自分の分析の道具をうまく投入するのは、非常に困難である。(1)

＊1　デカルト　René Descartes（1596-1650）　フランスの哲学者、数学者。物質と精神の二元論にたつが、身体にはその両者が並存しているため、脳内の松果腺でこの両者を結びつけようとした。
＊2　ハーヴィー　William Harvey（1578-1657）　イギリスの医学者で血液循環の発見者。日本にはハーヴェーとして紹介された。

しかし、失われた身体感覚を求める研究は、今日の身体の社会的起源の研究と分かつことはできない。その理由は、身体に関連したテーマの国際的研究が、この差異をいままで強調してこなかったからだけではない。近代的身体がいかにできあがってきたかを理解することが、歴史家である私には、原則的に、まったく別の課題に対する有力な前提でもあるからである。私の身体は、たしかにあらゆる私の知覚を規定するが、特に身体の体験《ケルパーハフティヒカイト》――痛みと楽しみ、味覚と快楽、老化と病気、妊娠・出産と死亡――についての観念とイメージを形作っている。もし私が歴史家として自分の知覚の歴史的起源を意識していなかったら、「からだの体験《ライプハフティヒカイト》」の隠された真実へ行く道を先験的《アプリオリ》に塞いでしまうことになる。私は自分の身体を過去への懸け橋として使うのに、どんなに用心してもしすぎることはないのである。私は身体を「持って」いる。シュトルヒの女性患者は誰一人として、この意味で身体を「持って」いなかった。私は、自分の言葉や体の中まで所有権を主張する個人である。(2) 自分の身体という基本的な自明性は、私の考えの他のどの部分よりも、自分にとって「自然」なものになっている。しかし、もしこの意識を持ったままで、アイゼナッハの医者が記録した、それぞれ独特な病歴が表されている女性たちの訴えに接近しようとすると、そこでも、原則的にこれらの発言を誤解することになる。私にとって異質な、アイゼナッハにおけるからだの感じ方に対して驚けば驚くほど、そしてこの史料を満足いくように解釈するのが難しいとわかればわかるほど、他の研究者が同様な問題にどのように取り組んできたのかを、早急に探る必要があると感じた。

非常にさまざまな専門分野の研究が、示唆に富んだ、予想外に関連の深い史料であり、重要であることがわかった。また、たとえば歴史人口学のような媒介的方法で、「身体」を特別な対象とした歴史家たちが、まさに私のテーマからどんなに離れているかに驚きもした。(3) 近代的身体の社会的起源、もしくはシュトルヒの史料を研究する上で、私の方法に影響を与えた文献を分類するという意図を持たずに、私はまず、身体の歴史化のむずかしさを指摘したい。次に、近代的身体の雛型を略述し、それに関する研究を概観し、それから私の観点にしたがって綿密に述べるつもりである。その後で、身体経験や身体の意味および身体への態度を再構築するという、主としてここ三十年間の試みが出てきたパースペクティヴの幾つかを列挙したいと思う。

近代的身体の成立

近代的身体の社会的起源について語ることは、私が今「持って」いると思う身体、つまり自分を「女性として」確認できるこの身体と同じ実体を、記述し、治療し、意識し、満足させてきた、ここ二百年間の歴史を語ることである。私の中に非歴史的な本性として根づいているこの身体を、独特な歴史的構造物であると理解し、非歴史的本性としての身体という考えを放棄して初めて、私は史料の中のアイゼナッハの女性たちの声を聞くことができた。医師のデイヴィド・アームストロングは、フーコー*の観点に沿って、第二次世界大戦後のイギリスにおける医療上の大変革について明らかにしているが、その著書の冒頭にこう書いている。「私あるいは医学部の私の同級生の誰一人として、私たちが解剖し、検査しているその身体が、『確固とした経験』つまり非歴史的事実、とは違ったものではないか、と思ってみたことがあるだろうか。[4]」彼は、私たちに自明のこととなっている事柄が、以前には認識されていなかったことに、非常に驚いた経験を想起する。なぜ、過去の世代の人々は、さまざまな器官や組織の間の機能的な差を見ずに済んだのだろうか。なぜ、彼らは、身体を検査する未発達な診断技術でさえ、無視し、使わないでいられたのだろうか。ようやく少しずつ、彼は、自分の問題設定が間違っていたことがわかってきた。「問題は、今日これほど明らかなことが、いかにしてこんなにも長い間隠されていたか、ということではない。まず、いかにして身体がこんなに明白なものになったかということだ。[5]」アームストロングがここで書いていることは、私が自分の史料を読む時に絶えず持った体験と同じである。すなわち、身体が不変の生物学的実体であることを当然と思う態度への驚きである。

＊　フーコー　Michel Foucault（1926–84）　フランスの哲学者。

フーコーは、この生物学的実体の発見を、「医者のまなざし」と、医者の前に呈示され、同時に医者がつくりだしている材料との間の相互作用から出てくる独特の構造物として描いた。十八世紀末頃ようやく、医学的検査の結果および対象として、近代的身体が成立した。それは、悪用されたり、変形されたり、支配されうる、一つの対象として新たに成立した。この対象の受動性は、フーコーによれば、臨床検査の儀式によって作られた。臨床の、検査するまなざしは、見ているものを「身体」として固定化し、結晶化した。医者のまなざしは、いつも解剖するように、それまでは死者に対してのみ考えられたような方法で、病人を扱ったのである。歴史家は、この新しい言説《ディスクルス》の効果を、二つの観点から見ることができると、フーコーは繰り返し指摘している。すなわち、身体についてのこの新しい言説は、知覚形態を抑圧し、検閲し、仮面をかぶせ、抽象化し、疎外する。しかしまた新しい現実を作り出し、新しい対象を設定し、新しい不可避の儀式を日常生活に導入する力をも持っている。

そして、その儀式の参加者は、新しく設定された対象に、認識論上依存するようになったのである。[6]

そうして、新しい身体の知覚方法が一般化した。そのことをフィリオは十八世紀末に関して以下のように書いている。「それは、唯一無比で不可侵の一個の肉体まで拡大されていた自己概念が、堕落してゆき、自己はたんに杜撰に身体を所有するだけのものだ、という概念に至る経過を伴っていた。[7]」この孤立し、客観化された物質的身体は、全身を――その表面だけでなく体の凹部や入口も含めて――解剖するようなまなざしによって、とらえられた。このまなざしは、内部へと探求するように押し入ってきて、器官を触診して判断し、それを死体から得た器官の絵図の連関のなかに置いた。このまなざしは、身体と、それを持つ患者を、一種の新しい個別対象に変えた。臨床検査は、身体を作り出し、私的身体を成立させたが、その私的身体は、いつも「解剖学的地図」のスクリーンによってしか、読み取ることができないのである。この「身体」の現実性は、記述の産物であって、その逆ではなかった。というのは、記述によって、ある「現実」がとらえられ、写しとられるという外観のみが、しだいに堅固になっていったからである。

こうして十九世紀の間に徐々に、記述からなる一種のバウムクーヘンとして、つまり各層が他の科学のテキストからつくられている層状の菓子として、身体が成立した。さてしかし、この近代的身体は医学の発展の結果ではない。また、フーコーが、全社会領域の重層化の過程の中で、身体に関してだけでなく、狂人、犯罪者、同性愛志向者に関して記述した、「大いなる閉じ込め」の結果でもない。近代的身体の成立史は、過去百年の全体史の中の、沈黙のうちに見落とされ、見過ごされた裏面として、理解できる。近代的身体は近代的人間像、すなわち「経済人《ホモ・エコノミクス》」の他の様相と一致している。[8] 社会的、身体的、生物学的世界を織りなしている主題の諸公理は、少し離れて見ると、同一の「素材」からつくられているのである。

物質と形式の歴史の考察

目下のところ、身体性の歴史に関する研究には、この対象の明確な定義と同様に、公認された整理方法がほとんどない。身体という対象は、きわめて多様な分野の諸研究の収斂点として、やっとのことで構成される。したがって、私は身体の歴史のために、補助手段の分析的文献目録を作ることから始めた。こうして集めてみて、私は、一見邪道のように思われる研究――たとえば、キリストの性器の表し方に関するスタインバーグの研究、十七世紀のイエスの心臓崇敬、決闘術と遠近法に関するツァ=リッペの研究――に没頭する必要があると思った。その一方で、私には、歴史を身体に反映させてのみ見ないようにすることが、しだいに難しくなっていった。これから私は、調べた文献を要約するのではなく、精選した研究を使って、私の史料の解明に直接役立ってくれた、過去の研究の主な特徴を指摘したい。たいていの場合、私に有益であった近代的身体の成立史に関する研究は、自然な体がいかに記述され、調教され、操作され、より効果的な治療の対象となったかを研究した歴史叙述の中に、埋没していた。この種の歴史は、近代的身体を先験的《アプリオリ》とするので、しばしば医学の自己正当化の歴史になる。それは、〔医学という〕専門領域の歴史として、治療者を超時代的な像につくり上げやすい。つまり、身体とともに「医者」も、剝製*にしがちである。また、その種の歴史は、思想史として、一連の科学的概念を「事実」の発見の鎖として結び付けるときに、研究者のまなざしに、しばしば予言的力を付与する。さらに、進歩史であるため、しばしば、近代的身体の源は、いろいろな発見が累積されてきた歴史にあるとせざるをえない。進歩史観の思想史の公理の一つは、孤立していて発見でき、その連続的な発見と蓄積が、徐々に今日の医学の知識体系をつくり出してきた、いわゆる「自然な事実」の想定である。(9) このようにして、医学史や科学史では、いかに「現実の」肉体が「発見」されたかが語られ、文化・社会史では、いかにこの肉体が取り扱われ、加工されるのか、そして、肉体がいかにさまざまな環境要因の影響を受けているかが調査される。心性史や心理の歴史では、この肉体の加工がいかに内面化されるかにアクセントが置かれる。他方で、女性史ならびに患者志向の医学史のいくつかの研究は、職業的な善意からなされた身体の変形に対して抵抗する歴史として読むことができる。(10)

* 「剝製にする」とここで訳した naturalisieren という言葉のこの本での使い方は、「自然になぞらえる」という意味と、本来は時間的に限定された歴史的なものを「時間を超越した非歴史的、不変的なものにする」という意味の両方が含まれている。(なおこの単語の現代の使用法では、「帰化させる」という意味が一般的である。)

しかし、これらの研究では、バシュラール[*1]の行なった、物質――ここでは身体経験そのもの――の歴史性とその形式(11)との間の区別[*2]は、たいてい明らかでないし、あっても稀である。両者の区別は、発想の転換をたえず要求するので、私は十分に対応できたとは言えないが、アイゼナッハにおける肉体性を理解するのに役立ったし、過去の身体性の歴史や近代的身体の批判にとって、たしかに根本的なことである。つまり、右にとりあげた研究はすべて、暗黙のうちに身体の非歴史的（生物学的）物質を前提としており、その身体は、「文化が反映し」または「文化の中に形をとって」いて、それぞれ時代あるいは階級特有の特徴を持っている。(12) 物質そのものは所与のままである。しかし、ある時代におけるイメージや知覚が現実を作り出す力は、物質を生産するほど大きいと仮定すると、反対に、もはや自然らしさという先験的な論理によっては「存在」するとはいえない現象に、接近できるようになる。シュトルヒは、「解剖図」からは本当とは思えないような肉体現象を報告し、身分的に申し分ない、「迷信」的でない証言によって、保証している。傷口から経血がでていると確言する外科医《ヒルルグス》と、アイヒスフェルトの尼僧が定期的に口から排尿するのを見たと言う医師《フュジクス》が、「現実」を記したのかどうか、私は解明できないし、そのつもりもない。しかしバシュラールの言うように、物質的現実の源泉としての想像力を重要視すれば、やはり、想像は現実にもなるという可能性を否定できない。バシュラールは初期の著作で、繰り返し、想像力の中の二つの補完しあう局面――すなわち形式的局面と物質的局面――の基本的な対立を述べた。私たちのイメージの形式と物質は、互いに分けて見ることはできない。というのはどちらも他方なくして存在しえないからである。一連のエッセイのなかでバシュラールは、イメージの物質的力、つまりイメージが物質を作り出す力を追求し、たいへん意識的に、宇宙の四元素――すなわち土・水・火・空気――を物質的基本要素としてテーマにした。一七二五年三月に、あるアイゼナッハの少女の傷口から出て、経血を連想させた血は、アイゼナッハにおいてさまざまの物質が「血のように流れ出て」いる限りにおいて「現実」なのである。その限りにおいて、血のような物質は、その形式と同じく、観察者のまなざしを経て、ようやく成立するのである。このように、物質自体が歴史的である[13]。歴史家の持つ平板な現実概念を批判して、作家や哲学者たちが数年来歴史家に差し向けてきた要求は、まだ果たされていない。マルロー[*3]は一九二六年に『西欧の誘惑』の中でこの要求を表現している。「君たちは、君たちが人間と呼ぶものに、何か永続的なものがあると思っているが、そんなものはないのだ。君たちは、勤勉な科学者のように、細心の注意を持って魚のあらゆる動きを記録するが、魚が水の中で生きていることを、まだ発見してないのだ[14]。」

＊1　バシュラール　Gaston Bachelard（1884-1962）　フランスの哲学者。

＊2　「物質」（Materie）と「形式」（Form）（哲学用語としては、「質料」と「形相」と訳される）は、古代ギリシャ以来の、存在を分析する基本カテゴリーである。現実的な存在物は、形式と物質の両方を備えて初めて成立する。ここで、「物質」の訳語に関して一言読者にお断りをしておきたい。第一章本節では Stoff という言葉が、第四章では Materie という言葉が、この「物質」という意味で使われている。ドゥーデンが綿密に目を通した英語版では、両方とも matter に統一してある。ドイツ語では、ゲルマン語系の Stoff も、ラテン語系の Materie も同じ意味で使われるが、Stoff の方がより具体的な実体としてのニュアンス（「素材」「材料」の意味）が強い。この Stoff と Materie を訳し分けるべきかでいろいろ考えた。ドゥーデンがここで依拠しているバシュラールの概念では、Stoff と Materie の区別にあたる使いわけはなく、「物質」と訳されている。また、matter とは別に stuff という言葉を持ちだしたイリイチの『H_2O と水』においては、（邦訳では物質《マター》に対して「素材《スタッフ》」と訳されているが）、stuff はバシュラールの言う「物質」に当たる意味である。バシュラールの邦訳が沢山出ている日本の現状を考え、内容的に見て差障りがないと判断したので、

読者の混乱を避けるため、英語版と同様に、Stoff にも Materie と同じ「物質」という訳語を当てることにした。ただし、Stoff が Material（材料、原料）と同じ意味で使われている場合、英語版も参照した上で、「素材」と訳している箇所が二、三ある。

＊3　マルロー　André Malraux（1901-76）　フランスの作家。

もちろん、私は「歴史家の現実」が正にこの原則的な傷を持つからといって、その成果の意義をおとしめたりするつもりはない。血と膿《うみ》、瘤《こぶ》と毛髪、排泄物と疲労、性交と出産、子宮と精液を扱う、歴史家の史料解説で、調査中の歴史的現実を記述した体験が一見自然なあまり、史的批判がなかなか、あるいは表面的にしか、あるいは全くなされない場合でも、その研究は私の役に立った。また、自然な身体性という色眼鏡のせいで、調査したイメージが「間違った」、つまり「誤った学説」のように思える時でさえ、その研究は私の役に立った。(15) 尊敬する師のテキストの中に、こんなにも自明な非歴史性があることでさえ、私にとっては刺激となり、もしこの刺激がなかったら、私はおそらくあえて他の領域に踏みこむ勇気を持てなかっただろう。

この章の3節で身体の歴史に関する私の用いた補助手段を述べる前に、私はまず「私の持つ」身体の社会的起源に関する研究から抜粋して、以下のような三つの視点に従って報告したい。

——新しい社会が、身体を失権させるような威力を及ぼす歴史について。

——医学的まなざしによって、また独占主義的な医学による唯一正統的な身体理解が固定化することによって、身体が定義され、作り直されることについて。

——社会全体に作用を及ぼす主題の展開と、新しい身体像との間の、内的連関について。

私は自分の観点から、文献の著者を選んだが、それは身体に対する彼らの観点あるいは方法論が私にとって重要であるからか、あるいは彼らが近代的身体の社会的起源の年代記の中で、私には中心的と思える出来事を調べているからである。しかし、以下そのまとめ方は歴史的順序に従うものではない。この文献から読み取った基準点

を、私なりに整理したものである。(16)

2　現在私たちが「持つ」身体の社会的起源

身体の失権

産業時代の身体は、強力で多面的なサーヴィス組織の焦点に位置している。一方、アッカーティが報告した、北イタリアの女性たちの身体は、権力の源でさえあった。というのは「命を与えることができる者が、死も与えることができる」からである。この知恵は十七世紀半ばのフリウリ地方では社会的常識であった。(17) しかし当地での対抗宗教改革*の過程の中で、ポリドーロ村の司祭は、永遠の死から救うために、問題となっている生命を授ける権力を、「母なる教会」が持つように要求した。アッカーティは、権力をめぐる闘争の始まり——特に権力の源が、女性の体や呪文から、制度やその文書に移行した過程——を描いている。長い間（おそらく教会の寛容のおかげで長い間）尻を出して嵐を鎮めることができたという老婆の制風力や、生理中の恥部を天に曝して天気を左右したという処女の力は、それから後は、不思議な能力として受けとられるのでなく、制度の決定権に対する脅威としてみなされ、悪魔視された。「民衆文化に属する身体の魔力が絶えず価値低下(18)」していったのである。

＊　宗教改革に対して、十六—十七世紀カトリック側から行なわれた改革運動と支配領域の奪回・拡大運動。反宗教改革ともいう。

以前には、特に女性たちが、この大きな力を、「生と死の器」としての〔女性の体の〕基本的な両義性の中に、体現していた。(19) というのは、この力は彼女たちの「腹」の両義性の中に根拠があるからである。すなわちその腹は、肉体と大宇宙《マクロコスモス》の間を結ぶ線、両者の生成と消滅の間を結ぶ線の交点にあるからである。(20) 女性たちはその周期性と出産能力のために、村が期待し、かつ恐れる力を体現していた。女性たちは生命の移行、つまり生の入口・出口〔＝出生・死〕に付き添い、新生児と死者を清め、子供と病人の世話をした。女性たちは「民衆文化の集積所でありベクトル」(21) であった。というのは、その能力は彼女たちの肉の中にあり、無数の操作で日ごとに活性化されたからである。女性の体は、善にも悪にも働きうる諸力や物質、血、経血、悪露《おろ》、羊水、そしてかまどのように、何かを生み出し殺すことのできる「子宮《ムッター》」を宿していた。(22) 生かし腐らすというこの力と任務が、女性の中に体現されており、女性のあらゆるしぐさと、女性の多くの言葉のおかげで、村落共同体は、文字に書かれず目に見えない秩序に保たれたのである。十七世紀以降、新しい官僚主義的な力が、民衆文化の宇宙を破壊し、女性の体を記述し、女性の体の二重の意味での権力性を悪魔的と解釈し、女性の体の特質を「自然の」弱点として説明するようになった。

ミュシャンブレッドは、同じ時代のフランドル地方の自給自足社会において、身体に結び付いた権力に対して殲滅戦が行なわれたことを描き、臣下に向けたまなざしを臣下の体に書き込む新しい裁判の儀式を調べている。彼の記述によると、「身体は次第に権力の『賭金』〔＝関心の的〕になったという。「身体は生産的なだけでは十分ではない。さらに、もっとも厳密に支配され、管理され、征服されなくてはならないのだ。エリートの文化は（十六世紀から十八世紀の間に）、『身体の政治工学を考案し、適用した』。(23)」

同時期のイタリアにおける、血と、血のイメージについて、刺激的なエッセイを書いた歴史家カンポレーズィは、オランイェ公の殺害者バルダッサーレの処刑儀式（一五八四年）について引用している。処刑は四日間続けられ、毎日数時間、公衆の面前の舞台の上で行なわれた。カンポレーズィによれば、それは生体解剖であって、裁判所の手によって、まず台の上で骨の関節がはずされ、つぎに皮膚が焼かれ、最後に内蔵が引き出されて、体内に至るまで執り行なわれた。この国家の祭典の意図からすれば、苦痛そのものは、解剖を使った厳粛な肉体支配に比べれば、二義的なものであった。刑罰の象徴性が、内部を切り開き暴くことによって伝達された。つまり、解剖はこの時代にはまだ、裁かれ有罪判決を受けた者への刑罰と、人間の構造の展示が結び付いた、公的な儀式であった。[24] 十八世紀を通じて徐々に、解剖は、人間の内部「それ自体」を公に陳列することから、閉ざされた解剖室の中で医者が、解剖学的内部領域についての職業的知識を獲得する過程へと変化した。[25] バルダッサーレに対してとり行なわれたような解剖つまり「解体」の政治的意義の解釈は、この時代および後の世代の人々に、深く長く根付いた解剖に対する嫌悪感と密接に呼応していた。それは、つぎのようなテューリンゲン地方の造語で確認できよう。イェーナ付近の農民たちは、「ロルフィンクされ」ないように、村の中で死体の見張りをするよう定めていた。[26] ロルフィンクはドイツで最初の解剖学者の一人であり、イェーナ大学の教授で、ヴァイマルの宮廷解剖学者であった。また、ラインボーが詳しく記しているところによると、十八世紀末のイギリス人は、自分の死体をロンドンの解剖学者に持ち去られてしまうことに対して、強い嫌悪感を持っていた。その感情の中に、復活に関連した宗教的なモチーフや、仮死への恐怖や、〔処刑の時に〕うまくつくった結び目によって首の縄をすりぬけたいという希望、また絞首された後でも国家権力のさらなる手だしを免れたいという希望が、結び付いていた。[27]

こういうむきだしの権力の介入――たとえば、魔女狩り、処刑、解剖――を私はここで無関係に並び立てたが、それは、身体の戦略的意義、つまり身体の完全性が持つ高い象徴的な価値を解釈するためである。国家権力が確立したその両世紀の間に、ヨーロッパの上層部で、身体性がそれまでに例を見ないほど規制され、儀式的に測定された。その際、交差した二重の動きが私には重要に思われる。すなわち、一方では科学において、他方では刑罰において、皮膚の下の中身が暴かれ、同時に、この（見えざる）体内と大宇宙《マクロコスモス》の間にある、民衆文化に深く根付いていた諸連関が排除されたのである。身体を暴きつつ解体していくことと、身体の格下げは、一つに合流していった。したがって「国家」は、このように身体を開示し、孤立化させることによって、権力を獲得することができた。というのは、「生物学的」肉体と「社会的」肉体は、文化の意識の中で関連性があるからである。すなわち、前者になされたことは、たんに「私的肉体」、たとえばバルダッサーレ個人の肉体にのみ関することではないからである。「肉体の隠された深部を明らかにするという危険な仕事を行ない、神がその被造物の中に据え付けていた秩序に手をかける外科医という者は、ある意味で悪魔のような人物だった」とプシェルは書いている。[28] 彼女は、中世には解剖は考えられなかったこと、解剖学が十六世紀以降に、ある断絶を越えてきたことを、特徴づけようとしている。

十七世紀に暴力的な事態が始まった。土地と結び付いた社会的な生存力の体現としての肉体が、象徴的に破壊された。つまり、魔女裁判において、女性の体は悪魔視され、処刑台でばらばらに解剖され（an-atomisiert）、継ぎはぎ細工のものとして展示されることによって、女性の体から、意味ある不可視性が奪いとられたのである。女性の体が、記述的観察の対象となる前に、まず、象徴の担い手としての価値を低下させられなくてはならなかった。

フーコーは、有罪判決を受けた（彼が言うところの）「患者」を、死刑執行人の手から救おうとした一連の暴動を記している。[29] はっきりした分離個別化に対する、身体性の定義＝解体（De-Finition）に対する、そしてその展示に対する抵抗には、心理的理由だけでなく、社会的理由もあった。十七世紀の社会にはまだ、社会関係の全体的ネットワークから取り出され、「離床」した身体の場が存在しなかった。そのことはカルヴィの研究を読めばよくわかる。カルヴィは、フィレンツェの都市が、一六三〇年にペストが迫ってきた時に、いかに準備をし、この疫病に耐えたかを記している。[30] 互いに独立していた治療従事者のネットワークが、危機の中で絡まりあった。雨後の筍のように出てきた「硫黄消毒屋、墓掘り人、〔家を封鎖する〕裁判所の下級職員、薬屋、蠟の護符屋」の間に軋轢が増大した。紛争仲裁に権限のある役所では仕事が過重になった。少なくとも、史料に基いて詳細に豊かに注意深く描かれているこの大量の人の死のために、三年間の疫病流行中、社会生活の緊張度は最高になったという印象を受ける。カルヴィは、ペストという「神の鞭」のもとで繰りひろげられる、多種多様な活動を明らかにしている。そこでは、蠟燭造り、護符職人、祈禱師の重要性は、薬剤師、医者、墓掘り人に劣りはしない。医学的知識の普及した今日の見方からすれば、すべて「身体に関連する」と理解される諸関係は、一六三〇年のフィレンツェ市民や市行政にとっては、非常に多形で多中心的であり、フィレンツェ市民はまったく一個の「体」を持っていないように見えるくらいであった。

日々の苦痛・悪性の腐敗性の熱・化膿する腫物・水様便と、ペストとの境目は、体の中の腐敗と全宇宙の「堕落」・悪化との間の境界線と同じく、特徴がなく漠然としていた。[31] ペストは、たんに「生物学的」身体の病気であるばかりではなく、特に「自然」の病気、かつ「社会的」身体の病気と感じられていた。カルヴィは、中毒という徴候が観察されるこの「身体」に集中的に接近して、いかに物理的な身体が「開かれた器官」であって、同様に悪質な影響にさらされているかを描いている。悪質の蒸気が開口部を通って内部へ侵入する。つまり、毛穴（情熱家の毛穴は憂鬱質の人の毛穴より広く開いている）*を通って、口を通って、鼻を通って、中心へ、心臓へと突き進むのである。体内と体外との間に不断の交換作用があり、元素が浸透しあっている。[32] そして直接の治療では、湿布、高価な薬石、燻蒸消毒、マッサージ、薬草袋、心臓近くに取り付けられた幾千もの護符によって、体内と体外の間の滞った交換作用を滑らかにし、「体内と体外の交換と浸透の」繊細なメカニズムをけっしてふさがないことに、努力が集中された。ここでは、皮膚が体内を隔離していないのと同じく、身体も決して閉ざさ

れておらず、身体は外部世界と「異なる」「別の物質」ではなかった。(33)

* これはヨーロッパで長いこと信じられていた四気質、すなわち粘液質（鈍重な気質）、多血質（楽天気質）、黒胆汁質（憂鬱質）、胆汁質（短気な気質）に関連している。

これと似た、体内と体外との間の対応関係、ならびに「精神的」および「肉体的」災厄の間の境界の曖昧さを、マクドナルドが十七世紀後半のイギリスで見出している。(34) その地で村人たちが、占星術を使う大学出の治療者に語った内容を、マクドナルドは精神病理学の概念と注意深く一定の距離を保ちながら、分析している。村人たちは、彼らの体液を腐らせ、彼らに襲いかかり、彼らを「狂わす」悪について語った。あるいは彼らは、それほどドラマチックではないが、異常な悲しみや無気力、狂乱のことを語り、それは星の位置が悪いせいであると言った。この証人たちは、はっきりと、「気が違う」というのは、情熱、不安、ふさぎ、陰鬱として誰にでもある状態が、過度に高揚したものだと言った。その意味で、その宇宙論はどんな「狂気」も知らなかったし、ましてや、明らかな「精神的」狂気も、明らかな「肉体的」狂気も知らなかった。というのは、どんな「肉体的」基準も「精神的」基準も存在せず、したがってどんな明瞭な病理学もなかったからだ。治療者ネイピア博士の眼前に広まっている心痛は、村の日常生活の経験の一部であり、この感じ方〔=心痛〕は十七世紀前半には、まだ階級に特有のものでもなかった。「あらゆる憂鬱症の中には、人間の顔の如く、『差異のある類似性』がある。そして川の中にいるのと同じように、私たちは同じ場所で泳いでいるのだ。」(35) マクドナルドは一地域のレヴェルでこの共通性が崩壊するのを観察した。つまり、この時代の終わり頃、エリートの間に、「狂気」についてのはっきりした輪郭のある概念が存在したことを発見したのである。その狂気の概念の中では、以前の悪霊、天からの霊感、悪魔の囁き、超自然の影響は、「世俗化され」(36)、医学的に把握可能な現象として、狂人の身体に閉じ込められ、狂人の身体にのみその存在が認められるようになった。病人が地域での従来の治療から切りはなされて送られた最初の公共病院は、狂気を医学理論に従って扱った。マクドナルドはネイピア博士の文書を、もっぱら「精神的疾患」の観点で分析した。また、バッキンガムシャー地方のグレイト・リンフォードで「精神に障害」のあった人々について、彼が行なった研究が示したことは、内部で分割されていず、外部と境界線のない身体の存在であった。ペストが流行すれば社会的コントロールを受け、日常生活においては個人的手当てを受ける、独立した対象としての身体は、まだその輪郭をとっていなかった。

身体の調教

このような身体、つまり民衆文化の持つ曖昧な身体性は、十八世紀の間に不快なものになっていった。そしてこの傾向は、「ブルジョワ的身体」が新たに形成されるにつれ、また啓蒙主義の洗礼を受けた一連の書物が、身体と環境の関係を解明するにつれて、進展した。身体の新たな形成に貢献した要因は、異常に込み入っている。その要因がいかに出現して貫徹していったか、またその要因がどのような社会的関連を表わしていたかも、十分には調べられていない。しかし私は、少なくともいくつかの要因を概略で示してみたいと思う。

労働力が、経済的価値として——つまり財の加工の条件としてのみではなく、乏しい生産財として、つまり諸国間の競争における要因として——発見された過程は、非常にゆっくりとしたものであった。臣民の身体は、こうして経済的価値を持った。人間は肉体的単位としても、経済要因の一つとなった。つまり、人間の寿命と健康な労働能力は、国家経済において統計的に把握できる数量になったのである。

国民の身体を調査し育成することは、一七七〇年頃、少なくとも統治者の意図では、「行政《ポリツァイ》」の任務になった。「国民の身体を、そのどの部分においても、またその全体においても」、危機の時代だけでなく、把握できるためには、国民の身体を粒子状の集合体として捉えられるように、構成しなくてはならなかった。社会的に上昇しつつあった、職を持ち教育のある市民階級《ブルジョワジー》は、この身体政策の体現者であり、身体の個人化を進展させた。ヴォルネー*は、一七九三年に出した『健康要理《カテキズム》』で、「何人も、自分の身体の無条件の主人であり、所有者である」(37)と書き、所有のもっとも基本的な形態としての身体をめぐって、自分の要理をうち立てた。この新しい所有に対する態度の中に、その後、ブルジョワの規範体系の全目録が流入した。すなわち、情動と肉体的欲求の自己規制の問題、振舞の問題、環境との関係の問題である。

* ヴォルネー Constantin François de Chassebœf Volney（1757-1820） フランスの哲学者、作家、政治家。

新しい医学上の知識は、身体道徳的な体の経済学の形成には、間接的にしか貢献しなかったが、まさに、社会の基本モデルとの密接な相互作用の中で成立した。たとえば、ハラー*1による「感覚性《センシビリティ》」と「交感《シンパシー》」の発見は、専門家が納得できる生理学的モデルを作り出した。というのは、このモデルを使えば、身体の自己完結性と身体のコントロールが、神経システムの「感覚性」によって保証されたからである。ハラーの生理学では、肉体のコントロールは、今や生理学的に、すなわち自然に体内に備わっていた。というのは、神経の感覚性と、そのあらゆる部分での交感作用が、身体を一つにまとめていたからである。この学問理論は、いわば、環境の中における肉体の位置の変化を反映しており、この生理学の理論は、個人の「洗練された感覚性に……自然主義的基盤」を提供したのである(38)。十八世紀初めにはまだむしろ厳しく儀式的な礼儀作法によって、上層階級の肉体は外面的に調教されていたが、この上流階級の外面的調教が、エチケットの本の中で、どのようにして、自己規定された内面的調教へと移行していったかについて、エリアス*2がすでに一九三六年に調査している(39)。内面的調教の中には、心理のコントロール、情熱の節制、動きの抑制、「健康」という観点で環境の影響力を考慮することなどがあった。何を食べるか、どのように寝るか、いかに体を清め、休息し、服を着るか、このようなことが――少なくとも理論的には――衛生という観点から整理されるようになった。[40]「病気の研究とは、生物と環境の相互作用が、医学上の言葉で概念化できるように、肉体的ならびに文化的環境が有機体に影響を及ぼす事情を解明することである。[41]」古代からの伝統的「非自然的事物《ノン・ナトゥラーリエン》」[42]*3が、新たな装いで復興したが、その次元は完全に移動した。というのは、記述された身体と、管理された環境との間のつながりは、今や学問的に測定され、理解され、それに応じて操作可能になったからである。慣れたパターンに従って用心深く振舞うという伝統的な態度は、身体に影響を与える諸要因に積極的に干渉し、変化させるという考え方を持つ計画的な態度へと変化した。用心は、理論上、実現可能性や計画可能性へと変化した。コールマンは『百科全書』の中の身体と健康に関した文章を史料にして、この医学的宇宙論が、いかに市民階級の個人主義に対応しているかを分析した。「啓蒙主義の波を浴びた読者は、人間の生と行動を変えるためには、まず人間の思考が変わらなくてはならないという新しい信仰を強固にした。衛生的な態度の指針としての『非自然的事物』の教えは、『西欧の思考』のこの驚くほどの方向転換と一致していた。……しかしこの教えを適用するには、裕福さや、願望を推進する自己意識の存在が、前提として必要であった。学識……教育そして……身体のあらゆる働きに対する慎重な計算が、真剣な個人的生活態度の基礎であった。[43]」医者は病気の場合には手助けをすべきだが、個人が「非自然的事物」に自分で注意して、自分の生活を適切に対応させる義務を負った。多数の健康マニュアルが、どうするべきかを詳しく教えた。こういった本は、家庭内の、女性の監督下での健康な生活態度の規範を与えた。女性は、医者の下請けとして、衛生キャンペーンの中心に位置していたのである。生活の全領域が――寝床の中の振舞から、机に向かう仕事、あるいは食事の際の咀嚼の回数にいたるまで――理性的かつ健康な生活態度の観点で、医学上記述するに値する活動へと、地位を向上させた。身体と家庭環境を清潔にするという新しい儀式は、境界設定の儀式であり、個人的意義とともに、いつも政治的意義を持った。[44]新しい身体は、市民階級の自己理解の中で、中心的位置を占めていた。それは、個人が体現されるべき「自然な象徴」であって、それでもって、「〔伝統的儀式によって振舞いを〕外部から操作される」貴族や、汚い農民あるいは無秩序な都市下層民との差を、際立たせる「自然な象徴」であった。

＊1　ハラー　Albrecht von Haller（1708-77）　スイス生まれでドイツで活躍した生理学者、医者、詩人。
＊2　エリアス　Norbert Elias（1897-1990）　ドイツに生まれ、ナチ時代にイギリスに亡命し、アムステルダムで活躍した社会学者。
＊3　個人から独立し、常に人の健康に影響を与えるもの。たとえば、空気、食事、睡眠等。ラテン語ではレース・ノン＝ナトゥラーレス。

地方ごとに異なった形で、しばしば「血なまぐさく」男・女を体現していた、大宇宙《マクロコスモス》と小宇宙《ミクロコスモス》の間の関係に代わって、今や、その周囲に新種の社会をうち建てることができる、調教された人間の身体というユートピアが登場した。この身体の中で、市民階級のセクシュアリティ〔＝性、性的欲望、性行動〕は、貴族や農民にとって血が意味していたものに変化した。これは大転換であり、フーコーは繰り返し、このことを指摘している[45]。

バフチン[＊1]は、市民階級の閉ざされた身体を「バロック」の身体と対置させたときに、体内への退却のことを指摘した。これは身体の個人主義化の形態論的次元ともいえるものである。身体の各部分は、新しいヒエラルヒーによって組み変えられた。つまり身体の後部と下部はタブーとなり、開口部は閉じていなくてはならず、あくびの際には体内が覗かれてはならず、突き出た物は引っ込めるか、くくられなくてはならなかった。顔の中、目の中に個人の性格が現われているべきであった。身体性は規律化され、内面化され、私的領域へと退却していった。体のアウラ〔＝霊気〕は消滅した[46]。すでに一九四二年に、マルク・ブロック[＊2]は、人間は「アウラ」を持っていること、そしてこのアウラと、腺病へのアウラの影響力が、歴史研究のテーマとなりうることを示した[47]。

＊1　バフチン　Mikhail Mikhailovich Bakhtin（1895-1975）　ソ連の文芸学者。
＊2　ブロック　Marc Bloch（1886-1944）　フランスの歴史家、雑誌『社会経済誌年報』（略称、アナール）の創刊者。

後にマンドルーは、歴史的にみて、いかに舌、鼻、指先の知覚認識〔＝味覚、嗅覚、触覚〕が、目の知覚認識

〔＝視覚〕へと退却していったかを調査し始めた。これは文化的な知覚のヒエラルヒーの変革であって、このことはエリアスもまた書いている。[48]

不快な身体

以前はアウラとして治癒効果さえ認められていたものが、新たに不快なものになっていく過程は、コルバンの本の中心課題である。[49] 彼はその本で、感覚器官とその知覚の変化から始めて、一七四〇年から一八〇〇年までのパリにおける身体の変化を問題にしている。個人の「アウラ」は不快な体臭となり、貧乏人は臭く、たとえばセルジュク人〔＝トルコ人の一種〕やサモイエド人〔＝現在ロシア領域の極北民族〕のような、異「人種」の体臭は、食事や衛生習慣に関係なく、身体に付着しているということが、科学的に確認された。十八世紀の末以降、身体は、人を社会的に分類するために、新しい方法で使われるようになった。身体そのものと衣服だけでなく、覚え込み、習慣化されたしぐさや、儀礼的な表現形式もまた、それから後に、その人の社会的位置を示すようになったのである。

身体が社会的分類の手段になるのと同時に、身体経験の同時的非共時性*の基盤ができ上がり、それは、二十世紀に至るまで力を持った。それはすなわち、異人種、農民、貧乏人、女性は、伝統的肉体知覚に固執するということであった。[50] パリの王立医学アカデミーが、一七七六年から一七八六年にかけて行なったアンケートで、地方からの解答から、農民と女性は身体に関して何か共通なものを持っているということが判明した。[51] そして、まさにこの伝統的身体イメージの特徴が、ここで批判の的になった。つまり彼らの身体から流出するものはコントロールできず、彼らの身体は予見できない反応をする。農民も女性も、健康が欠けている例にされた。個々に完結し、「健康」であるべきとされる身体の新しい概念は、原則的に無疵のものと考えられている自然に対応しているものであるが、この新しい概念のせいで、農民と女性の身体は病的であるとみなされた。

* ある階層にとっては過去に属する身体経験が、他の階層にとっては今でも生き残っている状態。

ユートピア的最深部で「健康」と理解された新しい身体と、伝統的な生き生きした身体との間のコントラストが鮮やかになり、規格化された身体と、病の中で生に固執する身体との間に、はっきりとした紛争が起こるようになった。たとえば、農民が人痘接種法*に抵抗するのは、それがどう作用するか知っているからだった。「いくつかの水ぶくれから膿《うみ》を少々出したところで、十分で必要な排出の代わりにはならない。というのは、遅かれ早かれ、身体に残っている体液が、恐ろしい病をもたらすからだ[52]」と思っていたのである。啓蒙主義的改革者にとっては、結局のところ、行動を変えることではなくて、新しい身体を作り出すことが重要であった。「農民の本性を変える必要があろう。……農民をまったく別の人間にする必要があろう[53]」と、地方の村医者の一人が述べている。

* 天然痘患者の膿を予防接種する方法。世界中で古くから行なわれたが危険性が高く、牛痘接種法にとってかわられた。

回復するために、元気をつけるために、伝統的身体には「流出」が必要だった。つまり、膿、血、汗が体から出なくてはならなかった。この点については、農民、女性、開業医ともに意見は一致していた。しかし、新しい博愛主義者はまったく別の現実を見た。つまり、身体は保持されるべきであり、改善される必要があり、何かを失ったり、発散させてはならない経済的な一単位であるというのである。体が自らを開くときにそれを助けるという伝統的な医学と、体を調教しようとする新しい医学との間には矛盾がある。おそらくその矛盾のせいで、十八世紀末に瀉血*に対する賛否両論の対立が、あれほど大きかったのである[54]。

* 治療の目的で、患者の静脈から血液の一部を体外に出すこと。古くからある療法だが、中世ヨーロッパで盛んに行なわれ、治療の目的だけでなく衛生上の目的で定期的に実施された。十九世紀ぐらいまで一般化していたが現在は行なわれていない。

女性は、体内を新たに細分化する理解に対して、独特な抵抗をする、一種の肉体のパラダイムを体現していたようにみえる。そのために、一七七〇年以降の多くの医学書と同じく、「医療行政」も、国民の体を生み出す女性の体内の発見、記述、評価整理、管理に対して、優先的に精力を傾けた。出産に関して実践で身につけた伝統的理解は、助産婦の医療講習によって、信用を落とすことになった。助産婦はこれより後、医療書を覚え込むことと、下腹部の人体模型を処置の練習台にすることによって、知識と、開業の法的許可を得なくてはならないとされた(55)。その際に出産事象そのもの、つまり、女性の分娩から子供の誕生に至る事象に、根本的な文化的変容が生じた。以前は女性の間での、第一に社会的で半ば公けの出来事であった出産は(56)、今や理念上、生理学のメカニズムの論理に沿って世話されるべき、私的な出来事に変化した。分娩がこのように身体のメカニズムへと縮小したことは、解釈の重点が移動したことと結び付いていた。「通過」、すなわち境界の経験――そこに、出産と死の間の類似性が存在したのだが――は、今や生産的な事象へと変化した。婦人科医学の成立要因の多くは、文献の中では、女性の肉体に対する男性の権力の貫徹という観点で解釈されてきたが(57)、どのような手段で新種の身体性がつくられたかを、同じように明らかに示している。伝統的な拡散した肉体から女性器官を取り出すことによって、新しい「身体」が定義された。すなわち、たんに「子宮《ムッター》」とその担い手の女性が定義されただけではなく、男性と女性の身体が定義されたのである。

肉体の失権のことと、肉体を支配した管理的・記述的な身体イメージのことを語るには、もう一つの点が決定的に重要である。この肉体支配は、十九世紀から二十世紀後半に至るまで、それによって個々人の主観的欲求に応じているということを確信しながら、進行してきた。ウーテ・フレーフェルトは、一七七〇年から一八八〇年の間のプロイセンにおける「病気と健康の政治化」について研究した。彼女はそこで、下層階級が、たんに医学的な諸規制に対してだけでなく、医者の身体理解に対しても抵抗したことを、史料で示した。一七九三年のヴュルッブルグの学校委員会の回状の中で、「医者や外科医の必要がある人々に、その治療を受け入れやすくさせること」は難しいということが語られ、「非常に害のある自己治療や、いわゆる家庭薬の使用を根絶する[58]」ことの苦労が語られた。健康が国家に役立つべきだという考えは、病気にかかった下層階級には、馬の耳に念仏の話だった。医療行政によって国家は「人口という道具」を失うことを予防するべきだということは[59]、なかなか理解してもらえなかった。「健康要理の推進」が、国家ならびに市民に身体についての確信を伝えるために、必要となった。「健康という貴重な宝をないがしろにする人は、自分の属する社会をすべて侮辱するのである。社会は、個人の力と時間の一部を、社会の要求と利益のために、犠牲にすることを要求するが、これは当然である。社会は毎日個人の要求と利益に対してこれだけ多くの貢献をしているのだから[60]。」

しかし、新しい身体は、医者が自分のために発明したものではなかった。新しい身体は、ある階級の欲求の自己表現として成立し、「やわらかな権力」を下の階級に及ぼした。この「健康」という概念は政治的起爆力を備えていた。というのは、個人的な幸福の目的としての健康は、その概念が出てきた「国民の身体」の管理と客観化という文脈を隠していたからである。

二十世紀末の大学教育を受けた人にとって、本来どの人間も健康を求めるものだという考えはあまりにも自明のことなので、この規範的概念の歴史性は研究から除外されたままだった。アイゼナッハの女性たちにこの健康への要求があるものと考えていた間は、私は彼女たちの訴えを正しく評価できなかった。

誰もが健康を望むことは自然で自明なことであるとされたせいで、長い間研究の視野が制限されていた。ジョルダノーヴァは一七八〇年頃以後のフランスにおける「健康」の両義性を厳密に解明した[61]。啓蒙主義は、身体道徳的なカテゴリーとしての健康を、その旗印にかかげた。そしてこの概念は政治的にみてとても効果があり、かつ両刃の剣であった。というのは、この概念の中では、肉体を自己管理する客体化に対して官憲や国家経済が寄せる関心が、個人の主体的な必要性とか博愛主義的な意図として現れるからである。この概念は常に公的様相を持っており、「健康」は常に「公共性のある私的衛生」を意味した。しかしスローガンはまた常に、ある歴史理論——健康への願望を、この願望の実現が不可能だった多くの世代の人々が持っていたとする論——を内容として含んでいた。健康な身体を持ちたいという願望を、科学で固められた規範と病理学の枠組みの中に流し込み、そうしてまったく新しい人間像をつくりだしたのが、政治的医学の業績である。この願望を人間の本性に帰属させ、そこに固定することによって、「幸福の追求」の権利は——この権利はアメリカ合衆国憲法に起草されているが——健康への権利として具体化した。そして、〔医療という〕職業の実現不可能な約束に依存する新しい身体が生まれた。「健康」は一世紀の間に、より新しく、より多くの病理を、定義し、診断し、治療を必要とする不快なものとみなす前提になったのである。

ケラートは医学的に定義された「健康」と、我慢できるものについての個人的知識との間の違いを書いている。彼は、個人の損傷を社会がどのように文化的に認識するかということと、個々の例が規範から逸脱しているかどうかの医学上の定義との間に、大きな距離があると見ている。彼はいわゆる低開発国から多くの実例を挙げているが、そこの人々は、「徴候」があるにも関わらず、自分を病人だとみなさず、また他人からもそう認識されていないのである。今日の学校からも例を挙げているが、そこでは、両親に健康だとして学校に送られた百人の子供のうちほとんどすべての者が、医学的検査をしてみると、扁桃腺に「欠陥」があるか、その他の「病気」を持っていた。[62] したがって、個人的健康願望は、医療という専門の制度的仲介を経て、健康の剝奪に到達してしまうのである。「他者の幸福に対する組織された関心としての」[63] 健康は、さまざまな要素の総合体であり、啓蒙主義者の聖画像や博愛主義者の要求、改革主義の行政官の正当化が、その思想を形作ったのである。啓蒙された関心や隣人愛の義務、科学に基礎づけられた規律が、「健康にむけての努力」の中で交差した。今日では「私的」な皮膚の下の現実が、公的な事柄になったのである。フリウリの女性たち〔二四頁参照〕の持っていた、意味をはらんだ身体のようなものは、何も残っていない。私は、一九八五年に運転免許証を公布されたとき、まったくの形式だとして、事故の時まだ心臓が生きているならカリフォルニア臓器銀行に遺贈するように求められた。それ以降、私は自分の健康に責任を持たなくてはならなくなった。ダラスの雑誌売場では、「いかにして自分の健康増進に対して積極的に関与するか」を教えるマニュアルを約百三十ほども目にした。合衆国ではここ七年間に、このセルフ・ケア予算の増加率が、全医療支出増加率の三倍である。十七世紀のフリウリと二十世紀のダラスの間のどこかに、私は〔十八世紀の〕アイゼナッハを探し求めるのである。

定義の力

十八世紀以来、解剖学的に、また生理学的に構造化された身体イメージは、学問的には自然現象の外観を与えられた。しかし、それと同時に、この身体イメージが社会の創造物であることが見えなくなっていった。自然が、一見「発見」されたかのように、学問上生産されたプロセスのなかで、特に注目に値することは、近代的女性の身体の神話が形成された例である。私はカール・フィリオから、相互に支え合い、互いに結び付いたメカニズムを区別することを学んだ。

（一）調査・記述活動の中で、科学ほど、自分が成立するコンテクストを作り出し、隠蔽するものはない。名称を与える正式な体系として、科学は、それぞれに固有の具体的歴史を持ち言葉に表現された諸要素を、混ぜ合わせて、より高度のメタ言語の秩序へ組替えるが、それは「明らかに何か『自然な』ところが表現されているので、信憑性があり説得力があるコラージュ」なのである。フィリオによれば、科学は二重に自己の成立の基盤を隠蔽する。すなわち、科学は経験もイデオロギーも剝製にしてしまい、イデオロギーをひそかに伝達する抽象的な命

題の言語で、この過程を表現するのである。(64)

(二)十八世紀末以来、「自然」は、思考を整理するカテゴリーとして成立し、「文化」に対置され、文化とは「まったく別の」ものを表わし、その法則を探求できるものとなった。自然と文化を対置するカテゴリーの二分思考は、性に関連することと隠喩を織りこんでいて、そこでは女性は自然と同一視されている。女性は、発見され、解読され、理性の光で解明されうる自然の象徴になる。(65)もちろん、マーチャントがそのさまざまな様相を調べているように、西洋文化のイメージの世界における女性の自然への近さは、何千年もの伝統を持っている。(66)また「自然になぞらえる」伝統自体は新しくない。というのは、政治的立場や社会的秩序は、自然の比喩によって命名されたからである。しかし、「科学革命」は新しい概念を作り出した。つまり、受動的で、征服されやすく、それ自体は活気のなく、その物理的法則が研究されれば言いなりになる、一つの自然である。イーズリーは、この自然概念の成立を調査した。(67)この自然概念は、今や一元論的な自然それ自体が、もはやどんな意図も目的性も持たない限りにおいて、伝統と理念的に断絶している。自然は、獲得され利用されるために、そこにある。このようにしてようやく、「自然の」世界と「社会的」世界が内在しあっていた状態が、序列と支配関係を示す対立へと変化したのである。(68)

(三)「文化」に対立した「自然」の概念のなかに、身体、特に女性・子ども・「けもの」の身体が入れられたが、この「自然」概念こそ、十九世紀の社会科学思想のなかで中心的なものであった。そしてこの「自然」概念は、いまや逃れられない網の目を、捉えられるものすべての上に投げかけた。科学と医学は、啓蒙主義以来、自然を取り扱っており、その自然の中に「生殖《リプロダクション》」や「セクシュアリティ」等の体内事象も入っていたが、科学や医学が概念化するものは不変であるということを、間接的に表わすために、その自然を利用した。こういった考えの伝達手段である言語形式のなかでは、人間の生理学的、精神的、社会的局面に関して、自然になぞらえた発言が行なわれる。[69] 概念それ自体が、このように概念化された体内に関する発言と、社会的定義との間の不断の結びつき、すなわち関係を生産するのである。

このように「女性」[70]というカテゴリーは十九世紀の自然科学の産物であり、自然から出てきた外観を持っている他のカテゴリー、たとえば「家族」[71]、「生殖《リプロダクション》」[72]、「類縁関係」[73]、「セクシュアリティ」[74]などと比較できる。女性学は、このような思考構造のイデオロギー的含意を、解明し批判したが、これは女性学の大きな業績の一つである。自然なことについての我々のイメージをとり囲むイデオロギー的な気泡を壊すことが、女性学の中心課題である、とオリヴィア・ハリスは言う。[75] なぜなら、「自然と自然なことについての仮定は、一時的な現象に、永遠性や究極性の外観を備えさせる上で、有効な隠喩だからである」[76]。したがって、自然を備えた身体という現実が、どのようにして、調査と処置の対象として作り出されてきたかを発見する歴史の中では、女性学が先頭を占めている。しかしまた女性学は、科学から発し、科学に依拠したこの概念が、いかに自己の世界観の中に自然な舞台装置として組み入れられているかも、証拠づけている。身体性の観念は、私たちの属する近代が沈殿硬化したものとして、私たちの身にしみこんでいるように思える。

ショーターの著作に現れた女性の身体の非歴史性は、ほとんど戯画的である。[77] 彼が過去の世界で興味を持ったのは、直接の物理的対象、すなわち女性の身体の、客観的に確定でき、統計的に展開できる症状である。たとえば、子宮破裂、子宮脱、胎児の位置の異常、分娩後の炎症のような症状である。医学の概念で捉えられるこれらの症状が、歴史家としての彼が認めることのできる唯一の現実である。種々の苦痛を解釈する当時の思考パターンやイメージは、ショーターに言わせれば、最初から明らかであったはずの事柄についての知識不足に基づいている。たとえば、動き回る動物としての子宮のイメージは、そこに非常に複雑な自己経験と、原因は他者にあるとする態度が感じ取れるのであるが[78]、「農民の、解剖学へのとてつもない無知を前提としている」[79]と彼は言う。

また、白いシーツを大事にする産婦の配慮は、節約のための配慮であると同時に、象徴的な配慮でもあった。というのは、「白」は確かに「赤」すなわち血を、からだから吸うからである。このこともショーターは「単にシーツを倹約するため！」と言う。[80]「身体的平等の基盤と、個人的自己決定の踏み切り板を拒否されてきた女性たち」が、ショーターが彼の研究のなかで飽きることなく詳述しているような、言語を絶する、臨床で食欲のなくなるような苦痛から解放されたのは、科学の進歩のおかげである。それどころか、女性が啓蒙によって自己の身体を発見することを学ばなかったのならば、女性運動は不可能であったろう。以上のようにショーターは述べる。

エーレンライヒとイングリッシュそしてアン・オウクリー[81]は、学問的概念形成と女性の身体の関係を、違ったふうにみる。すなわち、進歩は女性に本来の身体を「与える」ことができたはずであった。しかし、進歩は体系的に濫用された。女性の二流性や、主婦・母としての適用可能性、従属への欲求は、天与のものとして女性の身体に刻みこまれていて、それは解剖学的にまた生理学的に証明できる、というふうに女性が定義されたとみるのである。この三人の研究者はさまざまなレヴェルで理解が足らず、説明すべきことをまだ十分にとらえていないと思う。まず、彼女たちの研究は、ある驚くべき暴挙を行なっている。すなわち、彼女たちの研究は、医者や医学や女性問題専門家の持つ生物学主義に対する訴えで満ちているが、調べた思想を批判する際に、自分のカテゴリーの奥底でまさにこの「生物学主義」が、見え隠れするのである。つまり、「女性」という剝製化された概念や、女性を定義する「男性」という集合カテゴリーの形に、生物学主義が現れている。ジョルダノーヴァがすでに強調しているように[82]、これらの研究は、世界像が映し出された思想を分析しているのではなく、せいぜい「男性の利害」への批判であり、その「男性の利害」のイデオロギーは、概念の本質を説明していないのである。

二千年間を取り扱うクニビレールとフーケの、女性と医学についての著作のような研究も、同様に、身体についての「しっかりした知識」のようなものがあるとの前提から出発していて、「合理的な知識」の増大があまりにも長い間、男性の「イデオロギー」と混ざりあって蓄積されてきた、と批判するのがせいぜいである。[83] 科学から最終的に「非合理」の要素を取り除きさえすれば、「女性」という生物学的事実の裸のエッセンスが成立するのだろう。クニビレールは、すでに十年前にすぐれたテキスト分析によって、十八世紀末以降に記述された女性の身体の特徴を、社会的な性別特質が持つ解剖学的裏面として浮き彫りにした。[84] しかし、体に即して現実を定義する特質を解明しようとするこの研究の時にも、この特質は、——後の研究におけるように——たえず誤まって解釈されている現実が誤認され、価値を低下させられ、植民地化されたものとして描かれていた。認識論的にいうと、こういう研究は、女性の身体の発生論の例である。したがって、シュトルヒの時代まで医学によって決定されず、患者にとっては決して定義によって形づくられなかった身体が、何を経験したのかという問いは、登場してこない。クニビレールとフーケのような研究は、医者が定義する力の一つの伝統を作り出し、定義する者と定義される者との非歴史的な関係を（たとえ定義「内容」が変化したとしても）内包している。したがって、この種の研究は、このトンネル視界（＝管を通して見るような視界の縮小）（シェイピンの言葉）の中で、結び付いた両側が、両者を結び付ける糸と同じく、歴史家の概念構成であろうということを見逃している。

ジョルダノーヴァは十八世紀における自然概念の本質的な変化を、身体を自然の象徴として用いる問題と結び付けた。[85] 彼女は従来の視点をひっくりかえしたのである。彼女は、今までのように解剖学的・生理学的構造と、社会のイデオロギーの間の関連を調べる代わりに、自然の概念と、解剖学的・生理学的「女性」がどのように関連しているかを調べた。彼女は、どのようにして、科学による自然の調査が、ある固定観念を準備し、その固定観念の中で異性間関係が理解されて「文化」から除外されるようになったのかを輪郭づけた。「自然」はそのように調査されてはじめて、紛争に満ちた社会領域に、カテゴリー上の明快さと輪郭をつくることのできる諸概念を産みだした。あらゆる社会史的断面を伴った、ブルジョワ個人主義という構造物からの女性の閉め出しは、そのような領域の一つである。この文脈の中で初めて、女性は「二本足を持った子宮[86]」になり、妊娠は生命を生み出す機械的なプロセスになった。「十八世紀終わりの新しい指導概念としての『生《レーベン》』の定義とともに、生命が伝達されるメカニズムも、ある新しい意味を勝ちとった。生命を呼び起こす能力は今や、女の生殖システムに体現されている計りしれない力として登場した[87]。」今や初めて、多産なからだから、生殖能力のある女性の身体[88]が登場する、思考形式上の諸条件が生成された。今や初めて、「再生産《リプロダクション》＝生殖」の観点から、以前はさまざまに経験されていた、大きくなっていく「腹」の段階が、自然にあてはまる法則に従って生産的に配列された。その自然とは、「法則を通じて働き、簡素で経済的で、無駄のない自然[89]」であった。

解剖学的・生理学的な発展段階を記述するための分類学が普及すると、必然的に、有機体の観察に階層的序列が生じるようになった。今や、女性を、その「自然的」本性のためと言って性差別主義的に社会規定することも、また、人種差別主義のような諸人種の新たな分類法も、可能になった。この二つの区別、すなわち「差別」の形式は、近代的身体の社会的起源に、歴史的に関わっている。十八世紀末と十九世紀に、根本的な変化が生じた。その過程の中で、地域独自の何十もあった身体概念が、階級ごとに異なって、さまざまのテンポで、またそれぞれ違った貫徹のダイナミズムをもって、いわばスクラップにされ、医学（医学はここでは社会と科学を代表していた）のるつぼから、新しい身体が鋳型にはめられて大量に生産された。いかにして鋳型が、どんな古鉄とも異質な、全く新しい身体の理念を形作ったかは、女性の身体の歴史において、他に例をみないほどはっきりと示される。しかしながら、私がここで「女性」の生産を手掛りに追求してきた、この身体の生産は、真実であり科学的だと信じられているので、多くの研究の視点は巧みに逸らされてしまい、この鋳直しのプロセスを理解するためには、ほとんど役にたたない[90]。

身体の歴史を研究をする上での大きな障害は、たいていの医療職の歴史に根づいている類似の先入観によって作り出された。ポマータは、この先入観を明らかにしている。[91] 彼女は十六世紀から十八世紀の間に、ボローニャで治療従事者の本質が変化した点をスケッチしているが、この変化を、私は、「現実の」身体が成立し始めたという事実でしか説明できない。境界のある対象としての、この新しい身体が存在しない限り、身体は独占されることもなかった。十七世紀末までの日常生活をポマータは描くが、それはちょうどカルヴィ〔二七頁以下参照〕が詳述した、一六二〇年から一六三〇年まで、フィレンツェでペストが流行した時代の日常生活と似ている。すなわち、私ならおそらくそのすべての人を治療従事者と名付けうるであろう、雑多な諸団体が軒を並べて活動しているのだ。たとえば、学位を持つ内科医、産婆、床屋〔＝外科医を兼ねていた〕、風呂屋〔＝床屋、外科医、薬屋を兼ねていた〕、外科医、骨つぎ屋、豚の去勢施術者〔＝人の傷の手当ても行なった〕、薬屋、および香料・薬草を扱う者たちである。市当局は各人が自分の職業に留まるよう配慮したが、それは人々の保護のためでもあり、また職業身分の保護のためでもあった。しかし、ポマータが、[92] カトリックのボローニャ地方の聖者を付け加えて述べた、この雑多な治療従事者たち全員を、グループとしてかつ分業的に、近代医学の原型にのっとって、同じ「身体」という対象を取り扱う「身体の専門家」だとみなすことは、大きな誤りであると私には思われる。ポマータは、研究で取り上げている時期の初期において、ボローニャの病人が結びうる関係を、社会的義務の観点から調べている。治療者の選択は、水平的にあるいは垂直的に、相互性あるいは保護者探しという観点から、行なわれた。すなわち、治療者の選択は、社会的論理に沿って行なわれ、その論理のダイナミズムを病人が決定したことを、彼女は発見している。治療従事者の職の三層あるいは多層構造は、通常文献では「知識」形態のヒエラルヒーとみなされている。しかし、ボローニャのプロトメディカート〔＝大学教育を受けた医師の組織〕に出された訴え[93]という同じ史料を使った以前の研究において、ポマータはすでに、治療従事者の多層構造は、少なくともボローニャでは肉体の文化的解釈から生じたものだということを、明確にしていた。彼女は、治療従事者の組織と、身体理解との間に内的共通性が存在することを解明した。体内と体外の間に複雑な関係を持ち、毛髪・血・尿について、また清浄・不浄について特有の観念を持っているこの身体は、けっして一つの職業や一つの知識形態が独占することのできるものではなかった。身体が現実の上でも象徴の上でも多様であることが、身体に助けの手を差し伸べる治療従事者の社会団体が多様である事実に、対応していた。身体の解釈を組み替えることは、その限りにおいて、一人の治療者を選ぶ解釈を組み替える前提でもあり、結果でもあった。医の社会史においては、その狭い医療職の歴史から脱皮し、今日の医学の権限要求によって歴史家の視野を狭められないようにすることが必要である。「今日の〔医療職の〕圧力団体の主張におされて、歴史家が、医療共同体の任意の部分の活動を、軽視してしまうことのないようにすることが、重要である」[94]と、イギリスの医学史家マーガレット・ペリングとチャールズ・ウェブスターは要請している。健康を管轄するのは唯一、医者であるという事態の定着過程を歴史的に批判することを、同時期に進行した身体モデルの形成過程を批判することによって、補完する必要があると思われる。身体の健康維持を医者が独占してゆく過程を扱う研究は、ほとんど例外なく——たとえ暗示的にすぎぬとしても——身体の新しい見方が社会的に浸透していく事実を証明する史料として利用できる。しかし医療職の歴史研究ではたいてい、この可能性がまったく見逃されている。

身体イメージと社会全体におよぶ主題

十八世紀以来徐々に作り出されてきた新しい身体は、新しい社会の発生源と同一の、社会的想像力という原材料から織り出されていった。[95] 表現だけでなく、知覚もまた、時代の中心思想や思考様式によって規定された。「思想を、医学の中に孤立している現状から解放し、他の科目や生活領域の類似の思想と並べて、〔当時の——ドゥーデン注〕『様式』という要素として調査することが、正しいであろう。そういう大胆な企てによって発見されることが多いことは明らかであり、まだ長いこと利用し尽くされていないのである。(96)」こう主張するテムキンは、すでに一九二九年にこの方法でハーヴィーの持った観念についての新しい洞察を得たジーゲリスト(97)*1の伝統に立っている。ジーゲリストはヴェルフリン*2の美術史的発想から出発し、ハーヴィーの認識の仕方を「バロック」と特徴づけることに成功した。芸術が建築に動きをもたらし、ガリレオが物理学に力学をもたらしたように、ハーヴィーは自分の観察した血液の流れを、循環として解釈したのである。ジーゲリストの六十年後に、最新のハーヴィー研究は再びジーゲリストに戻り、ウィリアム・ハーヴィーを血液循環の「発見者」としてよりも、むしろ一七五〇年頃、生理学と同様に、経済学、自然科学、政治評論の中で普及してきた、循環という概念の創造者の一人として理解している。

*1　ジーゲリスト　Henry Ernest Sigerist（1891-1957）　スイスの医学史家。文化史・思想史の関連づけて医学史を描こうとした。
*2　ヴェルフリン　Heinrich Wölfflin（1864-1945）　スイスの美術史家。ルネッサンスやバロック芸術の専門家。

フィリオは、「概念」という言葉を用いる方を好み、かけ離れてさえいる現実諸領域の持つ内的共通性を、類似した思考構造の反映したものとして調査した。彼は、十八世紀から九世紀に変わるころの神経システムの生理学を例にとって、科学・社会・政治の間で、「鍵となる語句」が兼用され、隠喩の交換が成立している点に、内的共通性を見ている。(98)「体質《コンスティテューション》」（＝構造、憲法という意味もある）、「組織」といった隠喩は、すでにいつも、身体と意識の間や、生物学的・心理学的・社会的領域の間の懸け橋となっていた。ジューソン(99)は、「医学的宇宙論」という概念を用いて、十八、十九世紀の医学の理論と実践が、一人の人間全体から、「微視的な小部分」に依存する一つのネットワークへと変化した過程の外枠条件を特徴づけた。(100)イギリス、アメリカの科学史家の新しい学派は、科学史の伝統に対して鋭い批判をしている。この学派は、「文脈分析」を主張し、医学の理論をその時代の主題の風景にはめ込むために、社会人類学の方法を使う。(101)シェイピン(102)は、ある時代の自然や身体に関する観念を、

「自然な現実」に対応した個々の「発見」として理解する科学史のやり方は、人類学では考えられない、と指摘する。もちろん新しい身体は、社会的、宇宙論的現実と同質である。[103] したがって、私には、身体性から社会形態を推論するよりも、むしろ社会形態から身体性を推論する方が、恣意的に思える。手をかけなければならない私の身体と、生産的な社会とは、いわば一つの鋳型から作られたものである。「科学的事実の成立」[104] は、しばしば、たとえ名称は異なっていても、身体、社会、自然に関して、同時に進行する。私の身体についてのあらゆる「事実」は、関連性のある刻印を帯びている。私の身体の「生殖《リプロダクション》〔再生産という意味も持つ〕能力」、性的「エネルギー」、また「健康」さえもが、シュトルヒやその女性患者には究極的に未知の概念である。「生殖」[105] という概念はシュトルヒの中では決して浮かんでこないし、似たようなものを表す類似の概念もでてこない。というのは、十八世紀には、今日婦人科が取り扱う事柄に関して、そのすべてや、そのことのみを把握する言葉はないからである。したがって、シュトルヒは、女性を診察していても、まだけっして婦人科医ではない。というのは、彼は女性の生の歴史全体、つまり彼女の生《ビオス》を考慮しており、けっして女性を、生命《ゾエ》を再生産する代理人とかメカニズムとか細胞集合体として扱っていない。したがって、彼は、「生殖」に対置しうるような、我々のいう「セクシュアリティ」[106] に似た概念を持っていない。私たちは今日、私たちの（女性特有の）セクシュアリティを、自分のものとするよう努力しているが、けっして生殖に帰属させようとはしない。たしかに自分の生殖器官を引き合いに出すことはありうるが、かといって、「私はすでに三回生殖した」と言うことはためらうだろう。アイゼナッハの女性はまだ、「子産み《ゲネラチオ》〔発生という意味もある〕」――民間の言葉で言うと「子沢山《フルヒトバールカイト》」に近い――の関連で考えていた。子供は女性から生まれ、子宮はまだ再生産の器官の一部になっていなかった。[107] 女性はまだ他の女性の手によって出産をして、赤ん坊は百年後のように、専門家の手によって取り上げられるのではなかった。女性は伝統的観念に従って子供を産み、医学は、子宮の中の「生命」の保護に関する全権をまだかち取っていなかった。

初めて、医学、人口学、政治学が、（ラテン語であれ国語であれ）「子産み《ゲネラチオ》」にあたる概念を、「生殖《リプロダクション》」に取り換えた。この新しい定義が出てくる以前は、受精、受胎、妊娠、出産、授乳を総合した概念は存在しなかった。十九世紀の科学の専門用語——この専門用語集の中で、子宮の内面図がその発見者の名前の小旗で飾られているが——を、人口学や政治経済学の機能概念から切り離してしまうことは、誤りであろう。再生産《リプロダクション》は、生産《プロダクション》という概念が一八五〇年に政治経済学の中心に出てきた時、この概念とともに成立し、それと結びついていた。数十年の間に徐々に、生活必需品は商品需要に変化し、あらゆる財は、文化的に離床して「生産」という名の過程の結果とみなされるようになった。

資本と労働は生産要素であり、子宮と家事労働は、それによって労働力自体が再生産される要素として、新たに定義された。「経済人《ホモ・エコノミクス》」は、この経済的分業を反映する生物学的身体を与えられた。再生産《リプロダクション》＝生殖が女性の身体に本来の「使命」として書き込まれ、女性に与えられた身体が経済的概念の自然な源泉であるという生きた証拠になった。女性に再生産装置を付与することは、「子産み」の過程を文化的に脱身体化することに合流していった。その過程は、文化的自己制限と自立自存、自給自足の終焉を伴う、生産経済の「離床」に類似していた。

セクシュアリティの成立は、再生産《リプロダクション》＝生殖が経済性という、社会の新しい視野を反映しているのと大変似た方法で、身体の次元に、物理学的宇宙という新たな視野を映しだした。セクシュアリティはアイゼナッハでは出てこない。さまざまな快楽が存在していたものの、ガレノス医学の影で、周辺的な場を占めていた。まだガレノス*1の考えを踏襲している大多数の医者と同じく、シュトルヒにとって、快楽は医学上の問題ではなかった。快楽はあまりに「熱く」なるときにのみ、医者の関心を引いたのである[108]。度外れた快楽のみが、「過多」という医学のカテゴリーで呼ばれた。この中には、ワインやブラウンシュヴァイクのビール、アイスフェルトのソーセージ等に対して異常に目がないことや、異常に食べ過ぎること、また他の不摂生のような、別種のものも混ざっていた。

私たちの「セクシュアリティ」は、サド侯爵[*2]とともに、また彼以降、形成された。セクシュアリティは、サドによってようやく目に見え、書き、分解することができるようになった。ここで初めて、快楽に対する態度の歴史は、フーコーが認識論的断層線と名づけたものに達した。この改造と共に、セクシュアリティは、解剖された身体を多層なテキストとして作り出す、多くの層の一つとなったのである。(109)

*1　ガレノス　Claudius Galenos（129-199）　小アジア生まれの古代ローマの医学者。解剖学者として名を馳せ、皇帝の侍医にもなり、当時の医学知識を集大成した。ラテン名はガレヌス。ガレノス医学は、ヨーロッパにおいて中世末・近代初期まで多大な影響を与えた。

*2　サド　Donatien Alphonse François de Sade（1740-1814）　フランスの作家。

ずっと後になって、フロイトが心理的エネルギーとしての「リビドー」をようやく理解した。彼は、ヘルムホルツ[*]の論文から、部分的には文字通りに、概念や用語を取り入れたのである。(110) 彼は、一連の物理学の諸発見によって科学のなかで中心的位置を占めていたエネルギーという新しい神話に、身体を結び付けた。「再生産＝生殖《リプロダクション》」が女性の身体を、労働力の文脈に結び付けたように、また性交時の射精による精力の浪費という以前の観念が、射精を「精液の経済学」の中に結び付けたように、(111) 物理学が身体の中に「セクシュアリティ」として現われた。十九世紀中葉まで数百年間、人は宇宙を、物体と運動、力と物質との間の非対称的な補完物の相互作用として考えてきた。一八七〇年以後、最終的な実体であり、全ての物に養分を提供する「素材」である「エネルギー」が、主題となった。以前は「母《マーテル》」と称していた「物質《マテーリエ》」は収縮してエネルギー保存の法則になった。エネルギーとセクシュアリティは、今や、一つの主題、すなわち最終的で唯一の「物質」の、面白みの無い一元論を表わす二つの表現形式に過ぎなくなった。「セクシュアリティ」は、再生産＝生殖《リプロダクション》が「子産み」を変化させたのと同じくらい根本的に、快楽を再定義し、再解釈した。言葉が出てくる文脈の力と同じくらい、言葉の力はとても大きい。それは、私たちがその言葉で表わされているものを、別の方法ではほとんど理解できないという事実からも明かである。

＊ ヘルムホルツ　Hermann Ludwig F. von Helmholtz（1821–94）ドイツの物理学者、生理学者。エネルギー保存の法則を発見した。

最後に、健康維持の努力は、生が持つ自明性を失墜させた。試練や罰、運命の重荷、苦難による不快と苦痛は、身体の中で病気の目印となった。十八世紀末の医学理論において、苦痛に意味を与えるものとしての肉体は、衰微していった。この過程について、フィリオはこう言っている。「この時以降、病理学が医学上の思考の転回軸であった。医学は、病気の分類学になり、病気は分類され、孤立して、生きている有機体とは異質のものになった。それまでは、患者の生の歴史の衰弱した時期に向けられていた医者の注意は、それ以後は、病人と異質の、病人から分けることのできる実体に向けられた。」フィリオは、十八世紀末から十九世紀中葉までの生理学および病理学の理論の歩みを追った後で、こう続けている。「昔は、人間のある状態であった病気は、初めてその人間の生命力の質的変化となり、それからしばらくして、活力の基準からの量的逸脱となった。実証主義的伝統の中で、生理学と病理学は、基準を作り出し、それでもって物理化学的媒介変数からの偏差を作り出した。」[112]ジューソンは、[113]医学の宇宙論から「病人が消滅」する過程を、十九世紀において病床の医学が病院の医学へ移行したこと、そしてそれ以後、さらにそこから実験室医学へと移行したという変遷の中に、あとづけた。そして、最後の段階として、物理学的なエネルギーが性科学に登場するのと同じ時期に、物理学の理論と技術が、生きている有機体の研究にいかに浸透してきたかを描いている。この変化の過程で、病気であることは、人間存在の個人的出来事という昔の意味を失い、医学的に記述されていても、たいてい個人的には経験できない基準に対する不足へと変化していったのである。[114]今や病気の座として経験される、治療や診断を必要とする新しい身体を仲介するために、徐々に、基準の方向を向いた、医学の理論と実践が成立した。「病気」は医者にとって、生計の基となった。「病気は、介入、診断、予後、治療の目的をもつ、現象を分析する方法である」[115]と、アメリカ合衆国の新しい医学哲学研究の指導的人物であるトリストラム・エンゲルハルトは言うのである。

3 時代特有の身体の歴史

歴史家は、医学史の広大な領域の向こう側にある神話学、意味領域論、図像学、民俗学、美術史の分野から、刺激的な考えを受け取ることができる。これらの専門領域の中でも、私の求めるもの、すなわち時代特有の、現実を作り出す身体の体験形態は、ほとんど研究の焦点になっていない。しかし、これらの専門領域は非常に異なった視角を持つので、距離を持って身体を取り扱う医学的記述のスクリーンには浮かんでこない身体の表現形式に、直接接近することが期待できる。

私ははじめに、神話の潮流を受容する歴史について考察する。つぎに、隠喩《メタファー》の歴史について述べ、そして、芸術作品、儀式化された運動、象徴、宗教的認識形式から、過去の時代の身体感覚を推論する試みを述べてみたい。

受容の歴史

神話のモデルやモチーフの受容の歴史は、近代的な概念の成立の歴史と対立している。女性を何か足りない存在だとする生物学的根拠づけや、体液気質の四分類法〔＝多血質、胆汁質、黒胆汁質、粘液質〕は、このカテゴリーに属する。受容の歴史は、たいてい文書化された諸学問体系の形で研究されたが、それは「古代の観念が……西洋の医学に何百年にもわたって持続的に及ぼした影響を示すため[116]」であった。そのような研究で重点が置かれるのは、学問体系相互の影響の及ぼし合いや、他の文化圏——たとえばイスラム文化圏[*1]——から入ってきた文書に対する受容能力についてである。一生の間ロイドは、伝統の諸潮流を、ヒポクラテスやガレノス、アリストテレス[*2]、ソラノス[*3]の名前に結び付ける医学史の傾向に、抵抗してきた[117]。彼は、これらの学者に帰されているモデルは、すでに古代ギリシア初期に認めることができるし、ギリシアの都市文化の学問的伝統は、かならず民俗文化からの要素によって影響を受けており、これを繰り返し吸収していた、と証明している[118]。紀元前五世紀の民俗信仰と萌芽的な科学との間の相互的影響に興味を持ったロイドは、たとえば、『ヒポクラテス全集』の中の婦人科医学の著作と取り組むにいたった[119]。ロイドは、これらの著作の大多数は、一九八三年の現在でも一度も翻訳されたことがなく、非常に多くのものに今まで批判版も解説もなかったと指摘する。「ヒポクラテス研究の他の領域であれば、このように豊かな史料が、これほど長い間、このようにないがしろにされてきたことは考えられないであろう[120]」とロイドが嘆くとき、私は自分が使った史料を思い浮かべずにはいられなかった。ヒポクラテスの婦人科医学を分析して、ロイドは男性と女性の間の障壁に触れることができた。すなわち、彼は（私も同様だが）、女性が語ったこと、また女性の中の治療従事者が語ったことについてさえ、まったく何の手掛りも持っていないのである。私は、シュトルヒに対する私自身のコメントを書き終えた後で、ロイドの著作の最終巻の中に、以下のような自己規制と謙遜の表現をみつけたが、それは私を勇気づけ慰めてくれた。「これらの著者〔＝古代の医学者〕が、女性患者との関係や、あらゆる種類の女性治療者との関係について伝えることは、明らかに事象の片面でしかない……しかし用心深く使えば、この証言は、古代の著者自身が複雑な構造を洞察した観察の基盤を提供してくれる。女性は病気になったら、どの程度男性と違う治療をされたのだろうか。婦人科の診断と治療に、女性は劣ったものだという偏見が、どの程度反映していたのだろうか。[121]」

＊1　ヒポクラテス　Hippokrates（B. C. 460頃-370頃）　古代ギリシアの医者。迷信を排して観察や経験を重んじ、当時の医術を集大成した。医学の祖と称せられる。
＊2　アリストテレス　Aristoteles（B. C. 384-322）　古代ギリシアの哲学者。
＊3　ソラノス　Soranos　エフェソス出身で、ローマで活躍した二世紀初めの医学者。急性病・慢性病の区別や、優れた産婦人科の著作、ヒポクラテス伝の執筆で有名。ラテン名ソラヌス。

ロイドは、元来『ヒポクラテス全集』の中に書かれている女性の治療について、興味があったのではない。文書化されなかった伝統が、医者の診療の中で、いかに吸収され、批判的に選り分けられ、適用されたか、いかに不適なものが却けられ、除外されたかが知りたかったのだ。そしてこの目的のためには〔『ヒポクラテス全集』の〕婦人科医学の論文がとりわけ役に立つと判断した。というのは一つのことが、非常にはっきりと、女性の治療と、他の患者の治療とを区別するからである。「男性の医者と女性の患者の間の距離と遠慮」が、「女性自身や女性治療者を通して、病気の本質への洞察を得たいという医者の希望[122]」を育むのである。私がシュトルヒの件で行なったと同じように、ロイドもまた、（たとえ男性の医者によってのみ仲介されてはいても）、生物学あるいは女性患者の訴えの中に、具体的な苦痛についての民俗的な理解と学問的解釈との間の対話に至る、特権的な入口を見出している。

ロイドの研究が私に投げかけた問題は、身体に関連した伝統が伝わる二つの道が、並行しているという問題である。すなわち一方では、口伝えと身振りに制限される民衆の伝統であり、その伝統については、医者が女性の訴えの中から理解して書き留めた文を通じてしか、手掛りがない。もう一方は、学説の伝統の歴史である。私は自分の史料を調べると、いつもきまって、特定のモチーフに出くわした（しかもそれは、この医者の意見の中だけでなく、女性の意見を彼が報告した箇所にもあった）。そのモチーフというのは、はっきりとしているがつかの間の影のようなもので、体液やフルス*〔流れ〕の観念ならびに肉の開口部に関連しており、すでに古代ギリシアの大家の頭に浮かんだものである。何が保持され続けたのであろうか。その意義をどう評価すればいいのだろうか。

＊　フルスについては、第四章6節と第四章の注（34）参照。

この点ではロイドは二つの理由から、それほど私の役には立たない。第一に、彼は古典時代の解釈に限っているからである。第二に、他の専門領域で、二つの伝承方法の溝をより深く洞察する方法を、私が学んだからである。前五世紀と前四世紀の間のギリシアで、医者の側で変化したのは、身体に関して考えられたモデルよりもむしろ、医者の言葉の価値である、とライン＝エントラルゴは言う。[123] 前五世紀以前には、文字は書かれなかった。したがって身体も記述されなかった。[124] 身体はたんに口で話されただけだった。「それまで、何も、目によって『調べ（look up）』られることはできず、すべて口で『呼び出さ（call up）』れなくてはならなかった」とライン＝エントラルゴの本のまえがきにW・オングは書いている。[125] 文字以前の口承という条件下での現実認識は、記述された認識方法と比較できない。アルファベット文字は「ある新しい精神状態、こう言ってよいなら、アルファベット的精神を導入した」。[126] 再発見でき、逐語的に引用できる文章の堆積場としての記憶の観念がなければ、現実は、現在の私たちには自明になっている記述的概念へと、凝固していかなかった。身体知覚には、なにか流動的で捉えがたいものが残っていて、それはギリシア古典時代に発展した境界設定の明確さとは、鋭い対照をなしている。前五世紀まで（およびその後数百年間にわたって）、目は光線を放射して、それで物を見ていただけではない。目は見た物をさらに「吸入」していた。呼吸、匂い、まなざしは、まだすべて一つの素材、すなわち息から成り立っていた。[127] 伝承された内容だけでなく、その伝承方法も、まだテキストを使った伝統と比べることはできない。前四世紀に集中的に記述が行なわれて初めて、身体記述の「全集《コルプス》」が成立し、このように記述された肉体を語ることができ、この種の医学論議の理論が発展できた。その時代をライン＝エントラルゴは研究したのであった。

以上のような考察は、たとえば体液特質*のような、一つのモチーフの二種類の伝承を区別する際に、私には決定的に重要であった。一方の伝承は、文献の批判的研究の形で追求できる。もう一方の伝承は、歴史家が自ら組み立てなくてはならない別の方法と補助手段を必要とする。

* 古代ギリシア以来ヨーロッパでは、性質の異なる四つの体液（粘液、血液、胆汁、黒胆汁）の平衡と調和を保つことが健康の条件とされ、どの体液が優勢かによって、個人の心的特性が四気質に類型化された。二九頁の訳注*も参照。

イヴォンヌ・ヴェルディエ[128]の報告によると、まだ十年前まで、ブルゴーニュのミノ村の女性は、経血がワインの発酵を妨げ、火を使わないソースを分解し、蜜を腐らせると信じていたし、プリニウス*の『博物誌』に書かれているように、ミノ村でも蜂は生理中の女性を避けた。ギリシア・ローマ時代の著作家の書いた内容が、ミノの地で受容され、生き延びていたのか、それとも、昔プリニウスが行なったように、記述されなかったモチーフが生き延びた姿を、ヴェルディエがミノ村で書き記したとみなすべきかという問題は、歴史家の私には意義深い。というのは、シュトルヒに関しても、私は同じようなことにぶつかったからである。

* プリニウス Gaius Plinius Secundus（23–79）ローマの将軍、官吏、博識家。現存する三七巻の『博物誌』で有名。甥の政治家小プリニウスと区別して大プリニウスと言われる。

シュトルヒは、ほとんどすべての患者の報告を、患者の体液気質の指摘から始めている。さてシュトルヒは、確固たるシュタール*1の弟子であり、シュタールは、医者としてよりも化学者として、伝統的体液説の断固たる反対者であった。したがって私は、シュトルヒが体液図に従って患者を特徴づけている箇所を、医学上・診断上の手続きとして解釈する際に、最大限の注意を払わなくてはならなかった。シュトルヒが、ある女性を粘液質というときには、彼のこの言葉の使い方は、もう私たちの使い方とかけはなれていない。しかし、彼の学問体系に全く合わない、この巨大化した、いろいろな物を引きずっている〔体液説という〕定式を口にするとき、この言葉が今日ではもはや語らない何かを、彼は認識している。というのは、冷・熱、乾・湿というのは、彼にとってもまた女性たちにとっても、体液の成分に結び付いていたからである。[*2] そして女性たちにとっては、おそらく彼と違った意味を持っていただろう。というのは、女性たちが自分たちの言葉を医者にわかるように言うときは、むしろ体液を、濃・淡、激・穏という言葉で語り、その言葉で表される性質をほのめかしていたからである。しかし、医者も患者も、肉体の体験を構成する基本要素のことを語ったのである。医者と女性たちの発言から、両者とも同じ古典のテキストを受容し、女性の間では（ひょっとして数世代前に）、医者の学問伝統とは異なった、それより劣った理解を示したのだ、と考えたい誘惑に駆られるであろう。しかし、熱と発汗療法[*3]との区別や「引き出す」《ツィーエン》ことと「追い出す」《トライベン》ことについて、この医者と女性患者が持っている解釈の違いには、互いに比較の難しい二つの伝承方式の問題が関連している、ということを、私は無視することはできない。言葉を換えて言えば、内科医《メディクス》と対立する女性たちの別種の肉体体験は、口承により総体として伝達されたモチーフのより古い層に、当時彼女たちの方が深く結び付いていたということから発生しているのである。

*1 シュタール Georg Ernst Stahl（1660–1734） ドイツの化学者、医学者。化学者としてはフロギストン（＝燃素）説をたて、医学者としては生気論の立場にたった。

*2 ガレノスは、アリストテレス流の冷・熱、乾・湿の四性質論を下敷にして、血液は熱で湿、粘液は冷で湿、胆汁は熱で乾、黒胆汁は冷で乾の性質を持つと考えた。

*3 直訳すれば「熱化療法」。熱い飲物、温湿布、厚着、暖房などで、患者の身体を暖め発汗させて治療する方法。

身体感覚や身体の知覚、身体の象徴性が、二つの非常に異なったレヴェルで、二つの非常に異なった種類の歴史を持つ可能性があるという問題は、サンドラ・オットによっても提出されている。[129] 彼女はピレネー山脈北斜面のサン＝タングラースで、古くから定住しているバスク人の牧畜住民から聞き取りを集めた。その地で受胎は、チーズ作りから類推して理解されている。つまり男性の精液は、ちょうどレンネット[*1]が牛乳をかたまらせるように、女性の体内の血を凝固させる。このイメージの詳しい記述は、アリストテレスの『動物発生論』第二巻（739b, 22-21）の本文ときわめてよく似ている。同じチーズの類推は、中世の史料によって、同じ北斜面の少なくとも一つの村からも報告されている。[130] 異端審問所の手に入った告白書によると、ある主任司祭は、性交の際に、小さい薬草を喉のところに結んだが、これを羊小屋の持ち主である貴族のベアトリスは、羊飼いが乳を固まらせる時に使う薬草に対する対抗薬だと思った。[*2] このイメージは古いものである。「（主よ）どうぞ覚えておいて下さい、あなたは土くれをもって私をつくられたことを。……あなたは私を乳のように注ぎ、チーズのように固まらせたではないですか」とルターはヨブ記第一〇章第一〇節を訳している。そしてヒルデガルト・フォン＝ビンゲン[*3]においてもこのイメージは登場する。[131] ただしチーズ生成の像で表わされるものは、ヒルデガルトにおいては、男女の愛の受肉でもある。[132] したがって、サンドラ・オットは、羊飼いにアリストテレスの著作が受容されていたのか、それとも、アリストテレスが、記述されなかった伝統を伝えた先駆者の一人だったのか、という問いに答えることはできない。

＊1　子牛などの大四胃の内膜で、凝乳酵素レンニンを含む。これを使ってチーズを作る。
＊2　カトリックの聖職者は性交してはいけないので、受胎しないように対抗薬を身につけたのであろう。
＊3　ヒルデガルド　Hildegard von Bingen（1098-1179）　ベネディクト修道会の尼僧で、ドイツで最初の神秘主義者と言われる。宗教書とならんで、当時の薬草や民間療法を含んだ医療書を書いたことで有名。

学問的な主題の受容の研究は大変役に立つが、シュトルヒの女性たちで私が出くわすモデルやモチーフは、何百年、何千年の道程を経てきたものであり、それらは医学の思想の影響である必要はない、と考えざるをえなかった。バフチンの研究を読めば、すでに長いこと学説の領域に定着していたモデルと、民俗的宇宙論に根本的な、学説に対抗するモデルとの間に、どんなに複雑な相互作用が存在するかが見てとれる。彼がラブレー[*1]において見出した、バロック的身体の物質性、空気・水・土・火からなる身体の元素、絶え間ない身体の変容、肉体の奥部・開口部・入口と外界との関係、それらはプリニウスやセヴィリアのイシドール[*2]、またヒポクラテス的宇宙、そしてアリストテレスの描いたイメージが合流した伝統の反響のようである。しかしバフチンによるラブレーのテキスト分析は、十六世紀の民衆の身体が上述の著作から直接につくられたものではないということを示している[133]。「ラブレーのイメージはたいてい謎に満ちている。この謎は、ラブレーの民衆的源泉の深い研究によってのみ解きうる。……ラブレーのイメージは、民衆文化の何千年もの発展史の中におくとぴったりするものである[134]。」バフチンによれば、中世の教会祭式規定《オルドー》は二重の世界の成立に非常に貢献したが[135]、その二重の世界は、近代のくすくす笑いとはまったく関係ない笑いの中に、もっともはっきりと現われている[136]。セルバンテス[*3]においてもなお、この近代と違った世界がなお、サンチョ・パンサ——ギリシアの壺に描かれた太鼓腹で子沢山のデーモンの直系の子孫のような人物——の中に描かれている[137]。しかしセルバンテスは、このデーモンをすでにドン・キホーテの目を通して示し、その野性を印象づけて、普遍的で深層にある「民衆文化のユートピア」に役立てようとしている。しかし、ラブレーは違う。バフチンによれば、世界歴史のドラマの全幕が、笑いのコーラスの前で行なわれる[138]。あらゆる穴からなり響く民衆のこの合唱隊は、ラブレーにその先導歌手を見出したのである。

*1　ラブレー　François Rabelais（1494頃-1553頃）　フランス、ルネサンス時代の人文主義者、作家。医者、司祭、修道士でもあった。ガルガンチュアとパンタグリュエルを主人公とする一連の著作で有名。
*2　イシドール　Isidor da Sevilla（560-636）　スペインの大司教、歴史家、百科事典編集者。
*3　セルバンテス　Miguel de Cervantes Saavedra（1547-1616）　スペインの小説家。主著『ドン・キホーテ』で有名。

シュトルヒの記録には、カーニヴァルの響きはないし、モンペリエ〔医科学校〕出の医学教授ラブレーの快楽のかけらもない。シュトルヒの診療は、非常に清教徒的でブルジョワ的であった。しかし、女性たちが言葉で呼び出し、医者が治療するこの肉体は、保険のかかった現代ドイツ人の体よりも、むしろパンタグリュエルの体に似ている。プロテスタントの努力家シュトルヒは、後輩に善をなそうと、非常に小都市的にかつ田舎臭い方法で、診察した肉体に関する彼の認識を記録したが、かえって逆説的に、記述されずに伝達されてきた民衆の身体の証人たる「メドンの司祭」ラブレーと、遠い類縁関係に立った。その民衆の身体とは、歴史家が「長期的持続《ロング・デュレ》」と名づけたがる現象よりも、もっと粘り気のあるマグマに似て、シュトルヒの時代までしつこく留まっているのである。この身体史の意味の二重性のために、私は、史料の解釈を試みるときに、繰り返し、真理発見のための試行錯誤を経験した。この二つの次元のどちら側に、発言が解釈されるべきなのだろうか、と。モンドヴィル*の『外科医学』を研究したプシェルは、この点を非常に意識した。(139) プシェルが扱ったテキストに出てくるイメージや主題は、一見中世に固有なものとみなすことができるが、後世のノルマンディーの農村地方における民族学の調査でも聞き取られているものである。「この収斂現象は私を不安にした。医学の凱旋行進にもかかわらず、今でもなお私たちの生を形づくっているこのイメージを、消え去った時代から残った埃としか認めないなど、無理な話である。それとは反対に、このイメージがとても生き生きとしているので、からだの体験《ライプハフティヒカイト》こそ、心性史家を引き付けている『長期的持続《ロング・デュレ》』がはっきりと現れている領域として理解せざるをえないのである。(140)」まるで、肉体のモチーフとイメージは、二種類の時間の中、つまり歴史的時間の中と超歴史的時間の中で繰り広げられ、肉体は、特に働く時、つまり物を作り出す時(141)と苦しむ時(142)に、この二つの時間の懸け橋となるように見える。

* モンドヴィル　Henri de Mondeville（1260頃-1325）　フランスの外科医学者。

ときとして、まるで二つの専門領域が、同じテキストを二つの異なったレヴェルで読もうと、こせこせと自己規制しているように見えることがある。つまり、歴史学は事実を求め、文学研究は隠喩を求めてという具合に。私の真理発見のための試行錯誤をともに規定した二つの研究を対置させることによって、私はシュトルヒの隠喩を解釈するときに、自分に課した制限が正しかったということを説明してみたい。

「体験された身体《ヴェキュ・コルポレル》」の一つの表し方としての隠喩が、身体を客観化し孤立化させる記述とは反対に、いかに身体を直接その時代の環境に結び付けるかを、プシェルは上述の、中世末の身体についての研究で示した。プシェルは、数百年の期間について「長期的持続《ロング・デュレ》」のイメージやモチーフを調べ、古代の医学体系の変革が始まる約百年前で記述を終えた。そしてこの変革のことは、マクレイン（後述〔六三頁以下〕）が集中的に研究した。この二人の研究者は、身体についての発言から、とても異なった観念を抱いたが、彼らは専門領域の間に懸け橋を築き、方法論の上で新境地を開いた。

プシェルはアンリ・ド＝モンドヴィルの『外科医学』を調査して、このテキスト――それは現実主義的な自然主義を目指したものである――の中に、肉体観と世界観の不断の一致があることを見出している。肉体観も世界観も、言葉の隠喩的次元によって仲介される。隠喩（Metapher）の本質はたしかに、語源学が言うように、（たとえばある入れ物の中の）現実を、他の現実の中に移すこと（meta-phora〔meta＝を越えて、phora＝移す〕）である。隠喩は一つの言葉の中で、かけ離れた現実領域を結びつけ、共に際立たせる。外科医として身体の要素を「あるがままに」記述しようとしたモンドヴィルは、必然的に、ある宇宙観を呼びおこした。モンドヴィルが記し、プシェルが詳述した身体は、中世社会の鏡として姿を現す。すなわち、解剖学的記述が語るのは、社会的かつ政治的な秩序や、世界建設における神の秩序《オルド》の中の人間の地位、動物・植物・鉱物世界への人間の近さである。プシェルは、彼女の方法的処置によって、小宇宙《ミクロコスモス》・大宇宙《マクロコスモス》の従来の研究を大きく越えた。[143] というのは、通常行なわれているように、世界イメージと身体イメージの対応または類似を結論づけるのではなく、彼女は、想像の上で肉体の中に世界が、信じらないほど豊かに受肉されているのを理解したからである。この受肉の手段が隠喩であり、「相似な」二つのものを表現する言葉（特に名詞）であった。プシェルは、肉体の部分相互の類似性を示す隠喩（内部隠喩）と、外の世界から発して身体に適用される隠喩を、まず、テキストの、つまりモンドヴィル自身のモチーフ群にしたがって整理した。当時の連想や、隠喩が属する象徴体系を再構築するために、彼女は中世ラテン語世界のテキストを参照した。最後に、彼女は、モンドヴィルのイメージを、「想像性の人類学的構造」すなわち私たちの思考と観念の基本モチーフを調査した近代のテキストと対決させたのである。彼女はこれを、一種のたいへん個人的ともいえる内省の中で行なった。自分の心理分析の経験から学んで、彼女は歴史的テキストを、自己の体の中で形成される無意識のイメージへと関連づける。隠れている意味の歴史分析と、心理分析的発見とが、交差する。この方法によって、フィリップ美王*の外科医モンドヴィルはプシェルに、「特定な表現形式が長続きすること、特定なイメージが身体の形態論の中で根づいていること、時間と空間の彼岸に、本質的に同一な想像力の契機があること[144]」を証明した。プシェルはこのようにして、今日孤立している身体と世界の間の距離を克服し、たいていは「対応」「類似」「一致」という言葉を使って越えられている隔たりを、完全にとり払おうと努力した。我々に染みこんでいる今日の無意識のイメージの現実性と、一つの宇宙を受肉している中世の隠喩は、プシェルに言わせると、一つの素材から成り立っている。すなわち、当時「外」と「内」を一つの閉鎖的な世界イメージに結びつけていたものは、歴史家が自分の中に、自分の体内に発見するものと同じなのである。

* フィリップ美王 Philippe le Bel（1268-1314） フランス王（在位1285-1314）。王権の拡大に成功した。

プシェルとは非常に異なった方法で、マクレイン[145]は、十六、十七世紀のテキスト解説からなる史料に立ち向かった。この史料が現実を語る方法も、まったく異なっている。言葉はもはや第一に「宇宙の膠《にかわ》」、つまり類推によって関連性を体現するものではない。十六世紀末以来、この隠喩的言葉は批判されるようになったが、それによって徐々に、新しい、ものを区別する学問用語が登場し、世界をはっきりした定義で記述しようとする試みが登場した[146]。それ以降、物事は分けられるべきであり、物と環境を関連づけたり同一視したりすることは、排除されなくてはならないとされた。つまりマクレインは、他の言葉、すなわち、純粋に物理的な身体をつくりだす前提となった、変革中の言葉を調べているのである。この言葉をマクレインは字義通りにのみ理解する。彼は、言語レヴェルを調べるけれども、身体についての言葉に含まれうる暗黙の含意を追求しない。彼は古典の受容から生まれた「決まり文句」を手がかりにして、ルネサンスの学問的伝統の領域における古典受容の批判と変化を追った。彼は断固として、ルネサンスの学者のラテン語という閉ざされた言語資料に、研究対象を限定した。この「決まり文句」は、女性や、当時の性差の観念や、性差と他の差異に関する思考構造とのつながり方に、関連したものである。これらのあらゆる観点は一緒になって、マクレインが「女性概念」と呼ぶところのもの、すなわち、この時代の「女性」や「女性らしさ」の文化的概念や「言説」を生み出している。プシェルが、一つのイメージや一つの主題が、一つの文献から他の文献へ広がっていくのをあとづけることを、意識的に避けていたのに対し[147]、マクレインは受容の歴史を反転した。すなわち、彼は垂直的発展線を構築するのではなく、当時のスコラ哲学、医学、倫理学、政治学、司法のテキストの中にある水平的な連関を、それらすべてを互いに参照しあうことによって探り当て、古代の概念の消滅と粘り強さを厳密に確定しようとした。プシェルは暗黙のイメージ世界の深部に踏み込んだが、マクレインは、学問的解釈の明るい光の中にある、明示的で字義通りの意味に理解される発言に、はっきりと対象を絞った。

この二つの研究から出てきた身体はとても異なっているが、それは二人が選んだ時間空間が違うからではない。その点を私は、女性の体内を例にして簡単に示してみよう。プシェルにおいて、「子宮」はある空間であり、「腹」の中の他の空洞に類似性を持った両義的な袋である。その本質的な要素は内面性であり、女性の子宮は、秘密や隠蔽の元型*のように見える。プシェルは、体内の物質性に関する隠喩を分析して、物質的次元と非物質的次元が象徴的に等価である点へと踏み込んだ。それは「女性的要素と、体内の居住空間との間の、近親性、すなわち真の血縁性」(148)である。男女の関係は、肉体の中においては、「内」対「外」と具体化され、世界では、「家庭の閉ざされた空間」対「外界・無制限の空間・森」と具体化される。しかし、この関係はそれ自体、心と体、人間と宇宙という他の対応の一つの鏡である。プシェルは自分の方法によって、けっしてただ一つの次元や純粋に物質的なものをとらえるのでなく、いつもどのような形で表現されているかを解明した。これに対して、マクレインの、書かれた発言を文字通り読み取る分析では、はっきりと——これを特に強調してはいないが——女性が、〔男性の〕逆を体現していた状態から、機能的に異なる身体へと収縮していったことを示すことができる。十六世紀以後も、古代の概念の枠組みが粘り強く生き延びていたにもかかわらず、しだいに女性は解剖学的に異なった身体としてみなされるようになった。つまり、男女は反転した対等物だという観念は、非常にゆっくりと生理学的な差という概念に道を譲り、女性は生理学的に母に定められた存在であるとみなされ、「価値を上げた」のである。「性」は、ある場所、つまり解剖学的に定められた場を得た。以前の学問的言説では、目に見える・目に見えない女性の「生殖器官」は、女性の一見明らかな形態論と対照的に、男性とは逆であるが同じ形につくられたものと「みなされて」いた。しかし今や、女性の生殖器官は、「性機能の観点」から、「本来の」解剖学的形態論の中に発見されることになった。(149) 男女の関係や性差についての以前の宇宙論的解釈の中では、男女の関係は二重の世界観の一部であり、したがって、「解剖学」はこの観念に合うように解釈された。しかし、このような以前の解釈は、より大きい科学性の方向へ向かったように見え、解剖学自体から出た性の新しい規定に、道を譲った。男女の身体は両極性の中で対置され、ないしは分断された存在として組み立てられた。両者の中の並行性は放棄され、それと共に、一つの中に他方が相互に体現されているという観念は全て放棄された。この大変革は、百五十年後のアイゼナッハにはまだ起こっていなかった。あるいはその変革は、別の伝統の抵抗に出会った。それについては、後章でみることにしよう。マクレインが調べた医学の著者たちの意図は、男女の身体を「たんに」身体として、すなわち「あるがままに」記述することであり、そのために内部は外に向けられ、調査され、記述されたのである。体現という以前の宇宙の中から、ゆっくりと、おずおずと、「本来の」身体が姿を表わした。しかし同時に、その身体には、マクレインならおそらく「イデオロギー」とみなす固定観念が、頑強に付着したままであり、その固定観念は、身体という自然の構造物に、妨害的に、いわば古くさい要素として流れ込んでいた。

＊　ユング（六七頁訳注＊参照）による分析心理学の用語で、人類に普遍的な象徴をおびた心像。アーキタイプ。

現象学的・心理学的解釈

プシェルが調べた、隠喩の中で捉えられる過去の肉体は、ある種の心理学の研究対象にもなった。そのことは、プシェルの研究を述べたときに、すでに暗示しておいた。ファン＝デン＝ベルフ[*1]門下の現象学派の心理学者が行なった、身体隠喩の変化についての研究を重要視しないとしたら、歴史家にとって大きい損失となるだろう[(150)]。この「メタブレティカ」[*2]的分析の中では、たとえば心臓や子宮が、どこで、どのように経験されるかという問題の方が、それがどのようにイメージされるかという問題よりも重要になる。この派の研究者は、その方法論によって、歴史家に刺激を与える。彼らは臨床心理学者であり、現代人の発言の体験内容を調べ、「心が半分しかない人間」とは何を意味するか、「心臓がズボンの中に落ちた」とき、何が起こるのかを問う訓練を受けている。誰かが他人を「冷血に」無視し、「心なくも」「心臓を破る」とは、一体どういうことなのだろうか。臨床でのいろいろな出会いで訓練したある心理学者は、ハーヴィーが分かれた心臓を「発見」したことの隠喩的意味を調べ出した。（ギリシアで心臓解剖が始められて以来(151)十七世紀に至るまで）あらゆる科学者は、右心室と左心室を分ける中隔は血を通さないということを否定していたが、この心理学者は、なぜそうだったのかという問いに、新しい光を投げかけた。どんなに証拠が挙げられても、彼らは分断された心臓を見ることも考えることもできなかったのだ。同様に、十七世紀の解剖学者たちが「見」、記述し、写生した「心臓ポリープ」*3は、心臓からはみ出し、心臓を包囲し押し潰してしまう、増大し分岐する組織だと信じられた(152)。

*1　ファン＝デン＝ベルフ　Jan Hendrik van den Berg（1914-　）　オランダの現象学派の精神医学者、心理学者。日本にはヴァン＝デン＝ベルクとして紹介されている。
*2　メタブレティカとはファン＝デン＝ベルフの作った用語で、歴史的変化をみる心理学のこと。
*3　心臓ポリープとは、死後の心臓大血管の凝結による変化であるが、長い間人は独立の疾患だと考えていた。

歴史家の私にとって、もっと難しく、理解しがたいけれども、実り多かったのは、年報『エラノス』のまわりに集まったユング学派*の現象学的研究である。ジェイムズ・ヒルマンの下で学んだこの学派の分析家の中には、歴史的な方面に関心がある人が多い。彼らの研究では、結局いつも同じ元型をいかに多様に人は想像するかという、時代特有のさまざまな現象形態が探し求められ、そのために、私なら――プシェルに対しても同じことを感じるが――「見えない身体の発生史」と名付けるであろうものができあがっている。しかし、彼らの研究は、他では閉ざされている道へと人を導く。この種の研究の例としては、たえず出現する妖精エコーの姿を追うベリーの研究(153)や、ダラスの住民が、都市を自己知覚の隠喩として想像する必要性を持っていることを、臨床で証拠づけたサルデッロの研究[154]などがある。臨床心理学者の日常に不案内な私にとって、特に刺激になったのは、歴史の素養のある、経験を積んだ臨床家ロマニシンの考察を辿ることであった。彼のハーヴィーについてのテキスト解説の中では、まるで判じ絵のように、心臓が勇気に対する暗号になったり、ポンプのモデルになったりしていた[155]。

＊　ユング　Carl Gustav Jung（1875-1961）　スイスの精神医学者、心理学者。

知覚対象としての身体の科学的分析を目指す、このような研究の始まりは、（その参考文献から見て取れるように）一九二〇年代末のドイツ医学の転換期に遡る。この転換期は、思想史的整理というゼイナーの試みにも見て取れるが[156]、歴史学的にはハルトマンが描いている[157]。診療に身を捧げ、フロイト受容によって強い影響を受け、病床に向かう直接経験から、ヴィクトル・フォン＝ヴァイツゼッカーやV・E・フォン＝ゲープザッテルなどは、患者を症例にする「自然科学的人間像」から離れ、その人間全体を苦しむ主体として発見し、治療しようとした。病気は環境や回りの人との関係が、精神的・心理的に妨げられている状態だと理解されるべきである、と考えた。文学の香り高く、また医学の実践を改革する希望に燃えて、彼らは、個人の生の歴史に対する医者の関係を、興味の中心に据えた。彼らの分析は、病気の者、瀕死の者、ひどく苦しむ者、身体障害者が、「自己」や自分の身体をいかに知覚しているかに基づいた分析である。「医学人類学の対象は、人間が自然を具備している限り、すなわち生物学的、生命に関連した原因と目的の領域の中では、人間である。しかし、人間が思考を抱く限り、すなわち価値を自分の中で実現する限りにおいて、医学人類学の対象は、人間存在の全局面の中にある[158]。」「人間は自然と精神が出会う場である[159]。」自然によって予め規定された要素の唯一無比な実現を、個々人の中に見るというこのような試みは、著者ごとに非常に異なっているけれども、この学派の知識は、ずっと昔の身体を扱う歴史家の視野を広げてくれる。ヴァイツゼッカーは[160]、生の話（Bio-Logie）、すなわち生を語ること――これはシュトルヒの診療の中心であった――を、今日医者と患者が一緒に作り出している対象としての疾病記述の奥に、消してしまわないようにと、近代の医者に要請した。同じ伝統に立つプリュッゲは、第一に肉体的・空間的自己経験、すなわち健康状態とその障害に取り組んだ。それでもって、いかに今日皮膚が、経験される表面になるか、あるいはいかに苦痛が肉体をその戦場にするかを扱った[161]。これらの医者の考察のおかげで、私はアイゼナッハの女性たちにふたたび近づくことができた。というのは、ここには私と同じ世代の患者によって、シュトルヒが記したものと似たような知覚が、言葉に表現されているからである（もっともこれは、私の受けた科学的教育と矛盾するので絶句してしまうようなものであるが[162]）。しかし、より詳しく見ると、私は人類学的医学について、ある批判的な疑問を抱かざるをえない。人類学的医学は、（ちょうど、アームストロングとアーニー[163]がアメリカの戦後医学に対して指摘したように）、患者を、体と心を持ったものとして、すなわち治療の主体かつ調査の客体として作り出すことにも、貢献したのだろうか。

私がシュトルヒを理解する上で決定的であったが、概念史・美術史と歴史心理学との間に分類するのが難しかったのは、ツア＝リッペの著作であった[164]。たとえばプレスナー[*1]が――またプレスナーが準拠した人の多くも――身体体験について原則的なことを言うのに対して、ツア＝リッペは直接に歴史的思考へと進むように刺激を与える。アドルノ[*2]の下での博士論文として、ツア＝リッペは、十七世紀における空間の幾何学化を、新しい身体修養科目の発展を手掛かりにして調べた。その身体修養科目とは、新しい剣術・武術や新しい舞踊であり、今までにないほど、空間に存在するデカルト座標系に関連づけられていた。この座標系は、たとえばバロックの城の一続きの間やフランスの庭園に、具体的に示されている。その際、空間体験が目に見える次元へ還元される過程が、宮廷で先に進行し、空間から、鼻・耳・触覚によって知覚される現実が奪われ、空間に新しい幾何学的修養の機能が与えられたように思われる。三方向の無限のネットワークからの切片として空間を均質化することと並行して、皮膚の下の現実が、初めて内部「空間」として知覚された。つまり、もはや体内は、隠喩に満ちた心室の場所としてや、子宮＝樽、腸＝鍋といったものとしてでなく、純粋な境界になった皮膚の向こう側にある、新しい私的領域の中での秩序ある世界空間の継続として、知覚された。したがって私は、非常に躊躇しながら、また他の表現を求めて当惑しながらも、シュトルヒの語る肉体を「内部空間」と言う。シュトルヒの報告の中で含意されている女性の身体は、空間を占め、中に諸器官がある客体ではない。女性の中に体現されている血は、むしろ流れることによって空間を作り上げる、方向の決まったうねりのようなものである。私が自分の身体を懸け橋にして過去に到達することはほとんど不可能であるのと同様に、私の空間の中にも過去へ至る道はほとんどない。私の経験の中では、身体は空間の中にあり、デカルト座標は、身体を空間の中に、空間を身体の中に位置付ける。ツア＝リッペは、こういう知覚の方法は、「近代的世界像の人類学における二重の転換」の結果であることを示した。(165) 身体と空間の剝製化は、手に手をとって進行した。ツア＝リッペはここで、「人間の存在の意味と法則を、外の『自然』から読み取ろうとする……努力」は、たんに形式的な裏返しにすぎないと言う。というのは、実際、「自然のイメージは、社会的に規定された人間の観念にかたどってつくられ、人間の観念は、循環して自然のイメージから推論される」からである。(166)

＊1　プレスナー　Helmuth Plessner（1892-1985）　ドイツの哲学者。解釈学の影響を受け、哲学的人類学を構想した。
＊2　アドルノ　Theodor Adorno（1903-69）　ドイツの哲学者、社会学者、音楽理論家、作曲家。

現実を反映する身体

私が今「持って」いる身体は、文面のようなもので、見ることもできればイメージすることもできる。しかしひょっとすると、私がカリフォルニアで教えている非常に若い女性たちが自分の身体をイメージするほどには、私ははっきりと身体をイメージできないかもしれない。彼女たちは、子供の時から教室の中で身体図――それぞれ違った色で彩色された多くの図版――にとり囲まれている。ある図には骸骨が黒く骨格の構造として示され、ある図には神経繊維あるいは筋肉繊維が生き生きとした色で示され、別の図には消化器官と内分泌・泌尿・生殖の器官が示される。このような別々に分かれた、いくつにも重なった層を修得するうちに、これはすでに何度か観察されたことだが、イタリア、アフリカ、スカンジナヴィア出身の、今までアメリカで二、三世代にわたって保持されてきた異なった身体イメージが消滅して、一つの均質なモデルになってしまう。(167)こうして、女性であることや黒人であることでさえ、特別な課程の科目となる。この課程の説明にははっきりと、ここでは教えられるモデルと自己省察的比較を行なって、自分自身の身体を認識し、心理学の指導の下にこの身体を「経験」することを訓練をする、と書かれている。アメリカの黒人にとって母国語が「最初に学ぶ外国語」になりうるのと同じく、身体は女性にとって、今日しばしば教材として提供される。サンフランシスコ総合病院での妊婦の産前教育の中には、新生児がまだ抱かれる前に、母親が新生児に教えなくてはならない、最初にしてもっとも重要なレッスンへの準備がある。

このような記述、図版、教授、訓練による身体の獲得の反対側に、多様な意味や重要性を持つ現実知覚の、史上実在した教育が位置する。後者の現実知覚の中心点で、各人が自分を体験し、自分自身の体現として各人がその現実知覚を経験する。ここで「中心点」という意味は、ある「定義」をつくりだすことのできる経済的・政治的な位置のことではなく、誰もがその文脈の中でとる認識論上の場のことである。意味と重要性とは、(個々人がそれと同一視せよとの要求を持った)記述によってではなく、隠喩によって、この現実知覚に与えられた。

現実をつくりだすこの二つの対極的方法の間の差は、健康書の解剖学的モデルと、イヴォンヌ・ヴェルディエの調査した、(168)いまだに人々の記憶の中にしっかり残っている経験とを対置させると、はっきりする。ミノ村では、すでに示したように、経血は、塩漬け桶や脂肪、塩水、マヨネーズ、ワインを腐敗させ、分解するが、乾燥した食品や火を通した食品には害を及ぼさない素材だとみなされていた。これらの関連性は、物質的実体の彼岸に根づいた、環境全体を包括する深い秩序があることを証明している。ヴェルディエは豚の屠殺を例にとって、農村の男女間の分業が、職業世界、家庭世界、動物界、宇宙界の象徴的意味に関連していることを示している。というのは、屠殺される豚と、月の状態との間にさえ関連があるからである。近づくとワインが駄目になってしまう女性の「血」は、意味によって結びつけられた事物の脈絡の中の一要素にすぎない。「血」は、何かを行なうものとして「定義」されるのでなく、文化的に関連していると連想され、実際にそう認められている要素や事物を隠喩的に関連づけることによって、力を得るのである。このようにして成立した、あるいはいつも「そこに」ある意味のネットワークは、非常に複雑なので、けっして一つの記述、一つの見方、一つの視座からは作り出されはしない。この世界の特徴は、事物の間に内包されている類似性、すなわち隠喩的な等価値性である。他方、記述された世界の特徴は、事物、つまり身体自身の孤立である。前者のミノ村では、女性の身体の本質は、見る者の目の中にあったが、そのイメージは、伝統と実践を通じて仲介された文化が自己の中で反響したものである。後者からだは、現実の鏡であると同様に、鏡の源でもある。〔後者の〕医学の教科書を備えたカリフォルニアの教室では、一つの目と一つの方法があり、それに従って、身体は定義され、記述され、(現代世界の制度や秩序の力によって)現実のものとなる。ここでは身体のイメージと経験は奇妙にも一次元的である。それは、外からの一つの目だけが、身体という対象を捉えるからかもしれない。ヴェルディエはミノ村の暗黙の宇宙のことは、その土地の書き物を使って、ほんの時折述べるにすぎない。むしろ彼女は、村の女性たちとの十年にわたる会話を拠り所としている。なにかが言われる方法は、なにかが行なわれる方法を反映する。この本の原題「言い方・やり方(façon de dire, façon de faire)」のように。言うこと、すること、存在することは、互いに織り合わさっている。

「すること」――たとえば婚礼の食事の料理、生まれて来た者と死んだ者の清め、婚礼衣装の裁縫――は、「なされた物事」――すなわち献立、リネン、織物、服、赤い刺繡の文字、言葉――を含むのと同様に、ミノのような土地がユニークに示している精神の現実の状況をも含むのである。

経血の意味は、女性の行動を一時期制限し、女性が触ってよい物の回りに境界線を引く。しかし、この境界線はある意味で「浸透的」であり、定義の規範的禁止が引く境界線とは違ったものである。この文化的制限づけを、女性の身体について医学的定義がもたらす差別と取り違えることは、誤りであろう。ミノ村では身体は決してそれ自体で存在せず、いつも物の「間」にあり、行動の中に現われるのである。身体は、アウラのように知覚され、匂いや音のような存在で、目に見える輪郭線を持った対象のようなものではない。身体が、(目に見えようと見えまいと)身体から流れ出る物質と分かちがたいのと同様に、身体は身振りや表情から分かちがたい。したがって、内部と外部との境界づけは、ほとんど不可能であり、また身体の測定も不可能である。村の、家庭の、あるいは何かの集まりのどこに現われるかによって、身体は違う次元を持つように見える。娘たちが編み物を習うか、羊の番をするか、台所に消えるかにしたがって、男性と女性は、収縮したり、拡大したりする。

身体は最終的に、着衣と脱衣によって、ありありと作り上げられる。このことは、美術史の最近の二つの研究の論拠であり、私の方法に大きい影響を与えた。二つの研究が驚異的なのは、二つの異なってはいるが明らかに絵画において重要な現象を、歴史研究の盲点から初めて移動させて明るみに出した点である。一つは西洋の衣服の歴史であり、他方はイエスの性器の調査である。

アン・ホランダーは、着衣を通じて身体の解釈を調べた[169]。彼女は素材の時期区分から始める。古代の布服、これは、トーガ〔＝古代ローマの外衣〕、マントとして着用され、今日では、サリー、ドーティ〔＝インド男性の腰布〕として着用されているものだ。それから、頭と手足を通す穴を開けた袋状の衣装、これは、キッテル〔＝仕事をする時のうわっぱり」、ダルマティカ（＝カトリックの助祭の式服）、胴着として着用された。そして、裁断されて作られる衣服は、十二世紀になってようやく普及する。ここでようやく、糸紡ぎと機織りに並んで、裁断士つまり仕立て屋が出現する。中世盛期以降になってようやく、何かに合わせて裁ち、袖・胴・ズボンを縫って、身体を形づくる衣装を作り上げることが、仕立て屋ギルドの任務となった。ホランダーは、この最後の、西ヨーロッパに特徴的な衣服の時期に注目し、特に（宮廷と劇場での）衣装と、その時代に特有な標準的人間の姿を伝える絵画との間の関係を強調している。[170]

ホランダーは、裸体はその本質上、歴史的に経験される、すなわち裸に欠けているその時代に合った衣服を関連させることによって経験される、と指摘する。「裸は、衣服と同様、全世界的に同じようには、知覚もされず経験もされない。[171]」したがって、裸の身体の体験は、その着衣によって隠喩的に見えてくる歴史である。この具体的・物質的隠喩の中に、各時代の自画像が体現されている。裸身がその時代の服に合う時にのみ、心の目が満足する。[172]そして、時代の観賞習慣は、とりわけ中世末以来、絵画によって仲介された。女性の体に強調される要素は、時代とともに変わる。それは、かつては腹のふくらみであり、それから胸の張り、あるいは腕・肩・腿の弾みとなったが、これらの中に時代感覚が血肉化されているように思われる。しかし近代末に至るまで、けっして西洋の想像力は、近代の解剖学的・医学的記述によって現代の特徴となった、骨を構造とし、皮膚を境界とした、完全に分節化された女性の身体をつくりださなかった。この近代の身体、「しなやかで痩せた身体」、「よく引き締まり、纏った像」は、以前には一度も経験されえなかった肉体の現実を映し出している。[173]

リーオ・スタインバーグは、彼の「発見」から出発した。[174]ルネッサンス絵画の中で、アルプスより南であろうと北であろうと、何度も出てくる明白な図像モチーフが、美術史上、完全に見落とされてきた。すなわちキリストの表現の中で、「傷の誇示」と同様、「性器の誇示」が目につく点である。彼が調べた何百もの絵では、キリストの性器が中心点にあり、情景はそれを「明らかにする」意図を持っている。神の母マリアは、慈愛に満ちて幼子の性器に手をそえる。そして幼子キリストは母の顎に手を伸ばして応えているが、これは中世全時期において、花嫁の示す愛情のしぐさである。羊飼いたちは、驚いたように主のこの裸身を見つめ、祖母アンナはそれを見守っている。このような肉体の「露出」(Aus-Stellung)の頻度と様式化は、スタインバーグがこれらの絵を、対抗宗教改革特有の、神の受肉に関する表現の一次資料として解釈する論拠となっている。この「誇示」、つまり露出は、キリストの身体の現実性に関する教義の発展の歩みを示している。というのは、この教義は十二世紀以来、化体説*や、マリアの肉体のままの昇天や、数多くの血を流すホスチア〔=聖餐式のパン〕の奇跡で、新しい内容を強調していたものであったからだ。スタインバーグは、強い調子で、たとえ、たんに百五十年に限られていようと、このように重要なモチーフが、いかにして図像研究の中で今まで見逃されることがありえたのか、という問題に取り組んだ。

* パンとぶどう酒の実体がキリストの血と肉に化すという説。

この本は私にとって、二重の意味で重要であった。第一に、スタインバーグは、私がすでに数年前からルートおよびレンツ・クリス=レッテンベック両博士との対話で得た確信、すなわちキリスト教文化、特に民俗芸術と民衆の信心を、中世以降の身体知覚の研究にとって特権的な史料としてみなすべきだという確信を、強めてくれた。第二に、「宗教」とは何であったかについての、私がなじんできた脱身体化された概念のせいで、過去数世代の人と同じく、私にも失われた身体への視野が塞がれていたのである。

第二章　ヨハン・シュトルヒと女性たちの訴え

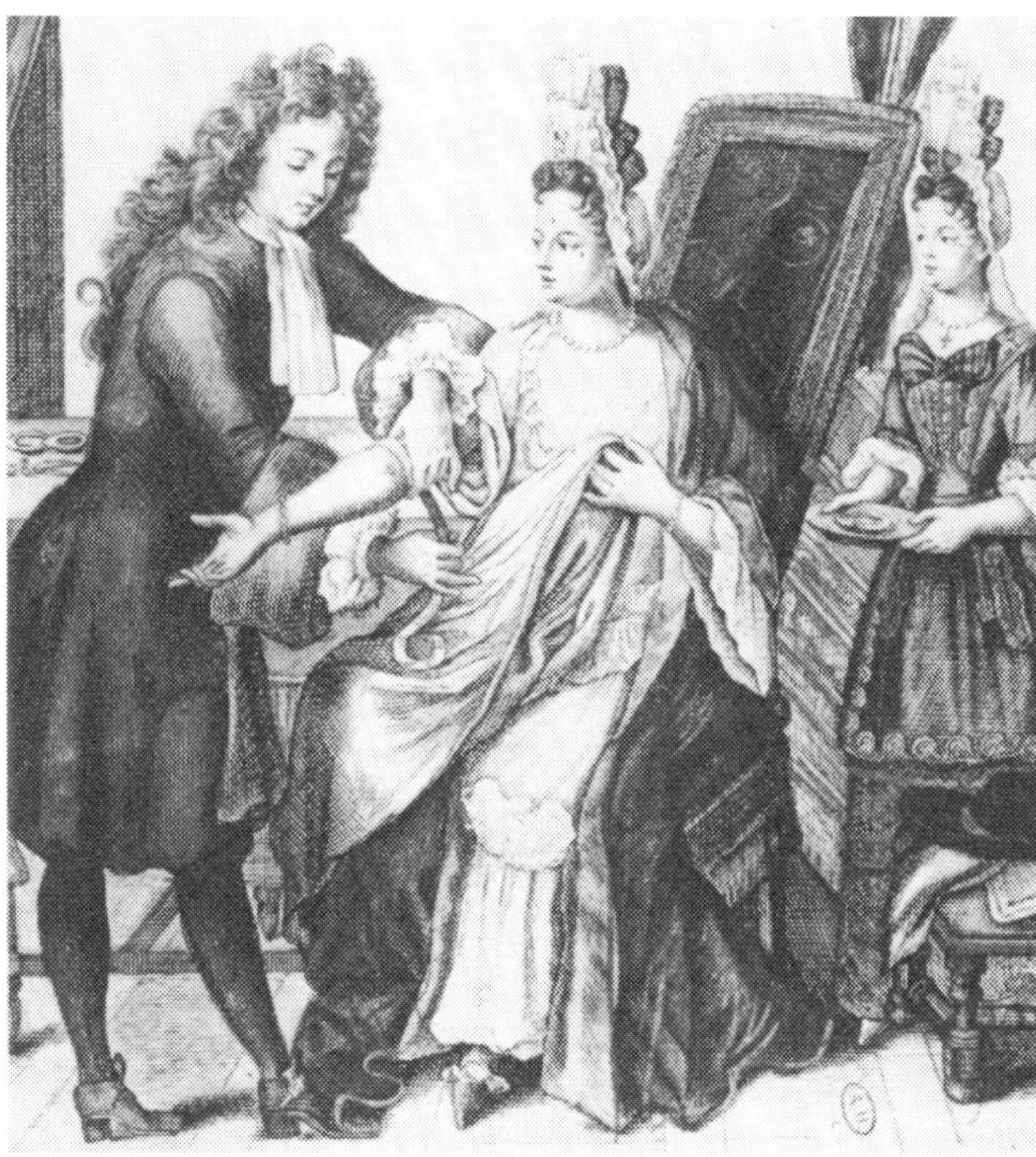

瀉血を施す医師（18世紀フランス）

1 シュトルヒの経歴

十八世紀の身体イメージを証言してくれる私の唯一の証人は、学識ある、しかし視野の狭い、細かい人物である。彼はけっして何一つ忘れることがなく、医者という職で身を立て名を上げていった人物である。彼はたった一度だけ、後援者が足の痛風を患ったときに、ヴォルフェンビュッテルまで出向いたことがある。それ以外は、ほとんどアイゼナッハとゴータ*1から出て行くことはなかった。市医《シュタットフュジクス》*2としてまた後には宮廷内科医《ホーフメディクス》として、彼は一生、この小さな領邦首都での仕事に留まった。彼の生計、名声、特権、職は公爵の庇護の下にあった。

*1　両方とも中部ドイツ、テューリンゲン地方の都市。このころは、エルンスト系ヴェッティン家のザクセン諸公の領地であった。
*2　都市行政に雇われた医者。医官。

しかし彼は、自分の能力、辛抱強い研鑽、自著出版を、非常に頼りにしていた。敬虔なルター派であり、自分の診療の不可測な事柄は「神の導きと配慮」の中にあった。迷信的な治療に作用するあらゆる悪魔的な事柄には断固反対するが、女性患者から聞いて知った、理性には従わない不思議な肉体のエマナチオ〔＝発露〕の存在は確信していた。自分の診療が繁盛するのは勤勉さゆえとしたが、治療が成功するかどうかはけっして予測できないし、必ずしも自分の功績だとは言えないものだと了解していた。迷信を免れてはいないものの、理性的なルター派であった。それは――この本の後章を読んでわかるように――女性患者たちの持つ伝統的な肉体イメージに根づいており、それと同時に、当時の医学理論を知っている人間であることに依っていた。若いときから、彼は周辺的人物であった。邦立大学の医学部や、その地に古くから住んでいる市民層、地方の貴族階層、高級官吏に近づくつてを持っていたが、それはいつも「顧客」としてであった。しかし彼は、粘り強く、ときには激しく、自分の出世を追求した。診療は、彼にとって研究活動でもあり、日誌の資料でもあり、自然科学者の世界への入場券でもあった。

彼にもっと近づいてみよう。死後、兄弟によって公表された経歴が手引きである。[1] シュトルヒは一六八一年にルーラで、「経験にたよって」仕事をし、薬や薬草を商う、この地方の治療者兼仕立屋の息子として生まれた。彼の父は、この仕事を祖父から譲り受けていた。シュトルヒが成長した村は、当時六百戸住んでおり、刃物研磨業のために人口の多い大きい村であり、アイゼナッハから南へ三時間ほどのところに位置した。「ゴータとアイゼナッハを分ける境界線は、村の中央を横切っており、エルプ川と呼ばれる河川によって形成されていた。この境界は、一七〇二年にザクセンのゴータおよびアイゼナッハからの派遣使《コミッサール》によって調整され、木の境界柱で印づけられた[2]」と彼の自伝に載っている。生涯シュトルヒは、この地理的な意味でも社会的な意味でも境界の地域にへばりついていた。後年ときおりゼーゼン、ブラウンシュヴァイク、ドレスデン、フライベルクにまで出かけることがあったが、彼が生計を立てることができたのはアイゼナッハとゴータだけであった。彼の運命はこのザクセン=エルンスト家の存続に依っていた。つまり、アイゼナッハの家系が途絶え、首都がヴァイマルへ移ったとき、シュトルヒは、宮廷に後援者のいるゴータへ移住した。

回顧録の中で、彼は若いころ、土地の植物や鉱物に興味を持っていたと述べている。父の私的な調剤室で使われた、ウサギギク、リンドウ、クワガタ草といった植物は、[3] ルーラ周辺の森の多い近郊地域に茂っていたし、崩れた縦坑や横坑のある廃坑となった鉱山で、鉱物が研究できた。アイゼナッハ側の山番小屋の泉の水は、ヴィトリオールム・マルティス*に富んでいて、これは後に、理論的に「基礎づけられ」て、シュトルヒの処方箋の重要な要素の一つになった。ルーラの山並みの間に、「非常に清澄な水源を持つきわめて美しい牧草地」があった。周辺から湧く水は、したがって、体内を浄化する彼の療法の不可欠の要素だった。

＊ 金属を含む硫酸塩類の一つ、傷口や眼病などにきくものとして、古くから使われた。

両親はシュトルヒを「医学部」にやることに決めた。治療の自由、すなわち職業教育や免許なしで治療することが、しだいに制限されていく時代に、非合法化されつつある父の治療を「非難されずに」続けていくためであった。その世紀〔＝十七世紀〕の中葉以来、医事条例の適用範囲を村落部まで拡大し、治療者を規制しようという圧力が高まっていた。一六九〇年以来、ザクセン＝アイゼナッハ大公領に属していた邦立大学のあるイェーナの方が、一六九四年に創立されたハレ大学よりも、おそらく近かったからであろう。ハレ大学（アカデミア・フレデリチアーナ）の医学部は、ここ数年の間に、もっとも著名な研究所のひとつとして急速に名をあげ、オランダのライデン大学と並んで、外国の学生をも引きつけるほどになっていたのではあるが、シュトルヒは、一六九八年にイェーナ大学に入学した。アイゼナッハのギムナジウムでの教育と、両親のところで賄いを受ける代わりに、彼の家庭教師をした若い神学者のおかげで、シュトルヒはラテン語の基礎をわきまえていた。若きシュトルヒがイェーナで何を聴講したかは、難なく突き止められる。第一正教授ヴォルフガング・ヴェーデル[6]は、解剖学と生理学の教授で、「機械論医学」の支持者であり、その原則にしたがって、学生の経験からかけ離れていたにちがいない体系を教えていた。つまり、身体は管とその中を動く液体から構成されており、その液体は微小の粒子から成り立っている、という論である。学生にとっては、天の星の位置関係と魔的な力が、神経システムを規定する微細な液体を支配し、身体の中で力を及ぼしうるという話の方が、信頼がおけたかもしれない[7]。ヴェーデルは、フリードリッヒ・ホフマン＊の『医学基礎論』も教えていたが、それはまったく経験主義的にかつ懐疑的に診療を行なうことを勧めたものであった。ヴェーデル自身の著作は、医者にとって実際上もっと必要なこと、たとえば薬や病気の分類に関するものだった。ヴェーデルは『婦人病』についても教授した。シュトルヒは一七二一年になっても、ある産婦の致死率を予測しようとして、『婦人病』を口述筆記したノートを使った。というのは、ヴェーデルは「産婦が裸を見られることを望むとき」は、悪い徴候、正に致命的徴候だと教えていたからである。(8)

＊ ホフマン Friedrich Hoffmann（1660-1742） ドイツの医学者、化学者。四八年間にわたりハレ大学で教鞭をとった。

もう一人の正教授であるスレーフォークトは、シュタールの生理学を慎重に支持しており、伝記の伝えるところによると、シュトルヒにシュタールの教えの手ほどきをした。しかし実際には、十七世紀末にイェーナで教えられたような諸理論の間には、さほど大きな違いはなかったであろう。シュタールは自分の説をまだ完全には仕上げていなかったし、若い学生のシュトルヒにとっては、どうせどれをとっても、視野の狭い、不自由で、障害の多いものであった。「私たちは……当時もはや、相次いで出版される論文を使えはしなかった」(9)と、イェーナでシュタールの教説のいくつかを学ぶ難しさについて彼は書いている。二年過ぎたところで、それ以上の勉学を続ける資金がなくなり、大学を去らねばならなくなった。伝記作家ベルナーの伝えるによると、シュトルヒは、イェーナの解剖学の舞台で「解剖術」を「器用に見事に」行なうことを学んでいた。この解剖の能力は、十八世紀の間に、学識ある科学的な医者の身分標識として、しだいに中心的なものになっていった。(10)シュトルヒは解剖学への感動を持ち続けた。おそらくそのおかげで、彼は科学的医学研究に関心を持っていたのだろう。もっともそれは彼の実際の診療活動には関わりないままであったけれども。

イェーナを去った後、シュトルヒは、アイゼナッハで内科医《メディクス》として診療を始めている医者たちの、社会的に優遇され、後援者のついている研究会に入った。そして二年後の一七〇一年の夏、「治療薬の選択と制限」についての学位論文をエルフルトに提出し、リツェンツィアート〔＝学位の一種、博士より下にあたる〕を取得した。博士の学位獲得には、資金が足りなかった[11]。実際の活動と大学の学籍と一種の研修とが補い合い、リツェンツィアートで正規の研究課程が終わるわけではないという限りにおいて、彼の研究経歴は、十七世紀後期に特徴的なものであった。大学教育を受けた内科医が、いかにして教育され、試験され、免状を与えられたかは、他の治療者が知識と資格を得る方法と同じく、まだ不統一であった。十七世紀後期には、領邦の医事条例発布の後でさえ、内科医になる道が混乱していた。そこには、金、知識、保護、診療経験、技術が、要素として並存していた。たしかに大学での研究は――たんなる学籍登録以上のすべてを意味しているが――内科医になるための、とりわけ都市での仕事、まして医療の公職につくための前提であった。しかし、大学は試験機関ではなかった。大学は学位――リツェンツィアートあるいは博士号――を、論文に基づいて授与するが、その論文はしばしば教授によって書かれ、学生は公式の場において、その論文への反論に対して抗弁しなくてはならなかった。学位は金で買うこともできた。試験機関は、部分的には大学の中で、また部分的には、領邦君主の許可を得た医師会《コレギウム・メディクム》[12]*が示すように、大学の伝統に対抗して、できあがった。こうしてようやく、「知識」というものが試験されるようになった。それと並んで十九世紀末に至るまで、あらゆる種類の「治療者」に営業を許可する領邦君主特権による資格の取りかたが、いくつか残っていた。一度だけ、ハレの旧医学生の範囲内で、大学出身者の経歴が大規模に調査されたことがある。ザクセンにおける大量の伝記研究調査によって、人によって教育課程が大きく違っている点が示された。生涯のどこかで、大学に学籍登録したことが証明されなくてはならないし、ある時点でリツェンツィアートか博士号の学位を取得していなくてはならなかった。しかしそれは、薬剤師であれ、治療者であれ、外科医であれ、決して開業より前である必要はなかった。博士号試験は博士という学位を与えるが、資格証明の一種ではなかった。資格はしばしば大学外で取得できた。つまり、内科医になる道は、身分志向の医学部と、市や邦による実践志向の管理・認可との間の、権限が交錯した藪の中を通っていた。一六九五年のゴータの医事条例は、ほぼアイゼナッハにもあてはまるが、医者の認可の要件として、該当者は「自分の技術と腕について、大学かまたは学識ある医者の証明書」を呈示しなくてはならない、と取り決めていた[13]。ここで、学識ある医者になるための道と教育とが、統一されていない点が重要である。というのは、それが意識形成の条件についていくらか説明してくれ、また大学教育を受けた者の一体的な（すなわち身分的な）自意識と、職人的実際的資格との間にある緊張関係についても、いくらか説明してくれるからである。

＊　十八世紀前半、医療行政のために組織された、都市や領邦や大学の内科医の組織。

シュトルヒは一七〇一年の夏に二十一歳になった。大学の免状を持つ若い内科医に、何ができたであろうか。理論的には、もはや試験や認可の必要なく、母校大学の学区内に定住することができた[14]。しかし、居住の自由も、都市における開業の事情によって制限されていた。すなわち、市医がいる場合には、市医が自分の領域を守っており、他の地区では、医者は自分の道を切り開くために、許可証や教授の保護、推薦状、姻戚関係、金といったものが必要だった。こういったものは何もなかったので、シュトルヒは故郷に留まり、父の所で働き、結婚して自分の「所帯」を持った後も、「実入りのよい村に満足」していた[15]。ここで彼は結局有名人であった。そして、田舎での開業は金も地位ももたらさなかったので、この村へは都市や領邦君主の与える特権の網も届かなかった。自伝を読むと、内科医として暮らしていくことが、いかに相互に関連する諸要因に依存していたかがわかる。つまり、一方で、診療は愛顧関係《クリエンテル》に依っているので、生き延びるためには、紹介されねばならなかった。シュトルヒは一七〇二年に、ヴァイマルで領邦君主の許可を得て、診療を始めたが、「患者不足から、長く持ちこたえることができなかった」[16]。他方で、既存の職とその職についている人のネットワークに入り込まなくてはならなかった。つまり、市医、参事官、公爵が認可してくれることが、前提であった。しかしアイゼナッハでは、たとえば公爵の待医が顧客不足でやっていけないというケースも生じていた。つまり理論的には、医者の営業が成功するには、三つの要素が条件となっていたのである。第一に、進取の気性に加えて、リツェンツィアートか博士号の取得、第二に、患者の間での評判、第三に、市当局の認可、つまり特権である。すなわち、大学出の医者の開業は、いまだ大幅に、古参の市民層が規定した営業条件の原則や、絶対主義的な特権付与の原則に従って、行なわれていたのである。

何年かたってようやく、シュトルヒは入口を見つけた。彼の義母は、一人娘がアイゼナッハに戻って、自分を「助け、相手になって」くれることを望んでいたが、その義母の聴罪司祭のおかげで、彼に道が開けた。宮廷主任説教師が、彼のために尽力してくれ、シュトルヒは、一七〇八年に「アイゼナッハでの市の内科医の権利を与える」という領主の指令を手に入れた。その指令はたんに、アイゼナッハで開業する資格を内容としているだけで、何の公職も保証していなかった。シュトルヒが一七〇八年一月のうちに急いで引っ越してきたアイゼナッハは、一六七二年以来、ザクセン＝アイゼナッハの独立公国の首都であり、宮廷がそこにあるということと、有利な地理上の位置から、経済的に上昇しつつある活動的な都市であった。南のルーラからやってきて、シュトルヒはこの町の様子を見渡したにちがいない。一七七七年に、ある年代記編者がこの町を以下のように描写している。「アイゼナッハの町は、快適な谷に……位置しており、その谷のもっとも美しい部分は、東から西へ長く伸びていた。しかし、北側には肥沃な平野と牧草地と耕地が広がり、そこにはさまざまな川が貫流していた。町そのものは乾いた土地の上にあり、緩やかな丘陵に繋がっていたが、その丘陵は北から南西方向に向かって、わずかに高くなっていて、そこに住む裕福な住民は、美しい眺望を満喫できた[17]。」

シュトルヒにとって条件は有利だったはずだ。彼の時代はちょうど、アイゼナッハは領邦国家の首都として栄え、アイゼナッハが一つの要となっている、市場の長距離通商システムが発展した時代だったからである。宮廷が移動してきたので、都市の経済は活発になり、金・商品・注文の回転が速くなった。しかし、宮廷があるせいで、この都市の古い上流階級は、立法上、行政上の権力をしだいに喪失していった。この時期に市の参事官と市の諸機関の力は減少し、領邦政府の命令のたんなる受け取り手になっていた[18]。同職組合《ツンフト》や同業組合《イヌング》の力は打ち破られ、領主が仕事場を許可する特権を持っていたために空洞化していった。最初の工場は、市の門の外に作られたのである。アイゼナッハは、ザクセン＝テューリンゲン地方に何十もあるような、ほんの小さな絶対君主国の小都市的首都であった。アイゼナッハは、十七世紀初期には、しだいに人口密度の高くなった都市であり、住民数も戸数も恒常的に増加していた。三十年戦争による人口損失は、一七〇〇年には七千人の人口に達したことで回復し、一七四〇年頃には九千人の人口を数えるに至っていた[19]。宮廷の建築工事は手工業者を引き付け、免税措置や、領主の森からの無料あるいは廉価の木材の供給のおかげで、市民の住宅建設が支えられた。街並みは統一的に計画され、城は改築され、孤児院と刑務所が設置され、狩猟小屋が建てられた。最後に、首都をきれいにしようと、いくつかの道路と二つある市場の一つが舗装された。

当時の小都市はたいていそうだったが、アイゼナッハも広い耕作地と牧草地を持つ農業市民の都市であった。そして、ライプツィヒとフランクフルト＝アム＝マインという二つの市場都市を繋ぐ、しだいに交通量が増加する通商路に面していた。シュトルヒが引っ越してきた時代には、宿屋は九つあった。それに加えて、この都市はトゥルン＝ウント＝タクシス家世襲の〔神聖ローマ〕帝国郵便網の中に組み入れられていて、町の中央に帝国郵便局があり、「帝国内だけでなく、帝国外にも手紙を出す事ができた[20]」。二つある週市場は水曜日と土曜日に開かれた。手工業者はすべてそこで屋台を組み立てなくてはならないという、市場の取り決めがあった。市場は、小売商や、雑貨商、穀物を持ち込む農民にも役立った。年に四回、使用税を払えば他国の商人も参加できる、超地域的な歳の市が開かれた。住民の「生計」と、どのくらい経済的に上昇できるかは、財産と特権に依っていた。すなわち町の回りの耕地や、果樹園・野菜畑の収益、町の前方にある二つの放牧地における市営牧羊業への関与、もっとも重要な手工業である羊毛加工業のための、当地のあるいは輸入された原料を所有しているかどうかに依っていた。手工業では、繊維業にもっとも人が多く、都市の親方連も問屋制によって、都市の下層階級や田舎に紡績の仕事を個々に与えていた。醸造業、醸造権はかつて、いわゆる「醸造所」を独占する有産階級、すなわち都市の古くからの上流階級の、もっとも重要な生業であった。都市の商業は、都市貴族に留保されている遠距離・大量通商と、数多くの小規模な雑貨商や食料雑貨商や行商人の行なう商売とに分かれていた。しかし、後者は非合法な物品の搬入によって、都市の手工業に損害を負わせていた。[21] この町の商人と手工業者が、移動商人――ユダヤ人、イタリア人、「香油商人」、「背負い籠の行商人」たちであり、彼らは町に滞在するのに通行料を払わなければならなかった――の非合法な競争を訴えている。しかしこのことは、市民の購買力と、市場街道の要衝として訪れる人が多いアイゼナッハの活況振りを実証しているのである。二次文献から読み取れる限りでは、この都市は、治療活動を行なうのに将来性があった。千七百人の「納税」市民とその妻子、宮廷とその官吏、近習、侍女、従僕、その他の家人、召し使い、「軍隊」、そして移動商人――こういった人々が、内科医に市場を提供したからである。

宮廷と領邦政府が引っ越してきたことは、社会的にみれば、都市の階層変化をもたらした。納税市民を三つに分ける古い分割法では、古い門閥の生き残りである「醸造業関係者」と富裕な商人と同職組合《ツンフト》の親方の三グループが上流階級をしめ、彼らが市の参事官に任ぜられていた。この秩序が転倒した。一七〇四年に更新された警察条例の奢侈規制によると、市民層は四つに分類され、その市民の下に、無産の、自立できぬ被保護民がいた。この条例によると、第一階級には「領邦君主の顧問官」や「貴族」や「大教区監督」とともに、「博士」や「リッツェンツィアート取得者」も入っていた。[22] 首都の社会構造は、宮廷によって定められたのである。市の公職者や市参事官や市民の地位が低くなったのは、宮廷と領邦政府の回りに、政治的・社会的権力が集権化されていったことを反映していた。同じことは、市医職のような、かつてはたいてい自治体の権限の中に組み込まれていた公職にもいえた。先に述べたように、シュトルヒが内科医として開業するのには、君主の指令が必要であった。十六世紀以来いくつかの商業中心地や帝国都市では、合法的な治療者の認可を統制するために、都市に定住する医者の一種の集団機関が形成されていたが、これとはまったく違って、十八世紀前期の小首都では、宮廷が認可の統制機関だった。周囲にあるアンハルト＝ベルンブルクの大公領と他のザクセンの小首都についての研究を読めば、「保健制度」の形成が、いかにその地の支配者に依存していたかがわかる。支配者は、しばしば自分の侍医の内科医に開業許可を指示し、市医や邦医を――もしそういう制度がある場合には――任命し、[23] 医事委員会の人員配置を決定した。「領邦君主が、時代に合った医事立法の有効性に関与することがどんなに重要か、住民にとって医事立法がどんなに有用であるか」[24] は、絶対主義支配の小都市では、どんなに強調してもしすぎることはなかった。比較的大きな都市では、この分野で、領邦君主と都市との間に長い争いがあったかもしれない。大学都市では、その上に、許可や検査の権利を持つ医学部の特権が重要であった。しかしアイゼナッハでは、そのような対抗勢力がなかった。つまり、定住の医者の団体機関もなく、医学部もなく、弱体化した市参事会があるだけであった。イェーナ大学はアイゼナッハでは何の権能もなかったが、その理由は、イェーナは傍系の首都であり、一六九〇年までは独立した侯国だったからかもしれない。薬局は君主から特権を付与されていた。ザクセン＝ヴァイマルとゴータの医事条例に依拠して発令されたアイゼナッハの医事条例は、[25] 都市の医療官としての侍医の法的立場を強調していた。[26] すなわちアイゼナッハでは、そこに入り込めば自分の方向づけができるような、職業身分グループはなかったのである。他方で、影響力と愛顧関係を勝ち取ろうとする内科医たちの対立が激しかった。シュトルヒが住みついた一七一〇年ころ、アイゼナッハの医者の階層制の頂点には、六人の内科医がいたことだろう。これらの侍医、宮廷医、市医の下に、リツェンツィアートか博士号を取得し、特別のポストや後援者を持たず、自力で開業している医者がいた。そしてその下に、外科医、床屋〔兼外科医〕、風呂屋〔兼外科医〕、産婆、その他の救助者、移動外科医、「実践治療家《エムピリカー》」、眼医者、結石とり、香料商人などが続いた。十八世紀前半にアイゼナッハで働く大学出の内科医の意識は、シュトルヒの自伝を史料にすれば、身分的に一体でもなく、「保健政策」志向でもなかったようである。シュトルヒの自伝は、あらゆる保健「政策」的問題に沈黙しており、彼が市医職を得た一七二〇年以後の時期についても沈黙している。その反対に、彼の回顧録は、言葉数多く、同僚のことや宮廷での争い、自分の影響力をめぐる不安や、競争相手の内科医の「嫉妬」や「わがまま」によって自分の影響力が低下してしまうことへの不安について語っている。大きな脅威は、下から、つまり「もぐりの医者」や他の大学出でない治療者からではなく、自分の属するグループのメンバーから生じた。そして、このメンバーの繁栄は、ことごとく宮廷国家の不可測な事柄に依っていたようにみえる。この意味からすると、シュトルヒの自伝は職業的な自己意識の回顧録とはいえないが、——たとえ彼が宮廷以外で診療をしたとしても——君主に仕える男の回顧録である。位階、年齢、定住年数、経験は、元来非「職業上の」要素として、重要だったかもしれない。しかし、それらの要素は、宮廷での引き立てが優先することによって、その重要性が大幅に制限されていた。彼は、大公の足の痛風と大公夫人の病の治療に成功して、君主の愛顧を獲得したのである。「私は一七三一年に、大公夫人殿下を……人がもうだめだとみなした発作のときに、治療しなくてはならなかった。その治療は、神の祝福によって成功し、殿下は二、三週間のうちに食卓につくことができるようになった」と彼は書いているが、そこですぐに同僚の「嫉妬」に触れている[27]。

シュトルヒの人生においては、繰り返し、宮廷でとりなしてくれる「親切な後援者」が決定的な役割を演じた。他方、初期の数年間、とくに市医職について固定した副収入の確保できた一七二〇年より以前には、彼の収入の基礎であった診療が成功するかどうかは、貴族でない患者の手に委ねられていた。「非難」と「中傷」をうまく回避し、満足した患者によって彼の治療技術を、宣伝してもらうことが肝要であった。診療を成功させるのは、医者ではなく患者であった。シュトルヒは不器用ではなかった。「実際の幸運は、大いに、最初の患者と治療に依っていた。[28]」ごく最初のころ、ひどい水腫の出た四十歳の女中が、彼の治療を受けた。彼女は治り、かなりの年月生きたので、彼の腕のよさは口から口へと伝わった。彼の記録によると、初期の数年間は、患者の大多数が手工業市民や都市下層の比較的貧しい人々であったが、徐々に、宮廷の女たちや、特に宮廷職員にまで患者に持つことができた。彼は早くからシュタールの方法で診療を行なっており、この方法を、出世の挺子《てこ》としてうまく使っていた。というのはこの方法ゆえに、彼は実践治療家とも、機械論者の内科医とも違っていたからである。診療が成功した要素として彼自身が挙げるのは、「神の配慮」と「女性の治療」にかけての彼の腕である。後の点については、彼の妻が生きた証拠となった。というのは、彼が冷静に観察している通り、「こういう女性と一緒になったのは、私にとって神の摂理であった。私は内科医として、他の何百の患者からよりも、妻から多くを学ぶことができた。彼女は六十一歳になるまで、十五回この病気（熱を伴う側胸痛――ドゥーデン注）にかかり、八回産褥熱をのり越え、二回おこりと黄疸にかかり、痔を患い、結石痛に十年苦しんだ。その他の遺伝性のヒステリー発作は別にしても[29]」。何回か流行した熱性伝染病と、町中の「赤痢」のときに発揮した彼の腕が、顧客層を強固にした。彼の一歳半の息子が死んだとき、「当時、十四日間患者がなく、私の診療活動は行き詰まったのかもしれないと、少なからず憂慮した[30]」。

シュトルヒは診療によって出世していった。反撃はあった。というのは、彼は初め、個人で調剤していた、すなわち自分で薬を出していたが、それは薬局の特権を犯していたのである。これは法的には権力問題であった。というのは「純粋な」医者と、医療をしない薬剤師の間の境界線は、十八世紀初期には流動的だったからである。アイゼナッハにおける薬局の独占は、領邦国家の財政政策の問題であって、「保健」の問題ではなかった。シュトルヒは何年かたって、軍の内科医の地位を得た。この職は最初は報酬なしであったが、後に年俸四八ライヒスターラー〔十六—十八世紀に使われた銀貨〕を彼にもたらすことになった。最初のうち彼は無視された——この不公正な取り扱いを彼は激しく非難した——が、一七二〇年のころ（正式の地位をもたぬ）宮廷内科医としての俸給を得た。一七二〇年には、市医職も得て、総額二〇〇ライヒスターラーの俸給を得ることになった——もし支払われたならばであるが。彼は市の中心部に引っ越し、家を一軒買って、手頃な値段で「もっともりっぱな」家の一つにすることができた[31]。しかし、彼の社会的地位はつねに微妙であった。彼がたえず抱いていた恐れは、同僚の「嫉妬」が自分の名声を失墜させるかもしれないということであった。彼が出版を始めると、人は彼を、熱性伝染病の経過を記したことで市に損害を与えたと非難した。訴訟騒ぎや町から出ていくぞと脅迫した末、彼が定住するよう、ついにシュトルヒに「侍医にするという領主の指令」と、約束された俸給が与えられた。この称号を得たからには、日に二回宮廷に表敬訪問をせねばならぬという義務を負い、しばしば二、三時間以上の遠出はできないという障害も付随した。「実際の」侍医と、その代理と、その他の控えている宮廷内科医との間の争いは、絶えなかったようである。ある内科医が、ヴァイマルから緊急に呼ばれて、シュトルヒより効果的な治療を行なったが、彼の存在はシュトルヒを「最大の恐怖」に陥れた。この恐怖は、一七三五年ついに、「起草され清書され捺印された」指令によって、シュトルヒが俸給付きの「顧問官にして侍医」に昇進するまで、続いた。彼の回顧録は、「フィガロの結婚」的状況を、歪みなく映し出している。公爵が一七四一年に急逝し、シュトルヒがそのために「宮廷での厄介な仕事と表敬訪問から解放された」とき、彼は後援者の仲介によってザクセン＝

ゴータ公爵の侍医の仕事を、三六五ライヒスターラーの固定給で手に入れた。三十年以上にわたるアイゼナッハでの診療は、市医職と同じく、六十歳の彼にとって、宮廷での収入と勤務に比べれば、明らかに重要ではなかった。その上、シュトルヒはゴータで、市医かつ邦医になり、そこの医師《コレギウム・メディクム》会のメンバーになった。その数年前にレオポルディーナ〔＝ハレにある自然科学者のアカデミー〕に迎え入れられ、ついに「宮廷顧問官《ホーフラート》」の肩書きを得た。彼の子供たちの様子を見れば、出世に成功したことがわかる。息子の一人は博士号を得た医者になり——つまりシュトルヒは医学部での勉学と博士号取得に金を出せたということである——ザクセン＝マイニンゲン公爵の侍医になった。娘の一人はシュヴァルツブルク＝ドルフシュタットの宮廷に仕える、博士号を持った医者と結婚した。他の娘たちは、それぞれ、官房長官、厩舎長官、顧問官、建築長官の妻になった。つまり、次世代は一人残らず君主に仕え、市の職や市民的生業、つまり手工業または商業活動には従事しなかったのである。「乗馬術を習得した」と伝えられる、末の息子の「ヨハン・ゴットフリート」[32]が身分的に言って何を表わしているのかは、もっと詳しい研究に委ねられよう。

2　市医の記録

痛みは体の中に潜んでいる。それは、症状の訴えが記録されないならば、歴史家に何の痕跡も残さない。すでに数年前プテールは、文書館は歴史家に対して、体に関しては沈黙していると言った[33]。医者や行政官、牧師による証言は、もっともらしい客観性をまとっている。ポーターは、農民や手工業者や学者が、自分の病気や健康願望をどう理解していたかを探るという点において、私たちはまったく無知であると主張した。[34] ポーターは史料の種類を吟味した。視線を医者（たいてい知識人である）から病人に向けようとするとすぐに、史料を発見すること自体が困難になる。ポーターは、自伝や手紙や『道徳週報』の記事を使った。[35] ルークスとリシャールは諺を調査した。[36] ポーターの研究で目をひく点は、いかに言葉豊かに症状が記されていたかということである。たとえば、ピープス*1が、自分の体の中にあると思っているダンツィヒのピクルス*2を発汗療法で追い出そうとする場合も、それから百二十年後に、イズリントンのある牧師の娘ヘイラム嬢が、月曜の朝の雷が原因で起こった腸捻転で死んだ場合も、言葉使いは豊かであった。患者の言葉と医者の抱く概念は、まだ浸透しあっていた。新しい身体が社会的に発生するのと並行して、医学用語の専門化が進展し、二つの異質な話し方や知覚方法がもたらされ、病人は沈黙することになったのである。私たちは、現在ではもう伝統となってしまったこの継続の中で育っているので、客観的な診断と主観的な判断の間の隔たりを前提にして考え、医者のどんな発言も、医学の定義の網の目から出てくる「専門的見解」と考えがちである。しかし、十九世紀以前には、診断上の語彙と病人の感覚との間の境界線は、もしそれが存在したとしても、不明瞭で相互浸透的であった。さてここでは、シュトルヒの世代におけるこの境界線を、より詳しく記してみよう。

＊1　ピープス　Samuel Pepys（1633-1703）　イギリスの海軍官吏。風俗や日常生活を克明に記した日記で有名。
＊2　ダンツィヒはピクルスで有名であった。

シュトルヒの患者の記録は、十七世紀の症例集『医学的観察』と、はっきりと区別できる。後者は、シュトルヒが論争的にコメントしているように、「あらかじめ考えられた説から出ていて、病床よりも研究室で孵化したものである」。[37] この評価は当たっている。ラテン語の『医学的観察』の本の中では、処方や理論の方に多くの関心が示されていた。多くの執筆者にとっては、自然の中の特異な例を集めることこそ、重要であった。[38] 病気の経過に対して、この症例集の著者はまったく興味を持たないか、あるいはほとんど持たなかった。ラテン語は厳格であり、個々の症例はあらかじめ考えられた理論の証明であった。

さらに、シュトルヒの日誌は、十六世紀後半以降、歳の市で売られているドイツ語の書物——たとえば、薬草の本や庶民用の薬の本、ペスト予防の本、尿による診断の手引書、助産術の本、暦、アルベルトゥス・マグヌスの『婦人の秘密』*——といった類の本ではない。(39)

＊　アルベルトゥス・マグヌスは十三世紀のスコラ哲学者。この本は彼の著作ではないらしいが、庶民によく読まれた。

第三に、シュトルヒの本を、十八世紀後半にドイツ語で書かれた医者の症例集や手引書と同じ分類にいれるのは、おそらく間違っているだろう。後者の本はスタイルが異なり、民衆は啓蒙され、いかに自分が「扱われ」、「治療され」、感じるべきかを、愛想よく教えられたのである。

しかし、シュトルヒの本は孤立しているのではない。十七、十八世紀の転換期頃に、新種の医学史料が成立したのである。それは、臨床医学以前の治療から出た、ドイツ語で書かれた詳しい患者の記録である。その著者たちは解剖学上ないし生理学上、直接関連する発見をしたわけでなく、またその症例は、歴史家には今までとるに足らないと思われた詳細な描写に満ちているので、この種の本は現在まで研究に使われていない。(40)ドイツ語の文献として、臨床医学以前のこの種の患者記録はユニークであり、シュトルヒはその中で第一人者であると思われる。(41)彼はそもそも、教えを受けた医学の知識をドイツ語で記した最初の世代に属する。高齢になるまで、彼は絶えず、多くの同僚たちのラテン語の新刊書から引用した。たしかに、シュタール学派のものをドイツ語に翻訳したが、ときどき自ら学のあることを示したいときには、ラテン語を用いた。そして、出版するつもりのときには、しばしばラテン語を用いなくてはならなかった。彼の日誌はラテン語の引用と専門用語が混じっており、しばしば彼はドイツ語の単語をラテン語の同意語で規定し、ラテン語の婉曲語法を用いた。医学教育を受けた者は、教育や出版、試験、学会では、当然まだラテン語を使っていたが、その中で彼は、自分の『医学年誌』に最初の症例、すなわち病気の経過の報告を、ドイツ語で紹介した。硬直した古典外国語から、口語体で記された患者の訴えへと移行するのと同時に、病気も、一つの状態から一つの経過へと変化した。

シュトルヒは、学者として学者のために書いたのではなく、実際に診療している医者として「新米の若い開業医」のために書いた。彼は、「特別の学識を備えた作品」を「世界に示す」のではなく、「後輩の同僚が日々利用できるように、飾り気のないコメントを入れた」記録を出版するつもりだった。[42]この目的のため、彼の使った言葉はドイツ語であった。患者の記録を書くのに、ラテン語では無理だからでも不細工すぎるからでもなかった。十七世紀の新ヒポクラテス的伝統*における症例集からわかるように、古典語はそれ自体で障害にならない。しかし古典語は外国語であるから、医者が洗練された手段として観察所見を病歴のひな型に沿って書くために使ったとしても、患者の言葉を簡単に再現することはできなかった。シュトルヒは患者から聞いたことを書き取り、一千年来の古い思考パターンを吹き飛ばした。彼は患者を彼らの言葉でとらえようとした。「病気とその状態を記述する特定の表現や、ラテン語では母語のドイツ語ほどわかりやすく表現できない特定の強調した『諺的言い回し』がある」ため、著者シュトルヒはラテン語の伝統を破らざるをえなかったと、ヴュルテンベルクの侍医で、シュトルヒに目をかけているレンティリウスは、シュトルヒの『医学年誌』第三号の序言の中で書いている。付け加えて、「実際に、患者がいかに訴えているか、つまり患者は感じたことをいかに表すかを、ラテン語では語れないからだ」と書いている。[43]

* 十七世紀は、科学革命が医学にも影響を及ぼし始めた時期であるが、他方、イギリスのヒポクラテスといわれるシドナム（Thomas Sydenham）のように、病歴を性格に記載し、疾病を分類し、理論に走らず臨床観察による経験主義によって、自然治癒を重要視した臨床医家たちがいた。

ここで先輩レンティリウスは、シュトルヒの功績を語ったが、同時に新たな危険も語った。「ドイツ語の医学書を自分たちの想像力によって利用[44]」する、「利己的な薬剤師や、知ったかぶりの床屋や風呂屋、特に退職した軍医、……迷信深い産婆、けちな食料雑貨商や菓子屋、没落した小間物屋、浪費家で没落した商人」が、今やこの医者の本を読み、インチキ療法をすることができるからである。にもかかわらず、シュトルヒは、今までとは違う耳をもって患者の言うことを聞いた[45]。というのは、ラテン語は、社会的隔たりを示し、患者をしかるべき距離に保っただけではなく、医者によって記述された身体を、病状の言葉から分けていたからである[46]。ラテン語で病歴を書けば、体内から発する混乱した感覚を、詳しく記す必要がなくなってしまう。感じ取られた真実を表現するのにラテン語が使えないことは、シュタール学派の他の書物においても示されている。特に、伝統的学問用語を使った学術論文で、それははっきりする。アルベルティ[*1]は、一七二二年の『痔疾論』の中で、言葉を突然変えている。「患者ノ表現ハ以下ノ如シ。ずきずきする、びりっと痛い、ぎゅっと痛い、じんじんする、つる、ぐさっと痛い、ばらばらに引き裂かれそうに痛い、小刀や針みたいだ……[*2]。」そして、他の箇所でも、たとえば「特殊内痔核の段階」を詳しく論じているところで、いわば途方にくれて、ラテン語から滑り落ちている。「ケイレン性収縮ハ絞リ出ス如シ。まるで、体内の何物かが両手で引っ張りあいをして、息を止めさせているようである[47][*3]」。痛みは外国語では言葉になりえないのである。

＊1　アルベルティ　Michael Alberti（1682-1757）　ハレ大学の医学者。シュタール学派として有名で、多くの論文を書いた。
＊2　漢字・カタカナの部分はラテン語で、痛さを表した漢字・ひらがなの部分はドイツ語で書かれている。
＊3　漢字・カタカナの部分はラテン語、漢字・ひらがなの部分はドイツ語である。

私の知っている限りで、シュタール学派の中で患者が苦痛を説明している点は、医学の中で特異な位置をしめている。この種の話を記述したのはシュトルヒのライフワークである。「役にたつ観察は、とりわけ、正直で勤勉な内科医によって、いささかの『つくりごと』も交えずに、記述される『必要』がある。これを期待できるならば……他の患者の害になるようなごまかしや誘惑が、その記録から発生することを恐れるには及ばない。しかし、観察者は、自分も他人も錯覚しないように、最上の確実な方法として、『日誌』をつけ、毎時間とは言わないが少なくとも毎日、患者について目に止まった状況を書き記すことに専念すべきである。……いろいろな出来事について『省察』するつもりならば……すべてが新鮮な記憶の中にあるうちに実行するよう、忠告する。」(48)

シュトルヒはこの金言を守った。彼の著作の大半(49)が依拠したのは、アイゼナッハでの診療から自ら記録し省察した観察、つまり、「毎日、私が診療の中で出会ったものを忠実に勤勉に、中断せずに書き続けた『日誌』(50)である。私がおもな史料とした『婦人病』は、彼が六十歳を越えたときに出版したものだ。それは、『小児病』と、自分の水腫の詳細な記述という形をとった彼の遺言とともに、いわば彼の経験の集大成であった。それは、四十年以上の診療をふり返った、今や学識豊かで年取った医者の野心的な著作であった。たとえば、彼の初期の著作である『医学年誌』の筆の進め方は、慎重で、謙虚で、心配そうで、はずかしげで、不安気で、「医学の戦場に登場した(51)」かの如きものであった。こういった著作では、彼はおそらく自分の症例の考察の方に、つまり「問題提起する」ことの方に関心があったようだ。シュトルヒは、「言を弄したり、金儲けに奔走したりせず、また時間を浪費する会話をすべて避け、一刻も無駄に過ごさず、診療以外のあらゆる時間をこの積極的な研究にあてる(52)」という決意に従って生活し、学界から認められ、自然科学者のアカデミーであるレオポルディーナに迎え入れられた。その後、彼は『婦人病』を書いた。そこでは、自信と心の平安と博識をもって、自分の扱った症例を公表すべく、じっくりと検証したのである。

この史料は、分厚い〔全八巻の作品のうちの〕七巻分で、女性の「体の状態」に従って、処女、妊婦、流産した女性、産婦などと章分けされている。各巻は、彼が、市医の職を得た一七二一年から、アイゼナッハの活動を終えた一七四〇年までの期間をほぼ覆っている。約一六五〇人の異なった女性を扱った、一八一六の個別症例である。(53) それぞれの話は、その女性の簡単な特徴から書き始められ、最初の診療、訴えられた症状、投薬内容などが書かれている。例を挙げてみよう。

一七三二年五月二十日に、妊娠八ヶ月目の若い手工業者の妻が、熱とのぼせ、四肢に裂けるような痛みがあると訴えた。鎮痙剤〔＝けいれんを鎮める薬剤〕六服を処方した。その後、のぼせや痛みが退いた。

症例の書き方の構造は画一的であり、女性の症状訴えと薬による応答という厳格な形式に沿って書かれている。しかし同時に、それぞれの話は非常に異なっている。各巻に共通な点は、女性が症例としてとらえられており、それぞれの話は、内容も分量もさまざまで異なっていることである。ある女性が、一七二一年に初めて彼のところにやってきて、長年にわたり幾度も診察を受けた場合は、一七二一年の彼女の症例に続けて書き込んである。つまり、各巻とも、女性一人一人の個人的年代記と、診療の年代記の混合物であり、垂直的かつ通時的序列になっている。このような構造で、相互参照の見通しが立ちにくいために、(54) この史料を水平的な状況に置き直す試み、つまり、何人の女性が、ある特定の期間（一ヶ月とか一年間）にシュトルヒのところに来たのかを調べようとする試みは、非生産的である。(55) 彼の「婦人診療」の数字は、この『婦人病』の本からは、概略しかわからない。綿密な社会史的調査を行なうには、その他にも、収入や薬剤の料金規定や進物などの確固とした数字が欠けている。(56) シュトルヒの意図は、自分の診療を伝えるのではなく、彼の前に現れたアイゼナッハの病気の女性たちの話を伝えることであった。これは近代的意味における「病歴」ではなくて、教育を受けたある医者が、一七五〇年頃、知るに値する症例として書き残したものである。関連する点がある場合、彼は文献から他の医者の観察を取って書き添え、治療の長所と短所を論じた。つまり、この史料は、互いに関連する三つの部分を含んでいる。すなわち、彼の扱った症例と彼の考察、文献から拾った症例、そして最後に狭い意味での「医学的」・生理学的な彼の議論である。この最後の議論の部分で、彼は、機械論者、つまり「革新派」と対決している。

シュトルヒが文献から引いた他の医者の観察の部分を読むと、シュトルヒの多読ぶりと収拾癖がよくわかる。もちろん、彼はシュタールやその有名な支持者たち、例えば、ハレのアルベルティやユンカー[*1]、ストラスブールのネンター[*2]などの主要著作を知っており、それを引用している。また、彼らのところで行なわれた、医学上の問題についての学位授与の論題《ディスプタチオ》（＝これは論文として出版された）の多くも知っている。例えば、アルベルティのところで記された「病気を引き起こし、死に至る切開について」（ハレ、一七四六年出版）は、第八巻、四五頁に、「死に至る体型上の早熟の歪みについて」（ハレ、一七三五年出版）は、第六巻、二一〇頁にあげられている。もちろん、彼はシュタールのライヴァルであるフリードリッヒ・ホフマンを、あるところでは肯定的に、あるところでは批判的に引用し、論じている。さらに、彼は、部分的には言葉をそのまま引用しながら、当時の医学雑誌に依拠して話を進めた。たとえば、『ブレスラウ選集』――これは、一七一八年から一七三六年にかけて発行されたドイツ語の患者の記録集で、当時の多くの開業医が寄稿していた――、また『ビュヒナー選集』やニュルンベルクの学会紙でシュタール派が発行している『文献交流』である。シュトルヒは自然科学者のアカデミーの出版物である『日録』と『小論集』を利用して、彼の時代だけのものではなく、十七世紀のものまで読み込んだ。主要な法医学文献、例えば、アルベルティ、カルプツォフ[*3]、タイヒマイヤー[*4]の文献が、外科医の主要著作の、例えばハイスター[*5]の『解剖学的観察』と同様に、抜粋の形で現れている。シュトルヒは十七世紀の著名な医学者たちの「問診医学」、「診療医学」、「診療実践」、「観察集」などから症例を引用し、エットミュラー[*6]、バルトリン[*7]、ボンテケー[*8]、シュタルパルト[*9]、ロルフィンク[*10]、ゼンネルト[*11]、ヴェーデル[*12]などに依拠し、フェルネル[*13]、フォレストゥス、[14] プラター、[15] シェンク=フォン=グラーフェンベルク、[16] ヒルダヌス[17]といった十六世紀の古典的論文集を利用している。ちなみに、助産術に関するフランスの文献を、その代表者であるモーリソー[18]や、ド=ラ=モット[19]、ルイーズ・ブルジョワ[20]の著作で読んでおり、そこから抜粋している。ハーヴィーやボイル[21]といったイギリスの自然科学者のから引用は、シュトルヒの本にはみつからず、イタリア人の解剖学者からも引用はされていなかった。

＊1　ユンカー　Johann Juncker（1679-1758）　ハレ大学の医学教授。多くの論文を書き、シュタール理論の普及に貢献した。

＊2　ネンター　G. Nenter　ストラスブールの医学者。フランス名ナンテール。

＊3　カルプツォフ　Johann Benedikt Carpzow　ドイツの医学者。

＊4　タイヒマイヤー　Hermann Friedrich Teichmeyer　十七―十八世紀のドイツの医学者。

＊5　ハイスター　Lorenz Heister（1683-1758）　ドイツの医学者。解剖学と外科学の研究で有名。

＊6　エットミュラー　Michael Ettmüller（1644-83）　ドイツ、ライプツィヒの医学者。医化学派。

＊7　バルトリン　Thomas Bartholin（1616-80）　デンマークの解剖学者。リンパ管系の発見に貢献した。

＊8　ボンテケー　Cornelius van Bontekoe（1647-85）　オランダの医学者。

＊9　シュタルパルト　Cornelius Stalpa(a)rt van der Wiel（1620-87）　オランダの解剖学者。オランダ名スタルパールト。

＊10　ロルフィンク　Werner Rolfink（1599-1673）　ドイツの解剖学者、化学者。イェーナ大学に化学実験室や死体解剖室を設立した。

＊11　ゼンネルト　Daniel Sennert（1572-1637）　ドイツの医学者。穏健なパラケルスス主義者。

＊12　ヴェーデル　Wolfgang Wedel（1645-1721）　ドイツの医化学派の生理学者。ホフマンやシュタールの師でもあった。

＊13　フェルネル　Jean Fernel（1497-1558）　十六世紀フランスの医学の巨匠。パリ大学の医学者でフランス王の侍医。ギリシア以来の伝統を精錬し、近代医学の胎動を準備した。生理学、病理学、治療法の分野で著作がある。

＊14　フォレストゥス　Forestus　詳細不明。

＊15　プラター　Felix Plat(t)er（1536-1614）　スイス、バーゼルの解剖学者。胸腺死やクレチン病の最初の正確な記載者として知られる。

＊16　シェンク=フォン=グラーフェンベルク　Johann Schenk von Grafenberg（1530-98）　ドイツの解剖学者。解剖例を編纂した大著を著した。

＊17　ヒルダヌス　Hildanus　本名　Wilhelm Fabricius（1560-1634）　十七世紀初頭にもっとも有名だったドイツの外科医。さまざまな手術の技術を改善した。

＊18　モーリソー　François Mauriceau（1637-1709）　フランスの産科医、外科医。産科学の最初の科学的教科書をつくったとされ

る。

＊19　ド＝ラ＝モット　Guillaume de la Motte（1655-1737）　フランスの外科出身の産科医。
＊20　ブルジョワ　Louise Bourgeois（1563-1636）　フランスの助産婦。十七世紀には産科学が進歩し、パリでは産院の設置や組織的な助産婦の訓練が行なわれたが、彼女はそこで働き、助産に関する書物を編纂した。
＊21　ボイル　Robert Boyle（1627-91）　イギリスの化学者、物理学者。化学実験の基本的方法を確立し、近代的化学の発達に貢献した。

シュトルヒは収集狂であった。彼の集め方は、教条主義的なシュタール派の選択基準によるのでも、ある理論の裏付けのための基準によるのでもなく、病気のグループ、つまり狭い意味での「症状」という観点によるものでもなかった。彼は、アイゼナッハで自分が扱った症例に類似した、入手できる限りの個々の「話」のコレクションを作ったのである。個々の話の間の類似性は、身体の持つ無限の可能性に根ざしていた。開業医のシュトルヒにとって、身体の本質は、身体が語りうる限りなく多様な話の中に存在した。シュトルヒは、領邦首都アイゼナッハで、君主の奇品珍品棚のために話を集めたのではなく、さまざまな生の話（Bio-Logien）を集めたのであった。詳細であることや類似性があることに関心を向けているので、彼は話を積み重ねるようになる。というのは、彼が生涯を捧げた身体には、明らかに規準がなく、それ自身は決して何物でもなく、未完成で、完璧な存在ではないからである。女性は、潜在的力の順列と秩序の中にのみ、存在したのであった〔第四章3節参照〕。

シュトルヒの患者の記録は、医学文献としては分水嶺に立っている。どのケースも個々人の話からなっているが、その話の多くは、昔の奇跡の本や当時の低俗本の趣がある。そのような話が、「症例《カーズス》」、すなわち若い医者の興味をそそるものになっているのは、シュトルヒが話を患者の記録としてまとめたからである。個々の話を整理する原則は、いろいろな時、いろいろな場所で報告された出来事の内容である。たとえば、尿によってマチ針を流し出した話とか、恥部の毛深い毛の話とか、幼児洗礼の祝宴による病気の話とかでまとめられている。患者の記録として整理する原則は、女性の体の状態（たとえば、処女、妊婦など）で分けることである。したがって、アイゼナッハの女性たちについての数多くの詳細な記述に対して、それを補完し修正するような、他の地区で観察された話が載っている。しかし、アイゼナッハの症例と文献から引き出された症例は、けっして一つの抽象的な身体をつくり上げてはいない。例えば、一七二一年夏、アイゼナッハの少女の話によると、「少女は経血が出たときぎょっとした。するとすぐに月経が途絶えた」。シュトルヒは、経過と治療を記録し、原因を考察し、ライプツィヒのヴァルター教授の『外科医学観察集』から反対の例を引いて、この症例の結論を出している。ヴァルター博士は、同じような生理不通を起こした十六歳の少女が「ある少年が彼女の背中に雪玉を投げつけたことにたいそう驚き、腹を立てたことによって、『血の滞留』がとけ、数日のうちにふたたび健康になった」と論じていたのである。歴史学が、一般に、このようなテキストを調査する場合、過去の観察を当時の医学「理論」の論理で解釈しようとするのが常である。しかし、先に述べたように、当時の医学理論は、形成された近代的身体の合理性をすでに前提としていた。しかし、そのような身体はシュトルヒにとっても、またさらに女性たちにとっても存在していなかったように思われる。そうでなかったら、体に現れた現象に多くの追加の話を発見する彼の疲れを知らぬ努力は、理解できない。これこそ、この史料の元来「学問的」な部分において、詳細で微細な要素の異常増殖を引き起こしているものである。このことは、アイゼナッハの話にも、引用された例にも当てはまる。アイゼナッハで二人の隣人が洗礼式の食事の順位を争ったので、産婦の流出が滞った話。ある貴族の女性が夜半、卒中性発作《シュテックフルス》が起こった時、肌着のままで井戸のところに走っていったが、彼女の夫に報告をしにきた下士官がそのとき彼女を驚かせたので、「彼女は非常に恥ずかしそうに通り過ぎた」話。グレーハウンド犬が、瀉血《しゃけつ》皿の血を飲み干してしまったので、女執事から血を取った皿がすぐに用意された、というのは、妊婦が女執事の血を自分の血だと思って、「（犬から）恐ろしい印象を受けないように」するためだという話。シュトルヒが一七〇三年にゴータ近郊のエムレーベンで、ある農夫と会って話をしたが、その農夫は、妻が妊娠するといつも重い鬱病にかかり、一言も自分から話そうとしない話。これらすべての話は、明らかに一七五〇年頃には、女性の身体に関する「学問的」言説の中の正統的形式の一つであったから、シュトルヒは他の例を補足する労も厭わなかったのである。その中には、ニュルンベルクの名高い聖職者の「難儀」の話がある。ヴルフバイン博士が自然科学者協会の『小論集』紙上で報告した症例を挙げて、シュトルヒは、この聖職者は「自分の妻が妊娠してから、胎動を感じるまでずっと、歯が痛んでいた」という。また、百年も前の宮廷女官の例も挙げられている。その女官は「マチ針を一束口にくわえて鏡の前に立っていたが、後ろからやってきた王子が、彼女の背中を叩いたときに、びっくりしてマチ針をすべて飲み込んでしまった。そのとき痛みはなかった。そして三日後、針はすべて尿の中に出た」という。後者の例は、十七世紀半ばに学者ビーアリング*によって観察されたものだが、これは、その時代の解剖学者シュタルパルトによって、より強化された。シュタルパルトは、『症例百話』の中でこの件を取り上げ、「『ランギウス書簡』から、マチ針は五本だったと証言している[57]」。

＊　ビーアリング　Caspar Gottfried Bierling　十七世紀のドイツの医学者。

シュトルヒは編集の手を加えておらず、逆に正確に引用している。自分の症例に真実性を保証するデータの詳細を、注意深く述べている。すなわち、報告者が身分的に医者として証明された人物であること（たんなる実践治療家《エムピリカー》や夢物語の語り手でないこと）、観察の場所、時、「患者」の状況、場合によっては年齢、そして重要と思われるすべてのデータを記している。できる限り真実を求める態度は、出来事や観察を本当のこととして表現する動詞の使い方にも現れている。たとえば、これこれの人が、あるものを「見た」、「示した」、「証言した」、「本当に見た」、「確かに打ち明けた」、ある女を「知っている」等々。これらの話は奇妙ではあるにしても、信憑性がある。信頼のおける観察者の証言に基づいているからである。証言には、かなり古いものもあり、幾人かを介して間接的にシュトルヒに伝わったものかもしれない。しかし、シュトルヒにとっては、おそらくこれらの身体の話の方が、死体解剖によって徐々に解明されてきた「解剖図」に基づいて、そんなことは解剖学的・生理学的にみて不可能だという「証拠」よりも、信じられるものだった。生きている肉体の現象についての証言の方が、彼にとっては、死体から発見された事実よりも、説得力があったのである。もっとも、十八世紀末までの医学全般と同様に、解剖学的発見も、なかなか消えようとしない奇妙な話と両立していた点は、忘れてはなるまい。

シュトルヒは反啓蒙主義者ではないし、また単純なシュタール主義者ともみなせない。たとえば、彼は魔術的診療に、けっして無批判ではなかった。経血が何らかの力を持っているという信仰を、シュトルヒは「でっちあげ」と考え、こういう説は、「きちんとした内科医によってではなく、詐欺師や無知無学の者、嘘付き等によって広められた」と非難している。しかし、市医のシュトルヒは、ある寡婦が、自分の恋人の情欲を刺激するために、経血をブラッドソーセージにいれた件で、これは害はないと証言すべきときに、無害だと明言できなかった。とはいえ、彼の最終的判断は、未来の方向を向いており、そのような確信が出てくる方向に向かっていた。彼は、自分の水腫の状態を「自らの手で、疲れを知らぬ勤勉さをもって、日々……日誌に記した」。「魂がいとまを告げる」直前になってようやく筆を折ったのである。彼の兄弟の報告によると、「ここにおいて、私は、死亡する前日に彼が切々と依頼した〔死後の〕『摘出』を、兄弟の情愛から、また、その時その場にいた身内のものの感情を鎮めるために行なった。この解剖記録が、……『腐敗した内臓』の検証と記述を、そしてそれによってこの病気の原因を十分に証明してくれることを願うものである」(58)。

第三章　アイゼナッハにおける診療

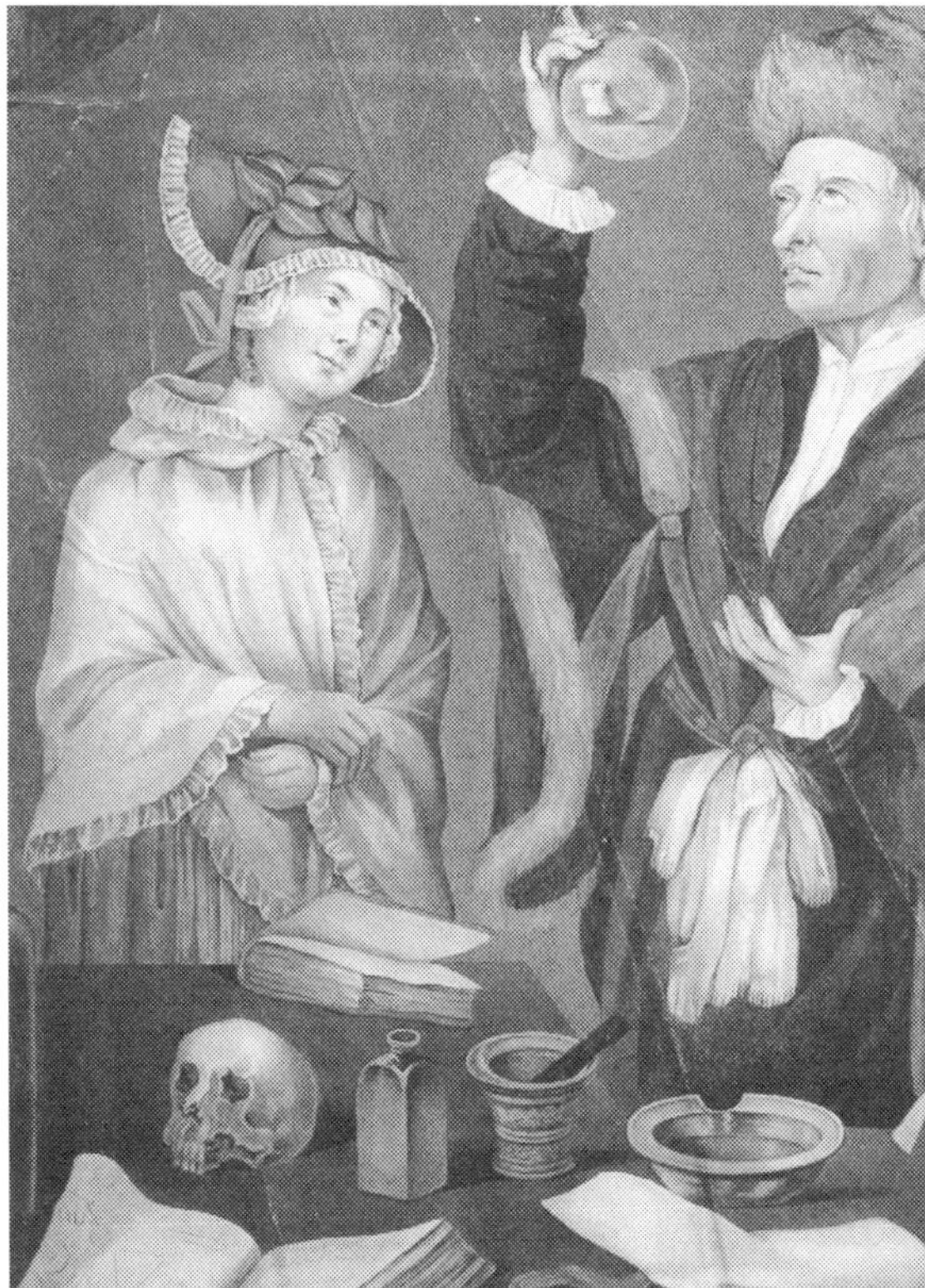

尿を検べる医師（18世紀ドイツ）

十八世紀初期の医者による医療の実態については、断片的にしか知られていない。しかし、このほとんど研究されていない領域には、きまった標識のように、既知のこととして繰り返し挙げられる基礎事実のいくつかがある。まず、ジューソンとウォディングトン[1]によると、十八世紀の医者の自己イメージは、上流階級の顧客との関係によって形づくられており、一種の顧客依存状態にあった。治療の効果がはっきりせず、思弁的な治療を行ない、*患者の徴候第一主義であったから、医者は、上流階級の好意と引立てに結び付けられていたのであろう。というのは、職業化が不完全だったために、このような依存関係に対する対抗バランスが存在しなかったからである。内科医は社会的には貴族または資産豊かな市民《ジェントリー》に分類されるため、医者は「下層階級」と距離を保つことが強調された。たとえば、アンシャン・レジーム期における医者への謝礼や、身分意識、大学出の医者の地理的分布状況が、教育を受けた医者と、貧しく教育のない患者との断絶の原因とされている[2]。学識ある医者は、有害ではないにしても、どのみちほとんど役に立たないと考えられており、社会の下層とは何の接触も持たなかった、といわれる。両者は互いに隔絶した世界だったとみてよいだろう。さらに、文献から類推すると、医者に種類がある。内科医、外科医、薬剤師などは、医事条例が規定しており、それぞれ別の種類のものとして、合法的治療者としての閉鎖的集団を形成し、非合法の「もぐりの医者」・にせ医者等に対抗できるようにしていた。大学で訓練を受けたにせよ、徒弟制度で訓練を受けたにせよ、〔これらの〕治療者は、「職業訓練を受けずに」開業している者と区別され、直接に敵対する治療者の二グループが、競いあっていた。「田舎」での医者の分布に関する統計調査から、教育を受けた医者はほとんど田舎に定住しなかったことがわかるが、それは、田舎の住民が現実に、「医学」への「接触」を持てなかっただろうという想定の根拠の一つとなっている[3]。田舎は「医学不毛の地」だったのだろうか。以上の想定には、境界づけの考えが基礎となっている。つまり、アカデミックな医学と民間医療との境界、上流階級と民衆文化との境界、大学教育に基づいた治療と、「魔術的」・「迷信的」・無知な治療との境界、教養ある貴族の患者と貧しい患者との境界、都市と村落の境界。知識や領域や金銭の境界もあったが、これは現代でもあることだ。

＊ ヨーロッパでは十二世紀以来、内科と外科がはっきりと分離され、患者の体に触れて血を流す外科医は、内科医より下の身分とされた。内科医は実験や外科的治療をせず、もっぱら症状を思弁的に判断し、投薬治療をした。近代になって内科・外科の上下関係はとりはらわれていったが、人々の意識や行動様式には根強く残っていた。

ドックス(4)は、十七―十八世紀の経済学者が領域をどのように扱ったかを調査した。この本のおかげで私は、アンシャン・レジーム期の境界区分を、違ったふうに考えることができた。領域は、同質な次元の断片としてよりも、具体的な風景として考えられる。境界を越えて運ばれる物資は、その意義を変える。それは、異なった目盛りで測られるからというだけではなく、異なった意味の連関の中で、異なった価値を持つからである。境界づけは、したがって、分割線を作り出すことというよりも、むしろ二つの異質な領域が交錯する場所を認識することである。このような考察は、私が史料を解釈する上で有意義であった。第一に、シュトルヒのところでの医者と患者の出会いを調査するときに、権限侵犯という近代的概念でもって誤解しないようにする点で役立ったし、第二に、身体に境界がないように見える点を、当時の境界イメージに関連づけて解釈するのに役立った。

この章では、一七二〇年頃のアイゼナッハで、医者と患者の間で可能だった出会いの形を述べてみたい。つまり、史料の許す限り、女性たちが医者に対してとり結んだ関係の構造を描くつもりだ。出会いの要素は何であったか、どのような経過をたどったか、治療はどのぐらい続いたか、その内容は何だったかである。その前に、もう一度強調しておきたいが、ある一人の医者の日誌であるこの史料は、アイゼナッハで意義があるとみなされ、望まれていたあらゆる治療活動の、ほんのわずかの断面でしかない。この史料は影絵のようなものだ。はっきりしているのは、シュトルヒの診療の輪郭であり、推論によってのみ、内容のはっきりしない背景を詰めてゆくことができるのだ。その背景の中で、女性、その夫、母、パトロン、親方等が、シュトルヒを治療者として選んでいたのである。シュトルヒは、助言や薬や「救済」にいたる数多くの道の中の、一つの可能な接触点にすぎなかった。多くの点から、シュトルヒが、その地区に住んで、仕事が繁盛していたことがわかるが、彼は決して治療を独占していたわけではない。彼は、「長年の信頼」を得ている患者に対してさえ、他の治療の可能性を除外するような権威ではなかった。

テキストの影絵の輪郭線を、詳しく述べられていないか暗示されているにすぎない空白の場所――つまりシュトルヒが働いていず呼ばれていない場所――に当てて型どってみると、患者の周囲にいて助言をする、互いに補完しあい競合しあう、排除しあい包摂しあう人物のネットワークが展開する。それは、母親、親戚の女性、近隣の女性、魚の目切り、観尿者〔＝患者の尿を見て助言する人〕、巡回している抜歯人や薬商人、風呂屋、床屋、公認されていないが定住している「実践治療家《エムピリカー》」、たまたま駐屯している連隊の軍医、正規の床屋外科医、アイゼナッハや近隣都市で開業している内科医にいたるまで、特別な序列をつくっている。医事条例は、彼らの間をはっきりと区別しているが、患者は別の論理で選択をした。私には、シュトルヒの女性患者にどのような選択の可能性があったかを述べ、彼の診療をこの領域の中に組み込んでみることしかできないが、史料は、この時代のアイゼナッハの治療活動全体の正確な記述をしているものではない[5]。

シュトルヒの診療を中心とする円のもっとも外縁には、女性患者と彼女の近親の女性がいる。彼女たちを中心に円をかけば、シュトルヒの診療はもっとも外縁にあるのかもしれない。彼女たちは、しばしば、何が「具合いが悪い」のか知っており、正規の治療者という回り道をせずに、自分自身でその治療を手にいれた。この「自己診断」と「自己療法」は、日常的治療として、シュトルヒの「症例」を赤い糸のように貫いており、シュトルヒの往診のときでさえ、それは存在した。それは、瀉血《しゃけつ》、通痢《つうり》〔＝便通を起こすこと〕、月経誘発薬、日常の家庭薬を貫いている赤い糸である。ある女中は、「月経が十分に出ないので、ほぼ四分の一リットルの瀉血を腕から行なった」。ある女中は、クリスマスのころ、激しい歯痛に襲われたので、手から瀉血して、血管を開いた。ある下女は、ちょうど月経中にケアタリソウとセンナの葉を下剤に使った。ある母親は、「心臓の不安」のある娘のために、下剤を買った。ある女中は月経を起こすために、「身内の助言により」、すりつぶした月桂樹の葉を大量に飲んだ。ある女は、同じ目的のために、ビャクシンの果実を料理した。ある娘は、教会のお祭りのダンスにいくつもりで、月経で中断されたくないので、経血止めのものを食べた。ある貴族の娘は、キャベツを食べた後、胃に重たいものを感じたので、催吐薬を飲んだ。

「不慮の出来事」や不運にあった場合には、何がよいかを女性たちは知っていた。

妊娠八ヶ月目の御者の妻は、「一七二六年九月二十二日に、激しい勢いで前に倒れた。そのあと、女たちの助言に従って、腕から瀉血した」。

妊娠七ヶ月目のある兵士の妻は、「だるさを伴った意識不明」を感じた。そこで、血を三オンス注ぎ出した。

三十歳で妊娠七ヶ月目のある女は、一七二二年九月二十八日、かわいそうに思いがけず大量の鼻血を出した。それで彼女は、考えられる限りの勧められた家庭薬をのんだ。

これらは、女性たちが自力で災難に対処したこと、健康を取り戻したこと、あるいは、健康維持に必要だと通常考えられていることを行なっていたことの、無数の実例の一部にすぎない。使用する薬はたいてい、からだの中を空にしたり、からだを清めたり、強めたりするためのものだった。鼻血や発熱、母乳の止まり、胸の痛み、吐き気等に対する家庭薬のことを取り上げれば、数頁を要することになろう。とりわけ、母親や近所の女性たちが助言したり、薬を調達したりした。治療者に二つの種類があるとすると、実際に内科医の仕事に介入するライヴァルは母親だったようだ。というのは、母親は、たとえ医者がいる場合でも、病室の中まで入ってきたからである。母親は、自己治療の文化から出てくる観念を押し付けようとした。母親は、産婦の部屋のカーテンの開け閉めについて、またサフランのスープ〔サフランは排出作用がある〕について、診断について、医者と言い争い、昔効き目があった子宮浄化の粉薬や心臓強化の水薬を互いに回しあった。一例をあげると、力をつけた。

ある三十過ぎの田舎牧師の妻が、難産の後、熱を出した。助言を求められたので、シュトルヒは処方を与え、流動食を勧めた。一番よいのは、水だけにすることだと言った。母親は、流動食は娘の体によくないと思い込み、そんなことをしたら、夫の出費がかさむことになるとして、流動食を避けて、ワインとビールで娘に

この母親は、その社会層のもつ基準と、体内に対する観念とが混合した論理を使ったのである。つまり、娘はふさわしいものを与えられるべきであり、よい効果をもたらし力のつくものを与えられるべきであると。母親の判断は医者の助言より重みがあった。医者は自己治療の領域では、たんなる客人にすぎなかった。

自己治療の中に、何が痛みの原因かを調べることも含まれていた。しばしば女性たちは、医者の処方を求める前に、何の病気なのかを自分で発見しようとした。ここでもまた、母親、近所の女性、女友達、姉妹、親戚が出て来る。二つの例を挙げてみよう。

三十歳位の若い妻が、一七二八年三月に「下腹部に強い痛みを感じ、産気づくような感じを覚えた」。彼女は母親に相談し、局所に「異常が起こっているのではないかを、女性に見てもらう必要がある」と感じた。シュトルヒは、後に母親を介して診察をしたが、局所を見ることも触れることも許されなかった。彼の処方はこの女性が「異常」と思ったことについての母親の報告に基づいたものである。

ベルクの農夫の妻が、子宮の片側に「固いしこり」を感じた。彼女は、「いとこの鍛冶屋に見せて触診させる」ことに決心した。この男は、痛む箇所に柔罨法《じゅうあんほう》〔＝柔らかくする湿布〕をしたらどうかと言った。この療法の効果がなかったので、彼女はいとこに、わき腹を切開するように頼んだ。

数え切れないほど多数の症例の中で、女性たちは、治療者の輪の中でもっとも身近にいる者に助言を求めている。つまり、床屋、外科医、「実践治療家」、産婆などである。ある女中は、一七二二年の夏、豪雨にあったとき恐怖を感じて、そのため月経が途絶えてしまった。彼女は外科医に助言と治療を求めた。外科医は、「無認可で」つまり内科医の監督無しで、瀉血を行ない「下剤をかけた」。別の女性は、流産した時、産婆が瀉血を勧め、床屋が血管を開いた。授乳期のある若い女性は、「憂鬱な物思い」に悩み、親戚の開業者《プラクティクス》を呼び、どうしたら月経が再開するかを相談した。アイゼナッハにも、このような「下位」の治療者の中に、近所の女性や、特定の病気や特別な技術によって有名な巡回のスペシャリストがいた。町のある地区に牧師の未亡人がいたが、この未亡人は「厚かましくも妊産婦に指図をし、本を読んで発汗療法を行なった」。この未亡人の活動はシュトルヒの診療と繰り返し交錯しており、自己の活動範囲で助言や薬を与えていた。隣の村には、妊産婦に本格的な診療を行なう「もぐりの女医」がいて、信頼できる効果のある通痢《つうり》療法で有名だった。巡回治療者たちはアイゼナッハに駐在した。たとえば、「トルコ人女博士」は、一七二六年来この町に滞在し、宮廷の患者さえみることができた。この女博士は尿を見て治療を行っていたが、彼女を町から追い出す許可を、渋る「殿様」から勝ち得るのに、シュトルヒはたいそう苦労した。あげくのはてには、シュトルヒが治療していた女中が、尿をこの女博士のところに持って行き、その見立てで治療を受けて死ぬようなことさえ起こった。ある平凡な市民階級の男の娘が、「深い物思い」に沈んだ鬱病の徴候を示した。この娘は何ヶ月もの間「自分は聖餐式を受けるに値しないのに受けてしまった。そして、自分の祈りは効き目がなくて、祈りが聞き入れられているという確信が持てない」と心を煩わせていた。月経は、ほんの「数滴」出るだけであった。シュトルヒが診察したが、彼の方法は効果がなかった。鬱病も治らなかったし、月経も出なかった。娘の両親は、何か「魔術」が背景にあるにちがいないと確信し、死刑執行人のところで治療を受けた。同じことを母乳が四週間止まった産褥期の女性が行なった。このような例がたくさんある。

アイゼナッハで治療関係に入るには、明らかに、たいへん複雑で独特な論理が存在し、この論理はけっして治療代のみによって決まるものではなかった。ここに挙げた例はすべて、医事条例の観点からすると、たいていは非合法なもぐり医者ということになる人物の助言や治療や介護を受け、その前であれ、途中であれ、後であれ、ともかくある時点でシュトルヒの診療に現れたものである。これらの権威がない、もしくは限られた権威しかないが治療実績の多い治療者と、認可を受けた内科医との境界は流動的であり、患者たちは、公的には固定しているが、現実には浸透しあう境界線を、自分たちなりに否定したり、個別に追認しなくてはならなかった。最初のアプローチから以下の点が確認できよう。

――この境界線は、第一に身分に基づくものだとはいえない。というのは、貴族の女性も自己治療を行ない、女友達の助言を利用し、もぐり医者を呼んでいるからだ。もっとも、その順序や頻度は、貴族の中でも異なっていた。

――この境界線は、地理上の理由に基づくものではない。というのは、「他所《よそ》」や田舎の女性も、シュトルヒや他の治療者に診察をうけているからだ。

――この境界線は、たとえば、痛みがひどくなればなるほど、大学出の医者が呼ばれるといった具合いに、病気の重さにはっきりと結び付いているわけではない。

――この境界線は、「内科的」「外科的」治療のカテゴリーで――つまり、医者が内科療法を独占しているという意味だが――区別できない。というのは、女性たちは、シュトルヒの治療におけるのと同様に、実践治療家や外科医や風呂屋の勧めに従って、瀉血を行ない、自分で排出剤や下剤をのんでいるからだ。

患者の持つこの選択可能性の中で何が原動力となったかを理解するには、まず、医者の診療そのものを観察しなくてはならない。シュトルヒは、『婦人病』にまとめあげた二十二年間の日誌で、約一六五〇人の女性を扱った。一八一六個の番号のついた症例中、おそらく半数は、薬の処方箋を書いたにすぎない治療である。それに対して、他の多くの女性は、人生の特定の時期――緊急時、妊娠時、出産・産褥期、または一見重要でない時――に、繰り返し彼を訪ねている。また他の女性たちは、彼と持続した関係を保ち、それは長年にわたって伝言の交換をするような関係に発展するものもあった(6)。明らかに、これらはすべて、女性と医者との非常に多様な出会いの形であり、女性の内心の動機はさまざまなものであろう。

さて、シュトルヒと対面して治療を受けた女性たちは、どういう人物だったのだろうか。第一印象は異常に混乱している。非常に若い少女、たとえば八歳の「少女」は一七二二年七月二十八日に、「青白い顔色」を「疲労」のためとして治療されることになった。六歳の少女は、一七二四年に「腹痛」のために、同じように「青白い顔色で」現れた。しかし、彼の患者はたいてい、もっと年上の二十歳から「三十代後半」の「中年」の女性たちで、妊婦、産婦、産褥期や授乳期の女性といった、彼の助力を何らかの形で必要とする女性たちだった。パラパラとだが例外的ともいえない頻度で現れたのは、もっと年上の女性たちである。たとえば、四十過ぎでなお妊娠した女性や、「オールドミス」で妊娠したことがないのに、今まで一度も「月のもの」がないと訴える女性たちであった。この「オールドミス」は、月のものがない代わりに、思春期の頃から体に悪性のものがあると言うのだった。六十代、七十代という年取った女性は、たしかに少数しか現れないが、彼女たちもシュトルヒの診療に何かを期待していた。その中には、おそらくシュトルヒの患者の最年長者であろう頑丈な七十歳の女性がいて、一七四〇年八月に彼のところを訪れ、「よく鼻血が出る」ことと、規則的ではないが、時折まだ感じる「月毎の出血」について助言を求めた。

シュトルヒの道徳的で体液気質を分類する眼鏡を通して、私たちは女性たちの年齢だけでなく、社会的身分や、体格、生活状況や身体状況というように、多様な女性たちの断面をいくつか見ることができる。第八巻から例を挙げると、骨と皮ばかりの女性、丸々と太った女性、頑丈な女性、均整のとれた体つきの女性、虚弱で過敏な女性がいる。「弾力性」に恵まれた女性や、「柔らかい体つき」の女性もいる。「怒りやすい気質」の女性や「熱しやすい気質」の女性、「強情な」女性も多いが、また「礼儀正しい」女性、「物静かで誠実な」女性、「朗らかな」女性もいた。何人かは体が曲がっていた――たとえば、「腰が麻痺している人」や「肋骨のとびでた」女性などである。シュトルヒは、食卓やベッドでの様子、胃袋や情欲の状態をかいま見せてくれる。たとえば、ある女性は幸せにも、年取った騎士と結婚したので、ワインと美食にふけることができた。一方、ある貴族の女性は、将校である夫の収入が少ないので、「自分の習慣に反して」きりつめた生活をしなくてはならなかった。またある女性は、「思いがけず貧困に陥り」、自分の自由になるものはほとんどなくなった。ある酒飲みで性急な軍医の四十歳になる妻は夫から虐待された。一方、ある「騎兵」の若い妻は、「将校たちに、夫に対してと同じ奉仕〔＝性的奉仕〕」を行なった。一七三七年秋に花嫁となった「娘」の床入りは、月のものの八日前に行なわれたという。また、ある身分の高い男の十六歳になる娘からは、「月のもの」が現れないので「不機嫌」になった報告がされている。

こういった話の女性たちは、アイゼナッハのあらゆる階層の出身であった[7]。貴族の娘、宮廷の貴婦人、商人の妻、手工業者の妻、女中、女官、農婦、田舎牧師の妻、学校教師の娘、宮廷参事官の妻、市長の妻、宮廷職員

――たとえば、従僕、官房書記、御者、庭士――の妻、小作人や兵士や将校の妻、孤児院出の少女、乞食の少女、貧しく暮らす寡婦などである。明らかに特殊な者も何人かいた。たとえば、一七三二年にアイゼナッハを通過し、市庁舎で食事をあてがわれた、ザルツブルグからの亡命者の女性たちや、「冷たい雨の降るとき、わずかな藁とチリで」産床をしつらえたジプシーの女性や、一七三八年六月二日に「激しい熱」を訴えた「女性の囚人」や、「均整のとれた体つきをした二十四歳の」ヘッセン出身のユダヤ人女性などである。

日誌が記している女性は、たいていアイゼナッハに住んでいたが、回りの村や「他所」の町の女性も記されている。ときおり、遠くからの患者もある。二マイル離れた町から、ある農婦の妻が、異常出血したために使いをよこした。七マイル離れたところからある貴族の婦人は、夜に「奇胎《モーラ》*」が出たことで、問い合わせてきた。ある女性は、かわいそうに三時間以上も歩く遠距離なのに、緊急な要請の使いをよこした。町に働きにきている女中は、市《いち》を訪れる際には、自らシュトルヒのところにおもむいた。あちこちの農夫の妻は、彼のところに立ち寄った。アイゼナッハの親戚を訪問していた、ある若い「婦人」も彼の家に現れた。ある母親は、自分の十二、三歳の娘をつれてイェーナからやってきたが、それは娘を「暴行」した「頑強な文士」を告訴し、娘を診察してもらうためであった。「ハーナウの装身具商の女性」のように、行商中にアイゼナッハに滞在する女性もいた。この装身具商の女性は、自分は「旅をたくさんすることには慣れているが、その間、非のうちどころのない生活をしていて、短期滞在するここでは、貴婦人のところに泊っている」と言った。ずっと離れた場所、たとえばテューリンゲンの森のツェルからは、ある鍛冶屋の四十歳になる妻が夫を介して、月のものがなくなったので処方箋を依頼してきた。

* 発育不良の胎が妊娠初期に血や肉の塊状で排出されたもの。

混乱した情報の中から、しだいに「出会い」の濃密なネットワークが浮かび上がってくる[8]。私の使った史料の観点からいうと、中心に医者がいる。このネットワークは、中心のアイゼナッハから周辺の田舎に及び、公爵領の境界を越えて各地点を結び、遠く離れた数人の女性——たとえば、アイゼナッハ出身だが引っ越したり旅に出たりしており、シュトルヒに手紙で様子を知らせている女性など——も覆っている。このネットワークは近代の一般開業医の診療では、普通みられないような範囲の患者を包括している。この広いネットワークは、女性たちの意志の独特な形式と、医者に可能な解答の形式によって結び付けられていたが、この二つは、この時代のからだのイメージの中に、基礎があるものであった(第四章参照)。

しかし、この「出会い」のネットワークの中で、医者と女性たちがいつも直接に出会うわけではなかった。その反対であった。たいていの出会いは、仲介された間接的なものであった。つまり、手紙、口頭の報告、使いの者によって、要請が行なわれ、医者は書面や口頭で答えを伝えたのである。患者の記録のたいていの場合、医者は少なくとも決定的な時点でも、患者に会っていない。患者に一度も会わなかったが、何年間も密接な接触を保ち、世話をして、ついに何年後かに偶然に出会うという話がいくつかある。医者が往診したり、患者が彼の家に来ることは、彼の診療の一つの要素にすぎなかった[9]。それと並んで、同じ比重で、伝言の交換が存在した。距離が遠ければ遠いほど、書面や口頭で仲介された出会いが重要になった[10]。さまざまな人物が、この任務を果たしたことが確認できる。たとえば、使いの者や、友人、ちょうどアイゼナッハにやってきた親戚、アイゼナッハに用事のある牧師、歳の市のためにライプツィヒに旅する夫、歳の市に派遣される従僕などが送られてきた。仲介されるのは場所的に遠いから、という理由だけではなかった。仲介手段は、——これは平凡な結論だが——身分状況や言語形式、社会的距離に条件づけられていた。たとえば、貴婦人は手紙を書き、召使をよこした。母親は娘のために助言をもらおうとやってきた。農夫は下働きの女に伝言をもたせた。産褥で発熱した織物職人の妻のところからは、夫か手のすいた子供がやってきた。アイゼナッハからだろうと周辺地区からだろうと、女性たちは「知らせ」や伝言をよこした。

いくつか例を挙げてみよう。

この前の夏に兵隊と一緒にハンガリーへ「行進」して行き、いまどう暮らしているか定かでない二十歳の「人物」の母親は、「水腫に対する処方」を尋ねた。ある十九歳になる農夫の娘は本人がシュトルヒの家にやってきたが、「老婆と一緒にやってきて、その女が娘の代弁をした」。ある女中は、「第三者を通じて」自分の「件を告白し」、ある父親は、自分の二十歳になる娘が、「二年前から、片方の胸が縮んでしまった」と言って、町の外から問い合わせをしてきた。また、ずっと離れた農場の農夫がやってきて、半年前から月経が途絶えてしまった二十二歳になる娘の尿を見せたし、田舎に住む牧師の妻は、一年に一度自分の尿を送ってきて、金脈《ゴルトアーダー》のフルス*や、血の流れについての知らせを送ってきた。あるよく働く女中からは、「出血した」との伝言は寄せられたが、二人の男、つまり使いの者もシュトルヒもこの娘を見ていなかった。四日後、第二報があって、最初の報告は間違っていたと伝えられた。産褥期や分娩時に産婆は「知らせ」をよこし、処方を入手し、状況を伝えた。特に、貴族の女は自ら手紙を書き、医者に自分の状況を描写し、質問し、照会し、報告し、痛みを訴えた。ある貴族の寡婦は、十二マイル離れた領地から毎年手紙をよこし、ぶどうの収穫と新酒が彼女の体内に及ぼした効果や、馬車に乗ったことが「金脈」〔＝痔〕を「ひどく刺激」したため、「血管の中が沸騰している気がする」と報告してきた。目につくことは、男性たちがどんなにしばしば、このひどく詳しい状況報告に関与しているかである。疥癬《かいせん》に悩んでいるユダヤ人女性のところからは、夫がやってきて報告し、「処方を求めた」。ある農夫のところの若者は、ある娘の尿を持ってきたが、その娘は二十四歳で、「聖ミカエルの日〔＝九月二十九日〕以来、具合いがよくない」のであった。「ある独身の男性」は、若い女性のために、白いフルス〔＝おりもの〕と月経の支障に対する処方を求めたので、シュトルヒはすぐにそれを与えた。重病で寝たきりの女性のところからは、夫が伝言をよこして、「妻の体から、多くの……物質とガスが流れ出した」と伝えてきた。ある二十六歳の女性については、その夫が、妻は今度の妊娠の初期に「たくさん汗をかいたが、発汗は今も……手のところで続き、手はすぐに冷たくなってしまう。妻は食欲がなく、グラス一杯のワインで飛ぶように熱が出る」と報告している。史料の中にある貴族層や市民層の父ないし夫の手紙は、描写が特別に詳しく、些細なことに興味を示し、病人の感じ方を注意深く記録している。たとえば、「引っかくような音の咳」とか、「体の中でゴロゴロ音がする」とか、「全身が痛くひきつる」とかいうように。またそれは、書き手の感じ方も示している。たとえば、「昨日、彼女は、『ありがたいことに』、とても調子がよかった。そして今日は、もっとよくなった」。

＊　金脈《ゴルトアーダー》は、体内にあると考えられていた体液の管の一つ。その出口は肛門で、医者は便を見て診断した。痔の出血はここから出ると考えられていた。

私たちが、時間の壁を越えて、ありのまま直接に痛みを感じながら聞くことのできる、こういった言葉豊かな報告こそが、医者と女性たちとの「出会い」の核であり、史料の主たる材料となっている。報告や手紙、伝言、情報、通知の中に、女性が訴える事柄が書き留められた。シュトルヒは、この訴えを正確に記載した。それは、文法上から言っても（たとえば「伝えさせた」）、また伝え方から言っても（たとえば、「感じた」「体験した」「知覚した」）、シュトルヒの症例から正確に見て取れる。この訴えは材料であって、それに対して彼は考察を加えるが、核のところは変えずに受け継いだのであった。シュトルヒは、訴えの受信者であり、後に続く訴えの記録者であった（たとえば「『今日』人を介して伝えてきた」「昨日報告した」など）。史料の中には、女がシュトルヒに「語る」場面が見られるが、彼が女に会って話をするときでさえ、たいていの場合、検査のために体に触れることはない。ここでもまた、話されたことや、シュトルヒがその後調べたこと、つまり、その後の会話で伝えられた追加的な発言内容に基づいて、彼は行動している。言葉の意義が大きく、訴えが公然と語られたことは、医者が行なう検査が重要でないことや、――こう言ってもよいだろうが――接触はタブーであることと、鋭い対照をなしている。あらゆる様相の話を伴った訴えを、注意深く言葉通りに記録する態度は、近代的意味での話の本来の対象――つまり女性の体そのもの――に対して医者が持つ距離と、正反対の関係にある。この距離は、肉体の両義性や、肉体の汚れへの接触禁止から生じているものではない。その内部のフルスをどんなに公表しようと、身体は把握できない要素を必要とするという距離感である。病人の言葉や、病人の体が出す印は、十分に内部の状態を語っている。シュトルヒが、病人を往診したとしても、それは文書あるいは口頭の報告の、いわば延長線上に留まった。彼の治療は、病人の言葉から出発する。使いの者によって、公然と目に見える形でもたらされなかったものを、彼が「診断する」ということは、まずなかった。シュトルヒは、採決された血から間接的に、女性の体の状態について、今どうおかしいのかを解釈する鍵を見つけ、運ばれた尿から、その色や粘度や沈澱物を調べて状態を探り、吸い出しの膏薬によって出てくる液体から、その量、種類、状態を調べ、診察のときに母親が皿に入れて持ってきた「奇胎」を、小刀で切断し分割して調査した。彼の「診断」――この言葉が適切ならばの話だが――は、病人の言葉と、病人の体内から出てきた素材をよりどころとしたのである。シュトルヒが女性の身体に対してとるべき距離は大きかったので、その距離を踏み越えたり、近づいたりしたときは、たいてい正確に記録していた。五十歳の宮廷女官に対して、彼はこう書いている。

「一七二六年五月十七日、彼女は非常に恥ずかしがりながら、左の胸を見せ、静脈が浮き出た固いしこりを示した。しこりは、三年前に月のものが終わったときにできて、大きくなり、痛みと熱をもたらしているものだった。」

二十歳の娘が、一七三四年十月二日に、痛む胸を「恥ずかしそうに」「ひっそりと」見せることをやっとのことで決心した。

産婆ならだれでも当然できる、自分の目で調べるということを、シュトルヒができた場合には、こういうふうに書いてある。「女がもはや、この箇所（ヘルニアのこと――ドゥーデン注）の触診を拒まなかったので」とか、「帰り際に、女は恥ずかしそうに、右側のしこりを見せた」とか、「そうして、女は傷をもっと詳しく見てもらおうと決心した」とか、「女は死ぬだろうと思われたので、裸の体の視診と触診を認めた」と書いてある。この〔実際の肉体への〕距離は、身分の差とほとんど関係がない。というのは、脚の具合いが悪いと言うことでシュトルヒが診察した、監獄にいる「人間」のようなもっとも貧しい女性でさえ、彼に体を見せなかったからである――体を見せれば回復が約束されているのでもない限り。シュトルヒが症状をもっと深く調べようと思っても、患者の意志に反して行動できなかった例がいくつかある。ある娘は月経が止まったことで悩み、月経促進剤をのんだ。シュトルヒはこの娘が秘密裡に妊娠して流産したのではないかと疑ったが、この娘はけっして体を見せなかった。ただ、彼女の家にいるとき、驚くほど薄着をしているのに出会って、とっさにシュトルヒは腹が大きいことを見て取った。これが、彼の疑惑のもととなったのだが、それを触診によって確認することはできなかった。

医者のまなざしと女性の肉体との間の距離は、今日の私たちならばみっともないと思って隠すであろう色々な肉体現象へのあけっぴろげさと、くっきりとした対照を示している。触れたり、触診したり、調べることは、知ったり、それを言ったり、聞いたり、説明することとは、別の精神領域にあったように思える。それはまるで、肉体の周囲に、正当な関係がなければ具体的に入り込めない、一種の個人領域が存在するかのようである。そしてシュトルヒは、特別な同意なしでも助力することが許されている人のグループに属していなかった。接触できるかどうかはジェンダーの境界に沿って、文化的に規定されていた。女性たちは、他の女性の体を調べるために触り、産婆は体を調べて、自分が触れてわかったことをシュトルヒに報告し、母親は娘の体内の腫れを触ってみようとした。夫や従兄弟といった親族の男は除外されておらず、患者の体に接触できた。シュトルヒは、すでに述べたように、病人の同意や官憲の命令を必要とした。梅毒の疑いがある場合に、「伝染性の」ただれや腫《は》れやしみがある場合、市医としての資格で病人を呼び出したり往診をした。乳母の乳が悪く胸にただれがある場合には、領主の命令によって、接触できなかった領域に侵入した。乳母は診察を受けなくてはならなかった。乳母の胸や乳は、この意味では自分のものではなかったからだ。こういった場合、官憲や領主の統制権は、文化的には正当でない侵入を正当化した。他方、血の流れや、膿《うみ》、尿、咳の時に吐き出したものについて知ることや、そのことを公然と表現することは、名誉に反することではなかったようだ。史料の中にあるシュトルヒのコメントは、体内の公然性に光を投げかけている。アイゼナッハから七マイル離れたところに住むある貴婦人は、「仲のよい友人」を介して、口頭で「白いフルス〔＝おりもの〕のことで、ふたたび、どのような悩みを感じているか」の報告をした。また、五十歳近い貴族の女性は、夫の不在中に八日間とても激しい月経があった。この出血の知らせは、居酒屋にいた夫に、劇的な話となって大声で伝えられたが、それは「客たちに、彼が妻をどんなに重んじているか」を示す機会となった。三頭の郵便馬を使って、シュトルヒと酔っぱらった夫は、まだ夜のうちに、出血している妻のところに向かったのである。

　シュトルヒの話は、体液の流れや、出血、尿の色、瀉血の粘度など、からだから出てくるものすべてを知っている隣人の話に満ちている。ある居酒屋のおかみは、若い靴屋の妻のために、処方を受け取りに来たが、シュトルヒに、若い妻が「恥ずかしさのために隠していた」「白いフルス」のことを語った。隣人の女性たちは、医者が往診に来たとき立ち会って、過去の状態を知らせた。宮廷女官たちは、仕えている奥方の尿について知らせてきたし、使いの者は流産の詳細な報告を持ってきた。その流産で出たものには、「厚い、頑丈な皮があり、その中心に、暗褐色の肌をしたものがあった」と。先に述べた母親は、昼間「大きな奇胎」をボールに入れて持ってきた。初潮がどうしても始まらない貧しい靴屋の娘のために、教会で六週間以上祈りが捧げられたということも書いてある。たしかに、それは詳細な報告とはっきり関連してはいないが、事態を皆が知っているということを、言外に意味している。シュトルヒが自分が直接知りうる以上のことを知りたいと思うときにはいつでも、症状についていて「漏らして」くれる隣人や友人、奉公人の女性を通じての手段を見つけることができた。近代では、個人の分泌や排泄物という、気持ちの悪い要素に対してタブーがあり、医学的治療という客観的領域では公開することが文化的に許されている。したがって、アイゼナッハで、一方では、痛みと排泄物の詳細が多くの人に知られることが文化的に許され、他方で、からだに触れることがタブーであるという、この両者の乖離に私は呆然とした。検査のための侵入禁止は、医者にとって病人の死後でさえ存在した。シュトルヒが親戚の者を説得して、〔死んだ患者の体の〕「開示」をするなど、めったにできなかった。それはまるで、親戚や友人や隣人といった個人的関係の文脈においてのみ越えることのできる個人の不可侵性が、死体になってもなお存在しているかのようであった。

内科医が身体そのものに対しては距離を持つのに、伝達される訴えには注目に値するほど近いというこのコントラストが、ある種の診察の基礎となり、地域差や社会階層の差に橋渡しすることができた。医者と女性たちの「出会い」は、女性が症状を言葉ではっきり言い表すことと、医者が客観的な「症状」でなく、この訴えを聞いて答えを与えることによって成り立っていた。さて、シュトルヒのような医者が呼ばれて診察した患者の「状態」と、メッセージの内容とは、はっきりと区別してみなくてはならないが、メッセージの内容は、いったい何なのであろうか。女性たちは豊富なボキャブラリーを使って訴えたが、この訴えの隠喩法は、今日すでに失われた、体内の痛みを表す造語力の豊かさを示している。[11] この隠喩法を具体的に説明する前に、「痛み」の言語化の歴史的・言語論理的前提を簡単に述べる必要があろう。

アイゼナッハでは病は、内科医が取り扱えるように言葉で表現されなくてはならなかった。というのは、医者は患者に関する知識を、圧倒的に患者の発言から手に入れたからである。病気を対象とする実験結果というものはなかった。尿を見ることでさえ、発言内容の解釈のための補助手段でしかなかった。[12] 医者は自分の調査結果からではなく、訴えの中にある病の表現から、仕事を始めた。そしてこの訴えは、痛みや不安に関連していた。

テルナー[13]は、医学において痛みは十八世紀半ばに入ってようやく、「生命の見張り番」として登場してくると強調している。それまでは、痛みは「世界の欠陥のせいで魂が苦しむこと以外の何物でもなかった」。痛みは、症状としては考えられず、「魂は身体の損傷を直接、痛みとして感じた。というのは、肉体と魂は、概念としてはたしかに差があるが、現実のものとして想定されているため、互いに切り放すことができなかったからである」[14]。ヘルモント[*1]にとってはまだ、痛みの原因と痛みの体験の間には、繋ぐものが無かった。「魂そのもの以外には、痛みで苦しみうるものはない。[15]」痛みが、ヒポクラテスの言う不調和、プラトンの言う存在様相《ザインモードゥス》の欠陥、マニ教のいうデミウルゴス〔＝造物主〕の仕事の誤り、キリスト教のいう堕罪の結果として考えられるにせよ、常に、痛みは自然が壊れている状態を表すものだという考えが基礎にあった。つまり、痛みは、耐え忍び、克服するもので、せいぜい和らげたり、なだめたり、軽減することができたが、痛みと闘うことは意味がなかっただろう。病人は、痛みに逆らったり、それを否定しようとしたり、屈服させることはできたが、それを免れることはできなかった。ライプニッツ[*2]によってようやく、痛みは身体が意識に発する知らせであるというデカルト的考えが、医学の要素の一つになった。こうして、痛みは、自然の欠損から生命の保護者へと変わった。シュトルヒはまだ、病気と闘うということは考えておらず、患者を「健康にする」ことも考えていない。内科医は「病人のつぎあてをする」のだ。からだは、痛みの中で、シュトルヒに自らを現した。彼は、からだを一掃することができないと同じく、痛みを一掃することができなかった。

からだの痛みは、必ず一つの特定な言葉で表されるようになるわけではなく、また、多くの可能な表現の中のたった一つのものに到達するわけではなかった。刺すような胸の痛みは、今日の私たちなら、「心不全」とか「心臓の痛み」と言うだろう。アイゼナッハの文脈では、他の言葉で、したがって全く異なった次元で表現された。今日の「心臓の痛み」は、「重い心臓」「血を流す心臓」「心臓がビクビクする」「心臓がピクピクする」「心臓の震え」「胸の嵐」という言葉で伝えられた。医学史研究は、各時代の病気の概念の歴史と構造を、この概念の理論的枠組みに関連させて調査してきた。しかし、昔の、病気に対するアカデミックでない個人的な言語レヴェルでの表現については、私たちはほとんど何も知らない。この研究の空白は、ある現象を表す適切な言葉を決める力が、医学の側のみに集中してきたという歴史の遺産である。今日では、専門用語の語彙に直面すると、私たちはただ言葉をつまらせたり、沈黙するしかない(16)。現代は「私は心機能不全です」と言わなくてはならず、この言葉によって自分を機能障害者と分類する。しかし機能障害として胸の痛みを解釈することは、文化的に出てきた解釈であり、多くの可能な表現の中の一つでしかない。もっとゆるやかな言葉で表すつもりならば、「私のポンプは働いていない」とも言え、ハーヴィー以前にはなかったイメージを必要とする。痛みに耐えるという文化活動としての、痛みに対する言葉と病気に対する明確な表現は、歴史的現象である。そういった言葉や表現は、ある社会の医学レヴェルが低ければ低いほど、医学の観点から価値を下げられることが少ないので、示唆に富んでいる。痛みに対する言葉が、世界観を伝えてくれる。体内の肉体現象についての整理された図式がない限り、

＊1　ヘルモント　Jan Baptista van Helmont（1577–1644）　フランドルの化学者、医学者。近代生化学の始まりに貢献した。
＊2　ライプニッツ　Gottfried Wilhelm Freiherr von Leibniz（1646–1716）　ドイツの哲学者、数学者、政治学者。

たしかに、痛みは、目に見えず、体内に隠れていて、客観的に把握できないので、第三の現象と関連させて表現せざるをえない。社会が医学化される以前の痛みの表現は、必然的に隠喩となった。痛みを、うめく以上に表現しようとすれば、「純粋」には言うことができない何ものかについて、類推を使って表現する像が必要となる。隠喩は比較を含んでおり、何かが別の「類似物」によって表現されることによって、機能する。隠喩は、何かを「別の」何かによって表現し、その際に、感じられたものの「意味」を決定することを、暗黙のうちに語っている。どのような像を選ぶかは、文化的に規定された無意識のものである。そしてそこから、別の時代の痛みの経験を独自に洞察できる。隠喩法は知覚の諸層を、まさにその媒介された構造によって明らかにする。というのは、隠喩は全体の関連の中でのみ、発言力があるからだ。「心機能不全」は、純粋に身体的で普遍的で、他と切り離しうる現象を語っているが、「心臓がピクピクする発作」とか「心臓が切り裂かれる痛み」といった表現——これは、一七二〇年三月に五十歳のある宮廷女官が語った言葉で、一七〇六年に、スウェーデンが攻めてくるというのでザクセンを逃れたときに「あわてふためき、ぎょっとした」状態の中でかかった疾患だが——この表現は、明らかに心機能不全とは非常に異なる何かを物語っている。

このような痛みに対する言葉の多様性を、私はどのように整理できるのだろうか。何らかの医学的分類にしたがって整理しても、意味がないことは明らかである。そんなことをすれば、アイゼナッハの女性たちが本来意味したことが隠れてしまうからだ。もし私が、体内の感覚を直接表している訴えと、体外で観察できることを表している訴えとを区別し、最後に他の因果連関を表している訴えをまとめるならば、大まかな区分けができあがるだろう。

十七世紀の庶民の薬の本や、土地の言葉で書かれた薬の本は、頭から足先までの処方を整理しているが[17]、これは中世にまでさかのぼる伝統である。この整理は、患者の経験をなぞったもので、患者にとっては、全身が痛みの「命令下」にあり、痛みは体の部位ごとに独特の現れ方をした。

頭から足先まで、アイゼナッハの女性たちは以下のように訴えた（第八巻より取り出してみよう）。頭が半分痛い。目が暗い。毛が抜け、目が見えなくなり、耳が聞こえなくなる感じ。頬が引き裂かれる。くらくらしてぼうっとした頭痛。舌と言葉が重い。歯痛。鼻血。耳の中でフルスがある。しゃっくり。喉が痛い。喉に何かが上がってきて喉が縛られる。喉が収縮する。歯茎がなくなる。苦い吐き気。喉がつまり、しわがれ、せき込む。粘液が頭からはがれて喉に落ちる。首筋の痛み。喉が圧迫される。頭に汗をかく。考えが暗くなる。憂鬱。手足が引き裂かれる。腕がしびれる。ふるえる。手足がひりひりする。手が麻痺する。手がひきつける。手足が砕ける。腕が重い。腕が沈む。右腕が卒中を起こす。手足の中の引き裂くようなフルス。手足が縮み上がる。引き裂くような痛風。

血が胸のところまでのぼせ上がる。息切れがする。息がとても切れる。胸が締めつけられる。胸が押さえつけられる。胸が引き裂かれる。胸が燃える。胸のあたりで何かが突き刺す。胸が息苦しい。びくびくする。心臓に杭が突き刺さっている。みぞおちのところが押される。心臓が締め付けられる。胸の中で何かが大食しているような感じで胸が痛い。不安だ。心臓がドキドキする。胸骨の下で燃えるようだ。

子宮の疝痛《せんつう》。子宮の不安。子宮の心配。子宮の不調。子宮のけいれん。開きすぎて冷たくなった子宮。子宮の中のこぶ。子宮に向かっていった空気が密封される。おもに喉や舌に作用して、話ができなくなってしまうほどの子宮のひきつけ。

体が腫れる。腹が膨れゴロゴロいう。ガスが上がってくる。ガスが下がっていく。ガスが滞る。胃がけいれんする。胃から上がる。体の中がガラガラと騒々しい。体が絞るように痛い。体中のすべてが圧し延ばされたような感じ。下腹がわなわなする感じ。体が空気や水で一杯だ。胃が焼ける。腹が詰まる。わき腹が焼けるように痛い。肝臓のあたりが痛い。わき腹の差込み。脾臓の不安。柔らかい腹が冷たい石になったような痛み。悪性のものの発作。石の痛み。猛り狂うような腰の痛み。尿意感。尻にしこりがある。腰がしびれる。背中や腎臓や腰の痛み。尿が詰まる。便意感。

足先と膝がこわばってしびれる。すねが痛い。足先に熱がある。脚がむくむ。血管が膨れ上がり固まる。血が力ずくで押し出ようとするような足の痛み。冷たい足先。足が悪い。

以上のような、身体の各領域での体内感覚に対する表現の中に、場所に関係ない、状況を示す言葉も含まれている。たとえば、のぼせる、熱、寒気、ぞっとする、だるさ、汗をかく、不安感、無力感、グラグラする、吐き気、不快感、震え、ぎょっとする、けいれんする、うずく、などである。

女性たちは、感じたことを表現しただけでなく、からだで観察できること、つまり見たり嗅いだり触れたりできることを訴えた。たとえば、じんましん、疥癬《かいせん》、赤くなる、熱をともなう発疹、熱い腫れ物、胸のしこり、手のあかぎれ、額にできた銅色の吹出物、うろこ状の発疹、腫れ物、傷、滲出性のただれ、ただれ、子宮からの出血、血痰、吐血、耳からのフルス、血便。そして、体外に出てきた物質に多くの言葉が費やされる。たとえば、凝固した血の塊、液状できつい匂いの血、黒く焦げた血、ひものように糸をひく血、黒い汚物、黒く粘りけのある血、水っぽい黒い下痢、血痰、真っ赤な液、汚い粘液の混合物、結石のある茶色の尿、緑色の水分の排出、肌のようなものの塊、匂うものの排出、汚い悪臭を放つ乳のような匂いのものの排出。

訴えの中には、別のことを表現したものも多い。つまり、ないもの、ないままになっているもの、欠けているもの、つまり、不足や欠如についての観察がそれである。たとえば、母乳が止まる、月経が止まる、産婦の体液の流れが止まる、胸の下の湿気が干上がる、脚の結節（こぶ）がなくなる、からだが開かない（＝フルスの出口がふさがる）、金脈が隠れる、耳に流れる体液がなくなる。そして、その後に、これらが欠如していることによる結果の描写が続く。最後に——これとほぼ切り離せないことだが——ここに、怒り、驚愕、悲しみ、激昂《アルテラチオーン》、興奮、悲痛、恐れについての訴えが入る。

史料は、訴えのこの四つの面の間の内的な繋がりを示す。つまり、女性は、からだの各所について訴え、全身で起こることを訴え、からだに現れることを訴え、何かの欠如のために脅かされていることを訴えるのだ。

さて、女性たちは、こういう訴えによって医者から何を得たいと望み、医者はこの訴えに何と答えたのかを見なくてはならない。さまざまな報告の、直接目につく動機は何だろうか。医者は何をすることになっていたのだろうか。近代の診療では、医者・患者関係の目的は、少なくとも表面上は、初めから決まっている。医者は診断を下し、診断された病気を治療し、取り除く。アイゼナッハの女性たちは、診断も病気の除去も望んではいなかった。訴えるきっかけや問い合わせは、医者の答えと同じく、多面的で明確だった。患者とその家族の側からは、幅広い要望が出された。ある何人かの女性は、はっきりと（立ち寄りがてらであれ、書面であれ）助言を求めた。たとえば、ある織物職人の二十二歳になる娘は、「『月経の支障』で、頭痛、疲労感、蒼白な顔色」をしていたが、薬局の出す指示を望まなかった。彼女が望んだのは、「折りにふれて」助言をもらうことで、そもそも自分の家庭薬メリッサ茶*を保証してもらいたかったのである。別の職人のやせた妻は、「身重の身で」たきぎを取りに行き、集めたたきぎともども「転んだ」のだが、そのせいではなく、「吐き気や妊娠からくる他の不快感や悩みのために私のところに助言を求めにきた」。この女も「小さじ一杯のシナモン水」がよいということを聞きたいだけだった。他の女たちは旅をしようと考えていたので、治療効果のある泉の水のことを尋ねた。こういった助言を求める女たちの中に、以前重病のときには来なかった女たちもいた。たとえば、「胆汁気質」の仕立屋の妻は何度も出産を経験し、そのうちの「少なくともすでに五人」の子供を死なせていた。そして一七三〇年五月、妊娠六ヶ月めにシュトルヒに「瀉血が役に立つのか」と問い合わせてきた。シュトルヒとずっと接触を保ってきた貴族の女性の場合、このような問い合わせは、訴えれば投薬してもらえ、手紙を書けば往診を受けるという交換プロセスの一部であった。比較的貧しい女性が医者の意見を聞く決心をするのは、明らかに特定の場合に限られていた。この場合、医者はおそらく専門家として、権威として、意見を求められた。しかし、それは、女性たちの家庭薬や自己治療のパターンを正しいと保証する権威としてであった。重病のときでさえ、時として形式的な勧告《コンシリウム》を求める以上のことはしなかった。その勧告とは、病気の原因、予後について、場合によっては薬の種類とそれの効き方についての学問的鑑定書である。咳の出る十七歳の少女の両親は、「ある医学的理由から」、「このような咳は、今日までのところまだ肺結核の咳ではなく、胃腸からくる……咳と考えられる」と知らせ、どのように食事療法を行なえばよいのか、「穏やかな、体内のものを一掃して体を開く療法」が行なわれるべきだと言ってきた。水腫で寝込んでいる三十三歳の婦人についてシュトルヒは、「この父君から、治療するというより、父親立ち会いのもとで会う」ことを依頼された。ここでもシュトルヒは権威として、意見を求められた。両方の場合とも、彼は続いて処方を書くよう指令《オルドル》を受けた。しかし、彼の勧告は、他の「正規の」内科医の行なう助言の系列に入れられた。彼らの治療は継続され、シュトルヒは彼らの知識をたんに広げ、補足するものとなった。勧告の場合には、シュトルヒの医学的、学問的知識が問われたので、そこには、生理学的考察が満ちている。他のたいていの場合には、彼の勧めることは、〔患者の〕自己診断と自己治療の日常の中へ組み込まれていった。

＊ メリッサはセイヨウヤマハッカとも呼ばれ、中東原産シソ科の植物で、香辛料や薬用に用いられる。

助言の後に、治療薬が登場する。患者の側では訴えが中心になっているように、調剤を薬局に処方する紙切れが医者の切札であった。ほとんどの病気の話で、この紙切れこそ女性たちが求めていたものだった。彼女たちは

「処方箋」を望んだ。彼女たちは調剤には何が含まれるべきかをたいがい言わなかったが、どういう効果がその処方箋から期待できるかを正確に知っていることも多かった。ときには、知らせを読んで患者の状態を正確に判断することがいつもできるわけではない医者より、彼女たちの方が正確に、期待される薬の効果を知っていた。ある貴族の女は、状態は知らせて来ずに、「発汗性のもの」を所望してきたので、シュトルヒはそれを処方した。三十六歳の「名誉ある立場の」女性は、流産の後、「かなり体が弱った」ように感じていたが、「結婚式の食事に……出席したいと思い、体力増強の薬の処方箋を求めた」ので、シュトルヒは処方した。三十歳の「子宮の状態がよくない」と思われる女性は、「子宮の浄化」と、数日後には下剤を求めたので、シュトルヒはそれを処方した。胆汁質のある婦人は、「自分の馬の一頭が」倒れたときひどく驚いたので、それに対する治療薬を要請したが、シュトルヒは何を処方するのかをきちんとわきまえていた。宮廷に仕える男の四十歳になる妻は、月経が「小量かつ不規則になり、今や一周期まったくなくなっている」ので、月経促進の処方を望んだ。三十歳ぐらいの別の女性は、「何の原因もなく、十四日間、月経が中断している」と訴え、処方を求めた。ある三十四歳の女性は、吐き気を覚え「そのための処方を求めた」。女性たちは、医者と話しあうことなく、乳の酸っぱさを和らげるための薬や、腹のガスをとる滴薬や、「子宮浄化とも言われうる下剤」や、「吐血防止のための何か」を要求し、シュトルヒは処方した。訴えの中にすでに、女性たちが医者に期待している答えが含まれていることもよくあった。それは、家庭薬を処方するか、もしくは薬局にある彼女たちの望む薬を処方してくれという、はっきりした要求だった。こうして、医者の処方は、しばしば、患者の自己理解を確認するものであった。医者は一つの回り道だった。薬を選ぶためではなく、薬を——ひょっとすると薬の効果も——確証するための制度だった。

流産を誘発してほしいと考える女性も、医者をこのように活用し、操作した。たとえば、ある女中は、体内のものを一掃しようとして、下剤を調達しようとした。

「ある頑強な、いつもは健康な様子の多血質の女中が、一七二二年四月に、普段は他の内科医にみてもらっている主人のために、私の通痢エキスの処方を求めた。主人が以前使ったときに、気分がよくなったからと言うのである。……私はその女中の申し立てを信じ、下剤を処方した。」三ヶ月後、この女中は自分のために、「もう少し強い『下剤』の処方」を求めた。そこでシュトルヒは「彼女の胃が飲食物以外の何かで悪くなったのだ」とわかった。シュトルヒは、彼女が他のところで、強いものを調達しないように、その後で、彼女に「穏やかな種類のもの」のみを与えた。

私の使っている史料の「空白箇所」、つまり家庭や近隣の治療ネットワークの中における日々の自己治療の形式が、このように医者の診療の中心に見いだされる。医学的処置と「素人の処置」が重なり会うのは、比較的軽症の腰痛や、ガス、子宮の不調といったときだけではなく、もっと複雑な医療もこの二極の間を動いていた。重病の場合も多くは、女性たちが自分の状況を報告し、医者が処方箋を送った。場合により、さらに求められれば、二回目、三回目と処方箋を送った。油屋の妻の例を取ってみよう。三十歳を大幅に越えた年齢の彼女は、夫に殴られたうえ、重い袋をいくつも持ち上げなくてはならなかった。一七三四年五月六日、彼女は大量の「血の色の液体」を出して流産した。翌日痛みを訴えたので、医者に使いが送られ、この「流産後の痛み」に対する処方を依頼された。シュトルヒは処方箋を書いたが、メモに「その後さらに何が起こったか記せない。続く知らせがなかったからだ」と書いている。これでこの症例は終わっている。シュトルヒはこの患者を一度もみていないが、明らかに直接みることは望まれていないし、それは要求されている事柄を果たすのに必要ではなかった。

非常にしばしば、医者は患者の持つ身体イメージに奉仕したが、それは裕福な女や宮廷の女の患者だけに限られるものではなかった。シュトルヒの「症例」のおそらく半数以上は、医者が処方を頼まれたのは一回限りというケースであり、こういった場合にこそ、彼は、女性がすでに知っていて、できれば家庭で調達できるものを処方するよう、せっつかれたのである。つまり、医者は患者の持つ身体イメージに奉仕させられた。女性は、処方の形をとった医者の解釈という象徴的行為に、慰めを探した。しばしば私には、「本来」この診療で行なわれていることは、儀式的な確認というプロセスであるかのように思えた。

私は、助けを求める者と医者という二極間の可能な関係をスケッチしたが、治療の実態はもっと複雑である。一つには、シュトルヒが処方箋を書くのと並んで、往診もしていたからであり、また、他の公認の治療者や無認可の治療者が、彼と同じことを行なうことができたからである。つまり、患者は、治療者を選ぶだけでなく、治療者から望むもの、たとえば助言か、処方箋か、継続的治療か、往診か、——信じられないほど可能性の幅と種類がある——を選ぶのである。こうした幅広い選択はアイゼナッハの比較的貧しい女性たちにも開かれていた。豊かな市民層の女性や貴婦人にとって、その選択の幅はさらに広かったが、内容的には大差なかった。比較的貧しい女性は、公認の内科医や外科医と非合法の治療者の間を行ったり来たりした。こうして、医事条例によって引かれている境界を操作したのであった。同じことはアイゼナッハの社会階層の高い女性にも言えた。彼女たちは、内科医を正医《メディクス・オルディナリウス》または副医《メディクス・ヴィカリウス》とランクづけ、他の医者を呼んで補足の勧告を聞き、もし公認の治療者の治療効果が気に入らなかったら、「もぐりの医者」の助言も得たのである。自分の持っている身体イメージを確認し、それに対処するために治療者を求め、活用することは、当時の身体と同じく、その時代特有のものに思われる。

もっとも、身分による違いが一つ存在した。女の身分が高く、裕福であればあるほど、一人の内科医をかかりつけの医者として持ち続けることが容易であった。その際、患者は医者に、医者の任務のあらゆる項目を要求できた。また、患者自身で薬を選ぶということをも含む生活の全領域に関して、自分の知識では手に負えない場合に、自分の内科医という情報センターを通じて対処できたのである。

患者の選択の幅について具体的に見てみよう。

十八から二十歳ぐらいのある若い娘が、一七二四年八月初めに、報告してきた。月経がすでに「かなり前から、とても量が少なく、薄い色になっており、その際に疲労感や不快感がある」。寝ていなくてはならない。シュトルヒは処方を送ったが、「この処置がどういう効果をもたらしたかは、報告できない。……というのは、当時ある若い内科医がこの患者の世話をしていたからである」。

この娘は、ここで一度だけ登場する。明らかにこの後、別の医者に変えたのだ。より複雑な展開の例としては、三十歳を越えたある織物職人の妻は、妊娠後半の時期であった。「赤い膿状の物質の形をした」月のものが出てきたので、瀉血をしてもらおうと決心した。しかし、痛みが続くので「処方を求め」、シュトルヒはそれを送った。数日後、彼女は流産をしたが、後産が出ぬまま、三日過ぎた。その間、彼女は家庭薬と、もぐりの仕事にふけっている軍医の助けを得て、後産を出そうとした。「それはもう、腐っているようなので、……私は再び処方しなくてはならなかった。」シュトルヒの薬で、「後産は出てきた」。

この織物職人の妻はシュトルヒに、助言も、往診も、診断も、それに類したことも依頼していない。彼女は、内科療法を得るためにシュトルヒを利用しているのである。彼女のかかりつけの医者は、軍医のようである。

三十歳になる漁師の妻は、一七三七年十月二十四日に、「悪寒」「発熱」「肩の下の耐えられない程の痛み」について知らせてきた。シュトルヒは肺結核らしいと思い、粉薬を送った。一日後、「とても熱が高く、喉もとても渇く」が、「突き刺すような痛み」は収まったと言ってよこした。五日後、シュトルヒは「往診」に呼ばれ、彼女は夜のうちに、七ヶ月の子を流産していたことがわかった。「妊娠については私は何も聞いていなかった。」その週、この重病の女性の状態は悪化し、毎日知らせが届き、何回か往診をした。近所の親しくしている女性が「打ち明けた」ところによると、彼女はこの間に、「もぐりの医者」から内科療法も受けていた。

ここではシュトルヒは往診を依頼されたが、それは、彼女の状態がはっきりと急速に悪化したからであった。それも、彼から処方箋をもらうことを決心して七日目のことであった。このとき彼女またはその家族は、医者にみてもらうことが必要だと決心した。というのは、声望はシュトルヒほどではない、最初に呼ばれた治療者の処置が、流産を引き起こした――ないしは流産を止められなかった――からである。

牧師の娘の例は、別のパターンである。

この娘は二十一歳である。一七三七年の聖ミカエルの日〔＝九月二十九日〕のころ、ちょうど月経中に「自分に向かって強く吠えた犬に驚愕し、冬の間中、月経が止まった。一月に彼女は自分の親戚の若い内科医から薬をもらった。三月に彼女はシュトルヒに、山のような「不調」を訴えた。「胸がドキドキする」「疲れる」「顔色が悪い」「異常に多量の汗」「ひどくかゆい壊血症の吹出物」という具合いに。シュトルヒは体内浄化の茶や下剤、排出用エキスの処方を与えた。この娘が十一月に死亡する前に、シュトルヒは二回ばかり、つまり三ヶ月ごとに、病状報告に基づいて、処方を出すように求められた。

ここでは、この家族はほぼ全期間、親戚の内科医の処方を信頼していた。しかしなぜ、シュトルヒは、ほぼ三ヶ月ごとに追加の処方を求められたのであろうか。

一七二〇年の最初に現れたときは四十七歳だったある女性は、わずかな間接的事実から考えるに、アイゼナッハの市民層の上層に属していたが、十七年以上もシュトルヒと接触があった。五年の間、彼女は繰り返し、思いがけない激しい出血に見舞われた。日誌からすると、明らかに（「客観的に」！）訴えが変わらぬまま、シュトルヒは場合によって一ヶ月に二十回も処方を送り、患者と医者は毎日、報告と処方を交換していた。こういった事態は特に治療初期に起こった。その翌年、彼女は数ヶ月に一回しか処方を入手しなかった。ある年は、彼女が「耐えられるぐらいの状態」であり、「したがって処方が必要でなかった」ので、シュトルヒは一度も意見を求められなかった。またその翌年に重症になったときには、シュトルヒは一度往診し、処方しなくてはならなかった。彼女がやもめになり、「その後」「やっかいな咳が」でたときには、新たにまた処方が求められた。

この場合、頻繁な出会いの期間は、時とともに変化し、同じ体の不調も「ついでの訴え」として報告されるにすぎなくなり、患者はしだいに「年取った婦人」の助言を得て、それに基づいて、自己治療をするようになった。シュトルヒはここではほとんど「正医」つまりかかりつけの医者のようなものである。しかし、貴族の婦人だったら、この時期にもっと頻繁で持続的な往診や処方を要求したであろうが、この女性は自分の出血と折り合いをつけて暮し始めた、ないしは、〔出会いの〕長い中断期間中、瀉血と下剤を使って自助努力をした。ある農夫の妻の話は、自分が入手できるサービスを、いかにうまく計画的に操作できたかを示す例である。

彼女は一七三一年三月シュトルヒのもとを訪れ、自分の左胸を見せた。外科医からではなくシュトルヒから、どうすればよいのかの助言がほしかったのである。「彼女は左胸を何度も見せ、〔胸のしこりを〕切ろうと決心した。」彼女はシュトルヒに結果の予測も尋ね、また「治療の監督をシュトルヒに委ねたい」とも言った。シュトルヒは体内のものを溶かして下す処方を与え、次の月経が終ったらすぐに彼の立会いのもとに切断手術を行なうように、彼女をアイゼナッハに呼んだ。その次のとき彼女は、「手術を引き受けるつもり」の近所に住む風呂屋とともに来た。ふたりは、切断手術について正確な説明を受け、どうやって出血を抑えられるかを知り、生命に危険がないことを確信した。彼らは手術を延期したが、実際には、「出費を抑える」ために、女はしこりを「自分の家で」切断させた。風呂屋は徹底的に教えを受けていたので、切断手術を「好運にも一人で、内科医の臨席なしで実行」したのであった。五日目に女の左腕が強く痛んだとき、この風呂屋は自らアイゼナッハのシュトルヒのところにやってきて、「追加の助言」と処方箋を求めた。

この女性は、ここ以外では登場しないが、自分に必要なことを、回りの人とかかりつけの風呂屋から調達していた。胸のしこりが「小さい鳥の卵」の大きさになったとき、警告を受け、権威とみなされているアイゼナッハのシュトルヒの助言を求めたが、それはその助言を自己治療の領域に持ち帰るためであった。シュトルヒの家で手術の説明があったときに、二つの治療システムが対話することになった。この対話は彼女には有益であったが、シュトルヒにとっては、まったくもうけにならないものだった。

奉公人はよく、主人の保護という口実のもとに、治療を受けたが、彼らは普通ならばこういった治療をこんなに継続的に求めることはしなかったであろうし、それは不可能であっただろう。シュトルヒは患者の家を訪問したときに、しばしば奉公人も治療した。二つ例を挙げよう。

貴族の館にいる料理女のひとりが、一七四〇年八月初めの昼、テーブルの前で熱湯をひっくり返して胸に浴びた。ちょうどそのときシュトルヒが往診に来ていたので、「火の前で、彼女を上半身裸で立たせ」、使っていた家庭薬を使わないように忠告し、塗り薬を処方した。シュトルヒは続けて一週間、彼女の様子をみた。痛みがひどくなり傷口が「膿《うみ》を出し、清浄にする必要性が生じると」シュトルヒは外科医の妻を呼ばなくてはならなかった。というのは、この若い料理女は、「男に〔見られることが〕耐えられなかった」からである。

ゴータの村クラウル＝アム＝ハイニッヒェに住む日雇い農夫の妻が、一七三二年一月初めに三つ子を産み、二週間後に「高熱と母乳の止まり」を訴えた。シュトルヒは、ホップ農園の領主が彼女のために依頼してきた処方を与えた。

貴族の女性のいくつかの場合、特に、治療者の並存や対立が見て取れる。というのは、この場合、呼び寄せられる人間は、無認可の者というブラック・ゾーンからではなく、シュトルヒも属している内科医のヒエラルヒーから来ているからである。患者の身体に対する遠近度に非常に微妙な差異がつけられるため、長期にわたって患者の近くの位置を占められる「かかりつけの医者」という場をめぐって、きわめて微妙な争いが生じることになった。私たちは、医者と女性の体との間の距離を、両者の「出会い」が表現される多様な形式の中で、診療の一基本要素として見てきた。この距離は貴族の女性の場合、一歩ずつ接近することが許されるという形で解消され、他の治療者を締め出すという形で、接近が頂点に達した。シュトルヒの記録は、彼と他の内科医の両方にかかっていたある若い女性が、「彼女の病気のとき、私がよき忠告と処方で助けようとすると、彼女は不変の信頼を示した」という決定的瞬間を記している。しだいに濃密になり長期になってゆく相互関係の中で、「信頼」を得るということは、徐々に身体内部への洞察を得てゆくということであった。シュトルヒがこの「開放」の演出に成功したケースをみてみよう。

最初のとき六十九歳だったある老婦人は、シュトルヒを知っていたが、長いこと距離を保ったままであった。というのは彼女はシュトルヒに「ほとんど全員の召使」を任せており、彼女の食卓に同席することを彼に許していたが、「彼女の昔からの内科医の生きている間は、私に何も〔体のことは〕打ち明けなかった」。食卓では彼女は自分の症状や「秘密の不調」を口に出さず、食事の後で、かかりつけの医者とドアを閉めてこもった自分の部屋の中でしか、体の症状を訴えなかった。その年老いた医者が死んで二年経つうちに、シュトルヒは彼女に近づいた。最初は、シュトルヒはただ、死んだ昔の医者の処方を真似し、婦人が自分で決めた瀉血を監視するだけだった。躊躇しながらではあるがゆっくりと、婦人はシュトルヒが個々の処方を少し変えることを認めた。十二月に「フルスの熱と胸の熱」が出たとき「彼女は、自分が危ないと思い」シュトルヒに往診するように言った。彼の薬がよく効いたので、彼女は「それ以降、前より強い信頼を寄せることを決心した」。シュトルヒは「もし自分の処方のみをきいていれば」よくなると約束した。こうして、シュトルヒは約束によって、より安定した関係を築いた。次第に彼女は「打ち解けるようになった。半年過ぎて、彼女が「持病のさしこみ」で苦しんだときに、服の胸を開い〔て体を見せ〕た。シュトルヒは肯定的な予測を言って彼女を慰め、「それから私が彼女の薬を私の裁量で処方できるように許可してもらった」。この年に彼は、彼女がずっと慣れ親しんできたいくつかの自己治療をやめさせることに成功した。しかしこのプロセスは躊躇しながら徐々に進行したもので、シュトルヒの意見を十分に吟味し、自分の経験を加味した上で行なわれた。それからの年月、シュトルヒひとりがそばに呼ばれるようになり、いつも往診ができるよう、準備していなくてはならず、往診が日常の一部になった。シュトルヒは、一七四二年の初めにゴータへ引っ越したが、「彼女は別れるとき、高齢の自分が、今度は別のもっと若い内科医に任せなくてはならないことに、とても神経過敏になっていた」。シュトルヒはその後も夏の間中、ゴータから彼女の面倒をみた。というのは、彼女は他の医者に体のことを打ち明けるのをとても躊躇し、冬になってようやく、その医者に信頼を寄せるようになったからである。

持続的信頼関係へと進むには、たとえば、伝言と処方を頻繁に交換するとか、継続的に往診を行なうことや、

〔呼ばれてすぐに行けるような〕準備体制をとることなど、医者の業務のすべてが必要であった。昼夜を問わず、日に一度、二度、三度と呼ばれることもあった。一年のうち数ヶ月間あるいはずっと、周辺村落の自分の領地に住んでいる貴族の婦人に対する場合、これは決して容易なことではなかった。「信頼」は、呼び出しがあったとき在宅していることと、交換条件だったのである。

二十代半ばのある貴婦人はシュトルヒを正医としていたが、「失神とけいれん」の件で、問い合わせをしてきた。送った処方が効かずに「発作」が起こったので、シュトルヒは「夜の十一時から、田舎を一マイル以上も走らせて行かなくてはならなかった。二日後、再び行かなくてはならず、失神は少なくなったが、「頭に冷たい箇所があり足が冷える」と彼女は訴えた。同じ日の夕方、その日の昼食に「かなりの量のザウアークラウト〔＝発酵させた塩漬けキャベツ〕と豚肉を食べた」ため、再び失神がぶりかえしそうになったとき、「もう一度夜に往診するよう、厳寒の季節なのに」――一七三二年二月のことである――「要求した」。

医者に対する女性の信頼とは、自分の部屋に継続的に立ち入ることを許し、自分の指示に応じて臨席させようと女性が決心することである。この信頼は、比較的貧しい階層においては、親戚や信頼する近隣の治療者のネットワークの中で、おそらく同じようなものであっただろう。しかし、この信頼は、他の治療者の存在に対抗する保障としては脆かった。緊急のときには、信頼の差を見て取ることができる。シュトルヒのある患者は、長いこと病気で寝ていた。一連の処方をシュトルヒから受けたが、痛みは収まろうとせず、今や「辛抱しきれなくなった患者は、あらゆる経験的な薬に手を出した」。医者を受け入れるか締め出すかという態度の変更は、この史料の中では普通、簡単に書かれているだけである。たとえば「したがって、彼女は他の内科医を使った」というように。しかし、これはすでに述べたような形式の変更ではなく、並存であった。つまりシュトルヒは手当をしても、以前の内科医と「相談し、彼に処方を請求しなくてはならなかった」。何日もたたぬうちに、彼は自分の処方が、患者の姉妹の医者の処方した薬と瀉血とに混ぜ合わされているのを知った。その後、数日たって、他の町のある年配の開業医がアイゼナッハに滞在したが、この男はある高貴な出の患者のためにここに呼ばれたのであり、シュトルヒは往診のときに、彼を同伴しなくてはならなかった。この五十歳ぐらいの婦人の場合、以下のいろいろな人物の助言がからまりあっていた。患者の姉妹、三人の内科医、「胃を丈夫にするため、クベバ〔＝ジャワ産の長コショウ〕を食べるように勧めた」人物、姉妹が他の人から以前もらった処方のいくつかを試そうとしている患者自身などである。

シュトルヒの役割はさまざまであった。「一時的に貸し出された」内科医として、副医として、正医の同僚として「治療」する正式の内科医として、姿は見えないけれども粉薬や液剤によって存在がわかる内科医と仕事をともにする正医として、瀉血のときにも床屋や風呂屋や外科医（彼らは臨席したり、シュトルヒの現れる合間に働いていた）と仕事をともにする正医として、彼は働いたのである。ある夜、田舎に出かけていると、十三年間町に住んでいる開業医と、もう一人の年配の開業医が、彼の留守中に呼ばれており、「このふたりと私は、処方を出すことで出会った」ということが起こりえたのである。シュトルヒが一七二〇年からみているある婦人の場合、一七三六年一月から五月まで、毎日数回正医として往診していたが、以下に挙げる他の治療者や情報と並行して働いていたのである。たとえば、シュトルヒと同ランクの医者（しかし後者は「信用」を落とした）、「有名で経験豊かな開業医」の手紙、患者の尿が送られたよその町の医師《フィジクス》の勧告、合間合間に現れる「有名な開業医」、自分の「薬草茶」を送ってよこす「有名なもぐり医者」、往診をする産婆などである。ここには、一見混乱しているように見えるが、患者が決めた正確な受け入れのランクづけがある。女性である産婆は、患者に触れ、体を見ることが許された。シュトルヒは正医として患者が受け取る薬の流れに権限を持っていた。土地の内科医は、まず最初に意見を求められ、それから処方を送り、最後にシュトルヒを援助するため往診に呼ばれたが、彼の滴薬の効果がないので解雇された。それに対してシュトルヒは長年にわたって「信頼され」、かかりつけの医者として留まった。シュトルヒの信用は、患者がシュトルヒの了承なしに問い合わせた、よその町の医師の勧告によって弱められ、また有名な開業医の勧告と往診によって強められた。最後に、姿を見せぬ「もぐり医者」が周辺的に出てくる。彼の「茶」はたしかに内服薬ではないものの、求められたのである。

患者の身体をめぐるこの相互浸透性を持つ領域は、その入口や中間地域が患者やその身内によって監視されており、その中には包含や排除、また侵入や「開放」や閉鎖が存在する領域であった。この領域の論理は、この領域の理解に根ざしており、この領域から訴えがでてきたのである。まさにこの中心に、つまり肌に隠れた体内の不可視の領域に、〔患者の〕決定が結実していた。そして、すでに見たように、この体内のために、助言や治療や世話を手に入れる多くの方法があり、ものを体内に出し入れすることによって体内を操作する多くの方法があった。どんな外面的な知識も、どんな学位も試験も——つまりどんな「職業」上の肩書も——、体内のイメージに対する対抗物として認められるほどには重要ではなかった。自己の体内に、つまり体内のプロセスと流れの理解の中で、治癒とは何であるかが決定されたのである。シュトルヒの男性患者の信頼が「失われ」そうになったとき、身分とか学問上の名声ではなく、女の患者がシュトルヒを助けたのである。

「ヘルニアのために何度も浣腸したことがあるこの女は、近所で寝込んでいる身分の高い男を私が治療するのに、自分の例を挙げて、大きな助けとなってくれた。彼女は彼に……必要な浣腸を続けるように説得してくれた。このことは、他のどんな説得よりも効果があった。というのは、患者というものは、内科医の行なっていることが正しいかどうか、いつも疑っているからだ。」

第四章　からだのイメージ

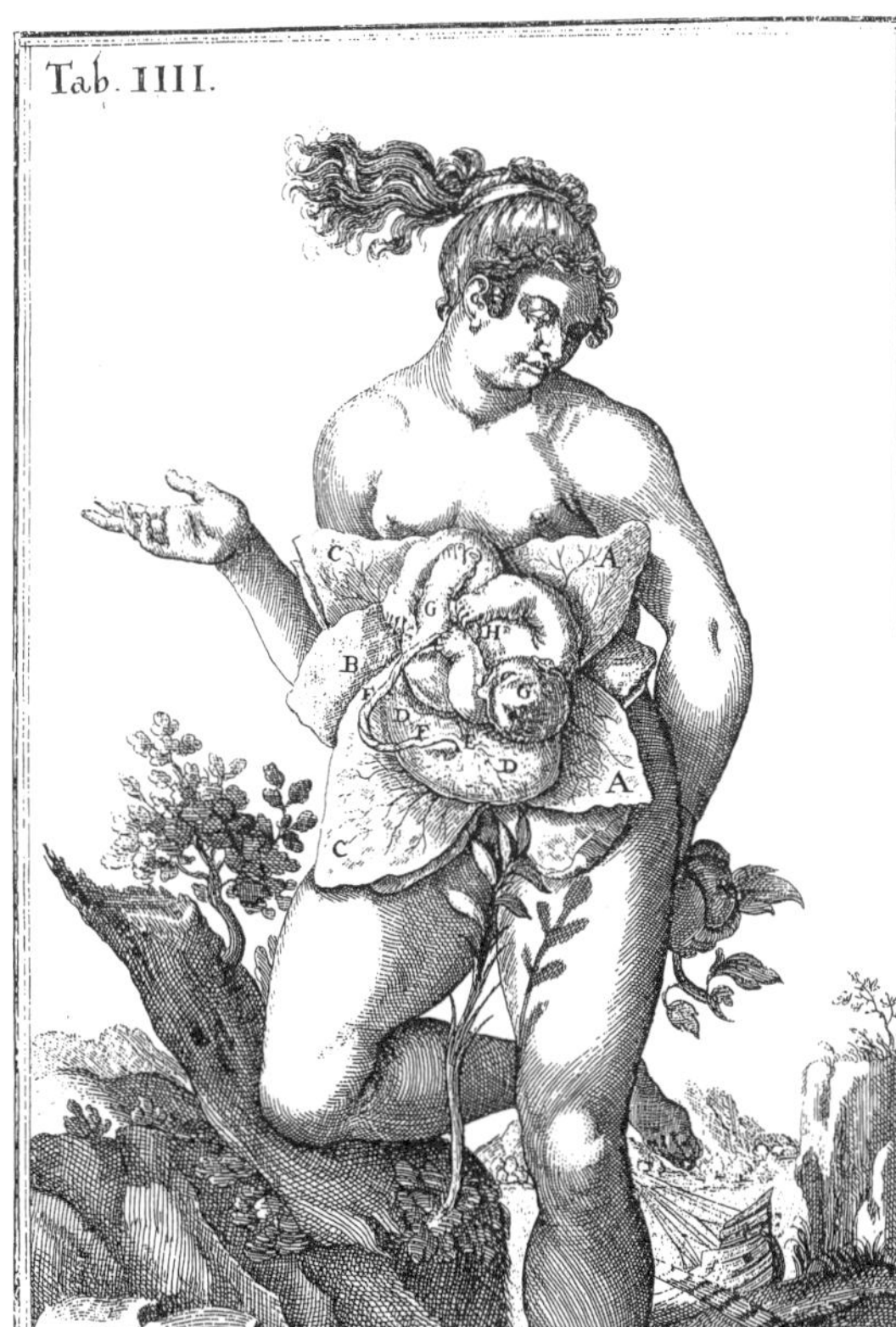

17世紀の医学書に描かれた妊婦

第四章では、診療時の医者と、症状を訴えるときの女性たちの行動を導いているイメージについて述べてみたい。ここで簡単に、私がこの史料にどのように対処したかを述べれば、私のやり方が一番よく説明できるだろう。すでに述べたように、私は、十八世紀における出産の受け止め方について自分の研究がかなり進んだ時点で、偶然にシュトルヒの『婦人病』の本に出会った。すぐに、私は、自分が想定したことや当然と考えていたことが、この史料に合わないことがわかった。最初のうちは、まったく理解できないまま、シュトルヒの症例を読んでサンプルを集めていた。全症例のリストを長い時間をかけて苦労しながら考察することを通じて、ようやく私は、シュトルヒの使う概念と分類基準の意味を予測し始めた。というのは、私は「事柄」を、自分の解剖学的・生理学的思考パターンに沿って、あるいは十八世紀の科学史のカテゴリーで整理しようとしていたことに、たびたびはっと気づいたのである。シュトルヒのイメージをシュタールの教説で解釈し、そうすることによってハレ周辺の医者が共有すると想定されるイデオロギーの中の一つとして解決しようとする誘惑は、それほど大きかったのである。史料を読み込むにつれて、そのような還元法がうまくいくはずがないように思えてきた。シュトルヒが肉体から作り出す観念の中でもっとも重要な要素は、シュトルヒと女性たちが共有するものであって、つまりシュタールや生気論やハレ〔学派〕の影響を受けていないものだったのだ。

たとえば子癇《しかん》[*1]や会陰《えいん》ヘルニア[*2]の頻度のような「事柄」に従って整理したり、社会階層やわずかに書かれている社会的指標に従って整理することが、私にはしだいに意味のないものに思われてきた。これらの病気の話を「現実の」病気に当てはめることは、不可能であった。というのは、「病気」の多くは、たとえば、アイスフェルトの尼僧が自分は屠殺される必要があると思い込んでいる話のように、今日の医学ではほとんど理解できないことである。「現実」と「非現実」の間の境界線はどこにあるのだろうか。シュトルヒが描いているようなアイゼナッハの状況の中で、いったいこのような境界線は存在したのだろうか。

＊1　分娩時や妊娠時、産褥期に起こる発作性全身けいれん。
＊2　膣の後壁から肛門までの部分にヘルニアがおこること。

シュトルヒと少なくとも大多数の女性が共通に抱いていた知覚の輪郭が、しだいに浮かび上がってきた。それは私にとってなじみのない「からだ」の感じ方だった。この医者が「からだ」をいかに記述しているかが、私の注目する焦点となった。この点については、私が当然だと思っている観念が障害になった。私は、この史料から直接に「実感のある身体性」を導き出すことはできなかった。というのは、それはいつも暗示的にほのめかされているだけだからである。

そこで私は、考察のために補助的構築物をつくろうと決心した。それを私は、「診療の指針となるイメージ」と名付けた。シュトルヒの本が語り、後輩の開業医に例示したかったことは、実用的な行動である。あらゆる症例のなかで、シュトルヒは一人一人の女性に対する自分のとらえ方と処方を書いている。その際、彼はかならず、女性の「身体」に言及した。たしかに、たいていの場合彼はその女性の体を一度も見なかったし、もし見たとしても多くの場合、顔と手を除けば、その時代の何重もの衣装に身体は隠れたままだったのではあるが。

しかし、シュトルヒの考察はあるからだのイメージによって導かれており、それは、彼の診療を規定する限りでアプローチ可能なものである。史料に慎重かつ緊密に依拠すれば「私は、この医者の診療の指針となるイメージを知っている」と言えるだけである。これが、彼の体験するからだの総体をどれ程含んでいるかはわからない。

この直感的に把握されたからだのイメージを示すには、記述可能な要素を求めて手探りし、意味群へと分解するしか方法はなかった。私はこの意味群を、「原　理《ラチオナーレ》」と名付けた。後から考えれば、意味の束とか、焦点、イメージ要素という言葉の方がよかったようにも思われる。「事柄」を基準にすれば、史料のテキストは、当時の意味が解明されないままに、すべて整理されるか、あるいはまったく整理できないかに終わったが、この「原理」

を使うと、真理発見の試行錯誤の中で、たいへん実りが多かった。この「原理」はまた、ほとんどすべての場合、当時の医学文献から私が知った思考パターンやイメージ形式、概念、主題、モチーフに密接に関連していた。

当時の文献や、二次文献の中で論議されている主題、および私の使った史料、この三者の間での弁証法的対話によって、私は解釈の試みに必要な「原理」の数を一ダースほどに絞ることができた。同時に、私はこの意味群を相互に関連づけることができたので、この史料の中に反映している、元来私には直感的にしかとらえられなかったイメージが、ずっと正確、明確、確実かつ批判的な像を結んだのであった。

直接にここに反映しているのは、医者シュトルヒのイメージであり、女性たちが自分のからだに対して持つイメージは、この医者の報告を通じてのみ映し出されている。私は個々の「原理」のコメントの中で、この医者が持っている診断の指針となるイメージと、女性たちの訴えの中に見られる、痛みがいかに肉体化されているかというイメージとの間の違いに、可能な限り入り込んだ。たとえば、滞っている血を開放〔＝動かすこと〕へと誘導したい医者と、〔体外へ〕排出してしまいたい女性との間の違いのような、数は少ないがとてもはっきりした違いは、繰り返し現れてくる。この分岐する二つの考えの中に、当時の性差を想定する根拠はない、と私は思う。女性たちがサフランを使って排出したいと望むのに、それをせずに〔シュトルヒが〕女性を硼砂《ほうしゃ》＊で「体内浄化」しようとすることは、シュタールの理論がシュトルヒの思考だけでなく、彼の具体的なからだの感じ方にも影響していることを示している。〔しかし〕シュトルヒの考える「身体」が、女性たちの考える「身体」と、具体的な診療の中でいかに近かったかを発見して、私は驚いた。シュトルヒの日誌は、彼が女性たちの訴えを聞くにつけて強められる、自分の抱くからだのイメージを、シュタールのカテゴリーの図式に押し込めようと、シュトルヒが二十五年間苦闘した記録のように、私には思われた。

＊硼酸塩の一種。洗剤・防腐剤・医薬品などに広く使われる。

1　体内で目に見えぬ変容が起こる

からだは透視することができない。隠された出来事の場所である。人間が生きている限り身体は開かれないし、体内は解読できず、見ることができない。体内について推測できるのは、からだに起こったり、からだから出てくる印を通じてのみである。このことは、解剖学的知識が一般化する以前には、当り前のことであった。

ヴェサリウス*の体内図と、ハーヴィーの生体への実験は、十八世紀初期の学識ある開業医には知られていた。もっとも、シュトルヒはハーヴィーの実験を知らなかったが。こういった生体ないし死体から得られた認識が開業医の観念世界に移植されてくるのは、ごくゆっくりとしたものだった。(1)診療においては、死体はまだ生体にその陰を投げかけてはいなかった。(2)解剖のナイフはおそらく、ある器官の致命的損傷をあからさまにしたし、解剖学者はその損傷を病気の結果として説明できたが、それはまだ病気が生きているからだに及ぼす影響について、何も説明しなかった。シュトルヒが、生前はけっして直接「見たり」触れたりしたことのない患者の体を「開く」とき、彼は死体を調査しているのであって、生前知っていた病気について調査したのではない。(3)

死体は各部分に解剖されてはいたが、その解剖図はまだ生体の構造に反映していなかった。死んだ身体はすで

＊　ヴェサリウス　Andreas Vesalius（1514-64）　フランドル生まれでパドヴァ大学で医学教授となり、のちに神聖ローマ皇帝の侍医となった解剖学者。人体の構造を知るために人体の死体解剖を主張し、近代解剖学の基盤を打ち立てた。

に何十年もの間、幾何学化された内界として示されていたにせよ、生きているからだはまだ生理学的理論や、デカルト以前の世界観が屈折して反映した一般概念が投影されている場であった。近代の病原学や体内の視覚表象化が一般化しないうちは、想定された体内プロセスに境界線を引くのは、その文化の世界観であった。ツア＝リッペ(4)はバロック様式の幾何学性、舞踊手や剣士や銃を装鎮するときの兵隊の規律化を調査したが、〔この時代の〕からだの内部は他の世界に留まった。少なくともアイゼナッハでは、生きている人間の身体は、当時のまだ啓蒙化されていない生活感覚にとって妥当と考えられていたことを、すべて持ち出すことができた。二十世紀の人間にとって生理学的に確定していると見えることも、一七〇〇年頃の医者の宇宙論《コスモロジー》に従えば、非常に異なった枠組みの中に現れてくることができた。

私は、いくつかの例を挙げて、現代では想像しがたい当時の医者や女性たちの考えをスケッチしてみたい。十八世紀初期のアイゼナッハでは、体内は驚くべき変容が起こりうる空間であった。私たちにはありえないと思われることがそこで起こりうるのである。この絶えざる変容の場では、変化の可能性に限界はなかったようにみえる。当時の人々と同様、体内世界を「見る」ことのなかったシュトルヒは、特にからだから出てきたものから推測した、体内プロセスの法則を考えた。隠された内界で、普遍的かつあらゆる場合に妥当する形で叙述されうるからだは存在しなかった。というのは、せいぜい多様な個々の話が書き留められただけだからだ。体内は、経験はできても目に見えない流動の場としてのみ理解されていた。こうして、体外へのフルスは体内を認識する補助手段となり、医者も女性たちも、それを体内の動きの印として解釈した。医者は体外に出ていく種々の液体の間の類似性や相似性、相違点を認識しており、そこから、体内で起こっていることについての洞察を得られると主張した。

侯爵の従僕の二十歳になる妻が、最初の子を産んですぐに、「悪寒」、「発熱」、「赤い発疹」を伴った病に倒れた。日がたつうちに何度も下痢をして、「乳が涸れる」と訴えた。しばしば彼女は、「白い、母乳のように見える」下痢をし、後には、便は「白い凝乳のようなもの」になった。

シュトルヒはこの症例について、この「凝乳のように白い」排泄物は、「逆流した母乳が源」であると考えた。この考えを補強するためにシュトルヒは、母乳は「変わった経路」をとりうるということを同じように観察しているさまざまな著者を付け加えた。母乳は、明らかに、体内で胸から腹に移動し、そこで白い母乳のまま排泄されることが可能だった。母乳は、その本質を変えずに体内の他の場所にも移動することがある、と同じように断言された。シュトルヒは文献からさまざまな例を引く。たとえば、母乳が胸のところで道を失ったが「けれども、口の中で唾液と一緒に出てきた(5)」とか、腫れた乳房に膏薬を塗った若い少女は、そのあと「月経が始まったが、それは色、匂い、味のすべてが母乳と同じであった」。「生殖器官」から月経の形で現れたものが、母乳とみなされたのである。瀉血の出口から、「純粋な母乳」が出てきたり、尿の代わりに母乳が排泄されたことも、もちろん書かれている。道筋の変化は、別の連鎖の中でも証明されている。たとえば、授乳期の女がニワトコの汁を下剤として飲んだところ、その赤ん坊が、「匂い、色、味の点でニワトコの汁と似た汗を出した」。からだの表面に現れるものは、観察され、調査され、「匂い、色、味」の点で、また類似の物質と「同じだ」ということによって、体内のプロセスの説明となった。

シュトルヒは、体内の変容について曖昧なイメージしか持っていなかったので、母乳は体内の一、、ヶ所でのみ作られて、たった一つの出口(乳房)から体外に出ていく物質ではない、と想定することができた。「母乳」はさまざまな出口から外界に出ていくことができ、他の排出物と同類である。母乳が〔乳首以外で〕「外界」に現れるのは、体内で「誤った道」を通ったからにちがいない、というのである。

他の例を見てみよう。

ある皮なめし工の若い妻は、独身の頃「片脚にじくじくするただれ」を患っていたが、妊娠中にこの滲出性のただれが消えた。出産後の産褥期に、熱が出て乳房に炎症を起こした。「炎症がおさまると、かゆい赤い湿疹ができ」「便秘した」。彼女はシュトルヒからこの不調に対する処方をもらい、それに基づいて「十分に体を開いた」*1。彼女は「セデス」*2を十分に出し、その後「湿疹」が「涸れた」ことが確認された。以上のような排出のおかげで、彼女は健康になった。

*1　フルスの出口をつくったこと。詳しくは本章4節参照。
*2　黒い排泄物。便。

医者シュトルヒは自らに病気の経過を説明しようとしている。すなわち、排泄物や発熱を伴う湿疹、および乳房の炎症は、一つの「体液物質」が外に出た形であるか、内にこもる形であり、それは妊娠前は、腿《もも》に出口を見いだしていた、とシュトルヒは説明する。訴えの中で言われている多様な現象形態から、シュトルヒは原因となる体内の原則を結論づけた。それは、体内で内に向かうもの（脚のところで体外に出ていたものが、胸の炎症という形で胸に移動した）と、外に向かうもの（湿疹の形で現れ、また最終的に排泄物となる）は、変化した一つ、の「物質《マテーリエ》」である、という結論である。体内を動き回ることができ、排出されなくてはならないのは、明らかに、悪い不純な物質である。知覚された体内の経験と、外側からのまなざしが、補い合って一つの解釈に落ち着いたのである。医者のまなざしが、まったく異なった素材から一つの物質をつくりだし、体内ではいつも変化の可能性があるという考えに基づいて、解釈を下した。

女性たちは、体内についての知覚と体外の観察で、同じものを語った。そして、その中で、変化するということと、同じ形であるということを結び付けた。たとえば、褐色斑が消えたときに悪い息が現れたとか、汗は尿の臭いがしたとか、月経が出ないと周期的に下痢をしたとか、田舎に住む侍女が知らせてきたように、月のものが滞ると血の混じった唾という形で「出口を見いだす」とかである。体内は明らかに、変容の場であった。そうでなかったら、どのようにして褐色斑は悪い息に変容したと言えようか。婚姻の時の性交《コングレッスス》で、あまりに夫に激しく攻められたと思った妻は、子宮の中の「風」のことを訴え、翌日「風はすべて、耳のところから出ていった」と知らせてきた。産褥期に病気になったある女性は、「まるで呼吸と言葉が耳のところから出ていったような、特別な感じを受けた」と知らせてきた。この世界では、体内の液体は、明らかに異なった形をとるが、実体は「同じ」であることができたのである。つまり、子宮の「風」は上に上がることができ、言葉は耳から出ていくことができた。体内は浸透と変容の起こる場であり、体液はからだの中で変化し、実体や形、色、粘度、出口を変えるけれども、明らかに本質的には同じであった。

2　医者は体内のプロセスの「意味」を探求する

一七二二年五月十七日、アイゼナッハの市民の娘である若い女性が、恋人と一時間ばかり散歩し、村でダンスを行い、梨酒を少し飲んだ。遅く帰宅し、家で頭痛を訴え、疲れきっていたので、早めに床についた。翌未明、医者が呼ばれなくてはならない事態に陥った。彼女は「意識不明」の状態であった。薬をのませることもできなかったので、シュトルヒは水疱を引き起こす膏薬をふくらはぎに塗った。しかし、努力は空しかった。二日後の五月十九日の夜、この娘は死んだ。

医者のシュトルヒはこの症例を考え、「研究し」、説明しようとした。八日後にようやく、他の娘がシュトルヒに、死んだ娘が「梨酒を飲んで踊ったことと、恋人にエスコートされて楽しんでいたこと」を「打ち明けた」。そこでシュトルヒは足から瀉血するという提案を、両親に対して主張し通すべきだったのだと確信した。瀉血は行なわれなかったからだ。シュトルヒは、つぎのようにつじつまをあわせた。つまり、この娘の月経は頭に上り、下から上に向かった。さらに、恋愛感情のために血がのぼせた。そして、梨酒とダンスが、体内の動きの混乱を強めるのにまた一役買った。「娘の月経はいままで、色が薄かった」ことも重要に思えた。

シュトルヒの思考を理解するためには、つまり、この症例の解釈と因果関係を「ナンセンス」と片付けてしまわないためには、説明構造の結び付きを解いて、一つ一つ分解することが必要である。何一つ明らかではないし、何一つ純粋な事実として与えられているわけではない。しかし、各「事柄」の多義性は、おのおのの意味群から、つまり、この事柄を他の現象へ結び付ける因果と物質の繋がりから、推論するしかない。

これはどのような繋がりであろうか。この史料は肉体現象と外界、肉体現象と出来事、肉体現象と過去との間に、多様な結び付きをつくりあげている。この結び付きは個々の経験にその「意味」を与えている。肉体現象のそれぞれは、三つの方向で示すことができる。つまり、ある肉体現象は「何かから来ている」。それは「なぜならば」という言葉の後に書かれており、原因があるということである。また、それは「何かに至る」。史料の中では、「したがって」という言葉で示され、結果が生じるということである。最後に、内的な意味を持っている。「……のために」という言葉をともない、目的を示し、意図の方向を示している。この方向こそが、あらゆる病気において「回復」か「悪化」かの分岐プロセスとして闘われたのである。痛みや、外に出るフルスは、たんに

「そこにある」だけではなく、それは何かのための印だった。からだやからだの個々の部分は、何かを「望んで」いた。この若い娘の場合、頭痛は隠れた原因、つまり血ののぼせの印だった。こののぼせは、梨酒と恋愛から来たものだった。のぼせはある結果、つまり月経が頭に昇るということをもたらした。そして、のぼせは目的、つまり何のためにかという意味を持っていた。ここでは、シュトルヒによれば、自然の誤りであった。というのは、自然は、恋愛によって、頭の中にあまりに多くの血を昇らせるという誤った方向に導かれたからである。この三つの「方向」――すなわち、各現象を時間的に先行する出来事へ結び付けるという外的・内的原因と、現在と未来を結び付ける結果と、内的で表現されない意味であるからだの意志という目的――が、シュトルヒ博士のほとんどあらゆる話の中に内包されている。この三方向は、彼の言葉を秩序づける要素であり、彼の医者としての自己意識の核であった。印を正しく解釈することこそ、たんに表面的な現象のことのみを考えて、隠れた「原因」に至る道を知らない純粋な実践治療家《エムピリカー》と、彼とを区別するものであった。「病気の特徴」を認識していることは、真の医学知識の秘訣であった。というのは、「病気の印」は、「それによってはっきりしない事柄を発見ないし解明することができる手段であり、……隠れた知られていない事柄をあらわにしてくれる表現である[6]」からである。

医者と女性たちは、同じことを考えないので、解釈は複雑になる。女性たちも、原因・結果・意味という三つの「方向」で考え、このことを訴えの中で表現したが、それはときとして医者と異なっていた。女性たちは自分個人の印や経験を持っていて、それは何かを意味し、からだが何を「望んでいる」かについて別の理解を示すものだった。医者が複雑な推論で説明しようとしたことは、女性たちにとっては、経験から読み取ることのできる自分たち固有の様式だったかもしれない。ある女性は、頬にしみが出ると、月経の始まりを知った。他の女性は、周期的な歯痛を月経と結び付けた。また別の婦人の場合、彼女が咳をして「しわがれた声」になると、「おめでたの徴候」だと回りの者が知っていた。女性たちは「徴候」を理解する固有の伝統を持っていた。多様な現象が、妊娠、死期の近さ、月経の始まり、結核の予兆を示すことができた。まさにここにこそ、つまり個人的印から予想される解釈と、「女性たちの徴候」の意味の理解において、医者と女性たちの間に、もっともはっきりとした差が存在した。医者と女性たちの意味のカテゴリーが、ひどく離れている可能性があった。目に見えない目的の解釈において、女性たちと医者を分かつ文化的断層が横たわっているかもしれなかった。大学教育を受けた医者のシュトルヒを患者と分かつ、彼の生理学的、哲学的解釈の枠組みとアリストテレス的訓練の残余物が、まさにここで、ひょっとするとここでのみ、医者と女性たちの間に、断層と対立をつくりだしていた。シュトルヒにとってからだは、病気の中でも治癒という良きことを目指す可能性を持つものであった。したがって、それ自体はよくない徴候でも、よい予測も悪い予測も示しうるものであった。たとえば、嘔吐や血のまじった唾液は、上半身の混乱を和らげるための「自然」の補助手段かもしれなかった。女性たちが身体の自己治癒という意味を語ることは、シュトルヒより少なかった。シュトルヒは自分の観点から、「原因」すなわち「自然」つまり体内の意図を根拠づけたかったので、血を「誘導し」、外側から正しい道を示した。それに対して女性たちは、自分たちの観点からこれらの印を、滞ったからだを内側からおし開こうとする要求として解釈した。彼女たちは血を「追い出して」体内を徹底的に「浄化」したいと思った。そこで、腕にリューマチを患った女性は、腕から物質を追い出すために、「十分に促進しようと」、ワインをサフランと一緒に煮た。(7) 医者はそれを少し危険だと思った。「道に迷った自然」はむしろ注意深く正しい出口へ導かれなければならないというのだ。からだの印は、女性たちには、流動が中断され頑固でかたくなになった体内のことを語った。しかし、からだの印は医者には、体内の誤りを語り、からだが負担をなくそうとして、いかにそしてどの箇所で努力しているかを語ったのである。

3　女性性の場はない

シュトルヒは、『婦人病』で、もっぱら女性を扱った診療について書いているが、ときおり、男性や子供の治療から得た考察や症例を、さしはさんでいる。男性の身体に対する彼の見方は、「兵士」に関する彼の研究にも示されている。[8] 史料テキストの中から、男女の生理学的差についての彼の考えを引き出すことができる。そこから出てくる驚くべき結果は、女性の身体の特徴を規定するものは、私たちの知っている「性徴《ゲシュレヒツメルクマール》」との関連性が弱いということであろう。女性・男性・子供は、類としてのヒトに属しているが、形態学上、機能上、差のある構造だと今日では考えられている。女性は、月ごとに出血し、子供を産み、ある年になると月経が終わり、そのことは、その女の「生殖」期の終わりの印である。男性は、出血せず、子供を産まず、生物学上、閉経期と比較できるようなことを経験しない。同様に、少年の最初の夢精は、少女の初潮と同じ重要性を持つとは考えられていない。子供は、男の子か女の子であり、生物学的にみてまだ成熟していないので、月経も精通も始まっていない。私たちは、性と年齢の上でどこに属するかによって、生物学的、生理学的状況ははっきりしていると考える。この身体イメージから外れる場合は、カテゴリー上の例外として、また規準からの逸脱として、また病理として考えられている。私たちは、「生物学的」なことを、性や年齢で異なる特定の肉体現象に結び付いた、本質的に解剖学的、生理学的な物質性の中で理解している。[9] しかし、このアイゼナッハの医者シュトルヒは、自分にも患者にも、これと対立する考えを証言している。この考えは、私たちも当時の学術文献から知ることができる。私たちが明らかに性徴ととらえている現象の多くは、十七、十八世紀には男女差の決定的な印ではなかった。また、シュトルヒの時代には、加齢化現象の特徴をまだ気づいていなかった。文化の目は、自然の秩序の中から、自分が期待するものを発見するのである。

シュトルヒと彼が引用する著者の考えによると、男女が異なっているのは、月経という事実ではなく、出血ないし肉体からの液体の排出の周期性という点のみであった。血そのものではなく、リズムによって規定されていることが、女性の本質なのであった。とすると、奇妙な矛盾に直面する。つまり、どのような形であれ、「血」は女性の病気に関するあらゆる考察の中心を占めたが、血そのものは性別特徴の必然的要素ではなかったのである。シュトルヒは確かに、最初は、「月のもの」を女性の「生殖期」の「必須要素」としてみることから出発するが、すぐに限定付けをした。

「もっとも、これには多くの疑念がある。というのは、第一に、子供にも月経があったという少なからぬ話が存在し、第二に、一度も月経がないが、結婚すると幸せな子沢山の母親となったという者も多い。娘が、よく成長し、胸も膨らみ、月経があることは、まさに生殖期の良き生《ベネ・エッセ》の一つであるが、それだけが、生《エッセ》ではない。」

当時の文献は、異常に若い少女が出血する話をたくさん記している。ダンツィヒ出身の九歳の少女に「普通ではないが、月経があった」。テュービンゲンの簿記係の娘は、八歳で出血が始まった。あらゆる年齢から以上のような例が挙げられ、「使者つまり手紙運びの娘」に至っては、「月経が四歳から八歳までたしかにあった」と書かれている。

「一六九二年ドレスデンで、ある法律家の妻が、娘を産んだ。その子は、出産後すぐに月経があり、それもきちんとした周期で、一歳半までそれが続いた。その後、月経の代わりに「こしけ」が始まり、それが月ごとに二年以上も続いた。そのためこの子は、非常に体力が落ちた。」

シュトルヒは自分の経験を書き加えている。一七三二年、ある貴族の婦人が、「強い女の子」を分娩するのに立ち会ったが、「この子は出産後四日目にして、さじ数杯分の血を外陰部から出した」。

月経と同じように、成人の女性にしかない特徴も、彼女たちの生《エッセ》、すなわち女性性の特徴ではほとんどなかった。シュトルヒは、大人になっても一度も期待した「月経」がないが、その代わり体の他の箇所から出血するアイゼナッハの女性たちのことを書いている。ときおりシュトルヒは、小さい女の子でも下から出したり、母乳として胸に集結することのある「白いフルス」や、子宮の風邪について観察している。(10)

また別の女性は、結婚していても妊娠しないうちは、一度も月経がなかったが、妊娠すると月のものが規則的に来るようになった。また別の女性は、別の定期的な排出を経験した。ある「華奢で姿のよい」女性は、月経をいつも数滴しかみなかったが、「足先に出たり消えたりする大きなあざができ、それはいつも月経のときに大きくなり痛くなる」と知らせてきた。また別の女性たちが知らせてくるのは、定期的な血痰や、月経と同じリズムの下痢、同じリズムの結核の悪化や発汗、周期的な「手足の不安や重さ」、四週間周期の金脈のフルス〔＝痔の出血〕であった。(11)体の中における時間の動きや、「フルス」が周期的に体内で自然発生的に上昇し、ある形で出ていくことこそ、体外に出て行く素材が不変であること以上に、恒常的なことと思われていた。

一時的だが定期的な周期というものは、生殖期の女性だけが経験するものではなかった。高齢でもなお定期的に出血している女性は、シュトルヒの診療の中で特別な例ではなかった。すでに述べた七十歳の未亡人は、一七二三年に腰痛を訴えたが、それはいままで「狂うことなく」あった「月のもの」が、二周期前から現れなくなったからであった。瀉血をした後で、ふたたび出血が始まった。そして、五年後の一七二八年、七十五を越える歳になって彼女は再び現れ、今度は月経ではなくて鼻血で悩んでいると訴えた。高齢の女性の定期的な出血は、たしかにアイゼナッハで日常的なことではなかったが、シュトルヒの経験によれば、「全くまれなものに数え入れるべきではなかった」。それで、シュトルヒは自分の考えを補強するために、一度も出血が停止したことがないか、高齢になってふたたび出血が始まった例を、文献から抜いて、数頁にわたるリストにして付け加えている。出てくるものは、経血とみなされていた。大量の証言の中から一例だけ引いてみよう。

「デスベック出身の貴族の婦人ブンガルディーナは、百三歳の立派な婦人と知り合いになった。彼女は、百一歳のときに月経が再開し、健康が増進し、百三歳になるまで健康であった。百三歳の年に、彼女は月経の最中に死んだ。」

周期的で自然発生的な排出が女性にふさわしく、それが体液の物質が特定のものであることよりも、女性である点で必然的である（とみなされていた）ことがわかる。さてそれなら、自然発生的な出血が、もう一方の男性にも観察されているのは、いっそう驚くべきことである。そして、もっと奇妙なことに、体外に出る「物質」には、性差がないのである。

しかしながら男女が区別される一点がある。それは、男性は女性のように定期的に自然に、一つの場所から出血はしない、ということだ。そのために男性は、ほとんど定期的といえる場合もあれば時おりの場合もあるが、血をさまざまな場所から――鼻から、金脈から、傷口から、血痰として――放出したのである。とくに、「金脈」[12]〔＝痔〕は、女性の「月経」の類似物とみられ、多血質で若く、あまり動かない男性の場合、体液の過剰を放流する役割があった。血気盛んな男性の金脈が「滞る」と、その男は、「月経の滞った」女性と同じ故障が出た。

「金脈」は「月経」と同様に感じやすいものであり、流れているまさにそのときに、ぎょっとしたり、間違った場所に入り込んだり、興奮することによって、停滞しうるものであり、そうするとふたたび出てこなかった。すると、男性は苦しみ、それで死ぬことさえあったのである。

「数年前に私は、四十二歳の肥満した商人のこと聞いた。彼は、痔の出血《フルクスス・ヘモルロイドウム》をしていて、大口をたたく外科医ともぐりの医者に瀉血をするように説得されたが、血の流れ《フルクスス》が滞ってしまったので、この人のいい商人は五日後に……突然死んでしまった。」

金脈と月経は、身体の自然発生的で治癒的な排出という点で、同類とみられた。両者は同等で交換可能であった。この類似性は周辺的な現象ではなく、数多くの学術論文や学位取得論題の対象であった。(13) ハレのシュタール信奉者であるミヒャエル・アルベルティは、一七二二年出版の『痔疾論』の中で、月経と金脈の一致する点を議論している。彼は、余分で厄介で不純な物質の放出によって、身体の負担を軽減するという共通の任務に、一致点をみている。両者とも「親近性」があり、「対象、主体、手段、形式、目的、順序、時、必然性、機会、原因などの見地から、両者の排出がいかに一致しているか(14)」を語った。金脈は成人男性にとって、必要でないにせよ有益な出血であった。このように、学術論文は、「金脈からの出血は、男には月経の代わりである」という諺で伝承された民間の知恵を反映していた。(15) しかし、たんに「赤いフルス〔＝血〕」だけでなく、精液の流れも「子宮の風邪」の類推で考えられていた。というのは、自然は夢精という「精子の放出によってもまた、悪い要素を排出するからである」。

体内は、排出によって身軽になる必然性と傾向を持つという点で、男女は類似していた。このことは、男性の「本当の」周期的な「月経」を許容することになった。プルーケ(16)は、十八世紀末の文献を広範に収集し、そこからもう一度、十六、十七世紀の医学上の「観察」から伝えられた沢山の症例を引用した。場所と状況が詳しく書かれた上で、男性たちが、いかにしてどこで定期的な月経を経験しえたのかが報告された。彼らは、「指先から」、満月のときに左の親指から[17]、静脈瘤から、とりわけ月経の直接的類推によって「ペニスを通して」出血した。たくさんの例の中から一例、ヴェンクが自然科学協会の小論集で報告した、ある農夫の例を挙げてみよう。「彼は思春期のころから七十六歳になるまでこの月ごとの排出をせっせと行ない、健康で楽しく生きた[18]。」

男性も出血するだけではなかった。周期性と身体領域の点で類似点があるだけではなかった。女性にしかないとみなされている領域でさえ、男性は女性と似ていることが可能であった。女性と少女はシュトルヒによれば、乳を胸に集めるが、少年と男性もまた、「立証された経験」からみて、子供に「飲ませる」ことができるぐらいたくさんの乳を胸に蓄えることができた。たしかに、シュトルヒがその著書『解剖学大要』を参考にしていたヘルムシュテットのローレンツ・ハイスター教授のような解剖学者たちは、死体を使った研究に基づいて、このような可能性を生理学上、除外しようとした。しかし、「かといって可能性自体は、完全に否定されえない」とシュトルヒは書いた。生体による経験は、解剖学者の見解に反論するものだった。シュトルヒはアイゼナッハ周辺で知った症例を語る。もし「両性が同じ戸棚を持っているならば、たとえそれが男の場合、女の場合ほど大きいことはまれであるにしても」、また男女の胸が何か共通点を持っているならば、この現象は、「たくさん乳を出したので、それでチーズができるほどだった」男性の場合と同じように、ありえないことではないのである。シュトルヒは、没落しつつあるが生き生きとした伝統を中心にすえている。それは、シュトルヒがアイゼナッハの話に付け加えた証言で、はっきりと示される[19]。

文化が性的特質を身体性に結び付け、身体性を男女差の印として解釈する方法は、非常に多様である。どんな形態学的な要素も、そして射精や月経のような、どんなプロセスも、いつもあらゆるところで、性に特有だと理解されたわけではなかった。そのような要素が、文化に規定された目でとらえられて初めて、性的特徴となるのである。性は観察者の目の中にある。たとえば十七世紀末にようやく、出血と乳は生理学的にみて母性の機能領域であると、最終的に分類された。シュトルヒが本を書いたのは、この新しい科学がアイゼナッハで女性の身体の理解を独占してしまう以前のことである。閉経期は、まだ「発明」されていなかったし[20]、月経とその支障のことは、まだ新しい疾病分類学によってとらえられていなかった[21]。両性の関係は、身体がそれを反映しているように、まだ（原則として）「事実に基づいて」解釈されてはいなかった。マクレインが描いた再定義のプロセスは、まだ貫徹していなかった[22]。生物学はまだ、性徴が双極化されている身体の学問ではなく、少なくともシュトルヒにとっては、男性や女性が肉声で語る生と病の話を理解することであった。

シュトルヒが暗黙に性差を語る場合、相対的なカテゴリーを利用し、明確な規定は使わなかった。それによって彼は古代の伝統に立った[23]。男性と女性は互いに向いあう関係のものである、たとえば、右と左、外と中、恒常的と周期的、多血と貧血のように。一方はいつも他方との類似と相違によって現れてくるものである[24]。自然に排出する傾向のある女性は、男性ほど多血症《プレトーラ》という病気にかかるおそれはない。しかし女性は男性より弱く、冷たい。したがって、男性より多くの汚物と水分がたまり、定期的に出血しなくてはならない。女性は、（アリストテレスやガレノスが言う）「劣等性」において、体内から放出するという自己回復力を体現するのである。シュトルヒが行なう瀉血[25]は、きちんとした月経のように、月の状態に対応するべきであり、はっきりと月経の類似として解釈された。瀉血は、男性には女性と同様に施されたが、実際には男性の方が必要性が高かった。

シュトルヒが病気の兵士をみても、兵士が乳や月経を持たないから男性だというふうには、まだ感じていなかった。そして「精液」は第一章で述べたように、まだまったく男女の特質ではなかった[26]。人は生物学的な理由で「女性」なのではなく、逆に、女性だから婦人病にかかるのであった。

事実でとらえられない隙間の中で、あらゆる種類の話が繁殖していった。奇妙な例がたくさん語られた。たとえば、ストラスブールのある娘は「二重になった子宮を持っていた」。「ある勇敢で大胆な女は、女性であることを否定し、男の着物を着て、長年兵士として働いたが」、「その『恥部』に糾《きゅう》毛症(＝シラミや病気のために毛がもつれること)を患った」。シュトルヒの診療に現れたある女性は、「まだすべすべである」、つまり恥毛がないと「言われていた」。シュトルヒはこれに付け加えて、「一七四五年にある売春婦を分娩させたとき、器具を使わなくてはならなかったが、その女には毛がわずかしかないのに気がついた」と記している。これは、すべすべの「恥部」は不妊の証明だという説への反証である。ここではすべてが、ある意味を持つことができ、発言力のある印になった。というのは、何物も解剖学の地図に固定されてはいないからであった。たとえば、女性の恥毛がちぢれていたり、ウェーブがあったり、長かったり、剛毛だったり柔毛だったりすると、恥らいや処女の印になったかもしれない。好色であるか内気であるかも、恥部や、頭髪部、腹部や出血の量に体現されることができたが、同時に、これらの印はすべて「人を欺く印《シグヌム・ファラクス》」でもありえた。あるものは何でなくてはならないかを最終的に探索する解剖学がないので、女性の一般的な身体を規範として構成することはできなかった。シュトルヒは同時代の学者と同様に、経血がどこから来ているのか、女はみな処女膜を持っているのか(これは法廷で争われていた)、確信がなかった。私たちにとっては事実に基づく解剖学的な性的特徴に、シュトルヒの話が及ぶとき、彼は自分の例を吟味した。それは、「すべての女とは言わないが、多くの女に」見られたという確率を証言するものだった。解剖学的・生理学的一般化がなされていないこのような状況では、個々の具体的な身体の特徴は、隠喩の巨大な発言力を引き寄せることができた。文化の目は自分が見たいものを「見る」ことができた。両性の類似しているが非対称な補完性の中で、両性の差は、類似のものの間の複雑な相対関係によってできあがった。それを育てた文化の中では、男性と女性の要素であるジェンダーは、両者の多様な関係によって、お互いに対して、

また回りの世界に対してつくられていったものの、けっしてある場所やある流れに、はっきりと固定できなかった。(27)

4　からだの開口部は出口という「意味」を持つ

自分のからだが私に、からだとして現実味を持つのは、私が他人のからだにある秩序を見て取り、それによって、私のからだを同じ秩序に組み込むときである。私の右手が、左手につかまれるときに、逆に左手をつかむことができるように、私のあらゆる知覚器官である身体は、同時に私の全知覚の対象を構成する（対象が器官になり、器官が対象になる）。(28)この知覚は、時代と文化によって規定されている。身体の歴史は、この知覚と秩序の形の歴史である。人類学者(29)と思想史家(30)は、社会関係の意味を、身体各部分の意味ある関係を解釈することによって、解読しようとした。私はここで、プリュッゲやヴァイツゼッカーやゼイナーのように、からだを自己体現化の場とする理論を取り上げるのではない。またシュトルヒが知覚した身体が、比較身体分類学のどこに位置するのかを、取り上げるのでもない。シュトルヒが知覚した女性のからだの境界面の意味について、そしてそれをほのめかしている症例について、理解してみたいのだ。

もっとも簡単なことから始めてみよう。外からみると身体には、皮膚である表面と、からだの開口部である穴がある。さらに腫《は》れと丸みがある。からだの開口部はどのくらいあるのだろうか。シュトルヒ博士の話の中では、多数の「からだの開口部」が存在し、普通以上に多くのものが目を引く。たとえば、目、耳、鼻、口、乳房、へそ、肛門、尿の出口、陰門である。まず、へそが「開口部」と考えられており、乳房もそうみなされていることに驚く。第一の仮説——からだの開口部は出口であり、その開口部の意図された方向性は、中から外へ向かう方向である。このことは、シュトルヒの話を、からだの開口部で何が起こったのかという点でじっくり吟味してみると明らかになる。開口部では何かが出てくるが、そこから出てくるものは変わるし、他の場所からも出ていくことができる。つまりからだの開口部は、一つの物質を出すところだと、明確に決められていない。目は涙を出すが、血の涙を出した少女もいた。鼻から鼻汁が出るが、鼻から出血する少女もいる。出てくるものは「月のもの」、つまり排出された月経である。口には唾液が溜るが、月経もまた歯の穴から出てくるし、血痰とともに出てくる。「月経」は、めったにないことだが「血尿」としても排出されたり、もっと頻繁に、特に成人の多血質の女性の場合、金脈のフルス〔＝痔の出血〕の形で出てくる。ある聖職者の妻は、驚きのあまり月経がなくなってしまったが、かわりに金脈のフルスを持ち続けた。ある「背の高い胆汁質の料理女は、よい料理とよいワインをいっぱい飲むことのできる台所にいた」が、医者に、自分の「経血は便の中に出ている」と打ち明けた。からだの開口部は年齢によって異なった意味を持った。若い娘は特にからだの上半分から、鼻や口から出血し、月経が下から出ようとしない場合は、月経のリズムで出血が起こった。一方、年上の女性には、金脈〔＝痔〕の方が重要だった。未婚の女は、既婚者より金脈が少なかった。

体はさらに多くの開口部を持っており、この出口はからだの全表面に散らばっていた。皮膚はいたるところ出口になりえた。あらゆる箇所で皮膚は開いて、開口部となった。別の言い方をすれば、皮膚のいたるところで、月経や他の物質の排出と流出が行なわれた。

十六、七歳のある女中は、まだ月経が一度もなかったが、木片で指を切り裂いた。血を押し出す勢いは、痛みを伴って、傷口へと向かった。

「ある二十歳の強くて多血質の人間」が、盗みのために捕まり、刑務所に入れられた。そこで重病になり、月経が「止まった。……それに対して滲出するフルスが、大きな痛みをともなって、肩のところに現れた」と彼女自身が医者に語った。

ある娘が夏に、熊手の歯を足先に突き立てた。彼女は長いこと外科医の治療を受けたが、傷が治らず、ついに半年後、シュトルヒに助言を求めた。治療をした外科医の話では、傷が治らないのは「月経が毎月、この傷口を出口にしているから」ということだ。

「田舎に住む女中が、数年間月経の量がわずかになり、時には止まってしまうと言い、同時に頭にぶよぶよしたこぶができたと訴えた。」最終的に月経がまったくなくなってしまったとき、彼女は「こぶが大きくなり広がった」と言った。

十六歳になる官房書記の娘は、月経が滞り、その代わりに扁桃腺が腫れた。それによって「自然は有害な物質の出口を見いだした」とシュトルヒは書いている。

医者や外科医や女たちの見方では、傷やこぶや裂け目は、普通なら他の場所を選ぶものが出ていく開口部であった。肥大した扁桃腺は出口であった。そこから出てくるのは、経血でも他の物質でもありえた。皮膚は中から外へ透過するようにつくられていたようにみえる。皮膚にある「汗の穴」は水分や血、不純物をそこから外に出せるように、温度によって適正な大きさに口を広げた。皮膚の上のあらゆる腫れやこぶは、出口を探す物質が、周辺に押し寄せてきた印だった。(31)「傷口」から「皮膚の中に吸収された腐った物質を排出する」ことができた。皮膚は、体内が外に対して物質として終っているところではなく、むしろ現実の小さい開口部である孔や、大きい出口になりうるものの集合体だった。大きい出口は、皮膚が柔らかいところではどこでも、「華奢な皮膚が、簡単に鋭い物質によって擦り切れたり、裂けてしまうので」できたのである。

皮膚に起こる他の現象も出口として解釈された。静脈瘤は外へ出たがっている鼓動する血を示した。皮膚の赤化や「丹毒」は、出口を探している悪い物質によって引き起こされた。「発疹」は排出であり、疥癬《かいせん》は喜ぶべき放出であり、褐色斑は外に出てきた不純物であった。皮膚に起こるこれらすべての現象は、体内の血の流れである月経と「繋がり」を持つことができた。そういった現象は特に月経が滞ったときに現れた。以下のような例がある。

ある若い娘の月経が大火事のため「止まって」しまったとき、彼女の褐色斑が腫れた。褐色斑は月経が「しかるべき秩序」に戻ったときに減った。

ある「十九歳の胆汁質の娘は」、「月のものがなくなった」と訴えた。「月経が始まりそうになると、すねに痛くて赤いしこりができる」という。

ある「三十代の女性」は、「悪い腿《もも》」を持っていた。「月経」が本来の場所から出ずにその腿から出るのである。後に月経の規則正しい秩序が回復されると「血は（腿の）ただれから……二度と出てこなくなった」。

ある「十八歳の多血質で胆汁質の女性」はまだ一度も月経がなかったが、一年以上も腿のところに傷があり、体調は本当によかった。傷は「月のもの」のリズムで出血した。シュトルヒがその女の状態を、まだ同様に初潮のない、つまり真の処女への移行を完了していない妹たちと比較してみると、腿に傷のある女の方が体調がよく、健康であった。というのは、この女は痛みを知らず、顔色が青黒くも青白くもないからだ。はつらつとしているのだ！

自然なからだの開口部と皮膚のしみが交換可能であり、疥癬と発疹が「同類」であるということは、その物質性ではなく、その意味に基づいていた。この場所で起こることは、つまり何かが「出てくる」ことだから、比較可能である。ある貴族の婦人の場合、金脈のフルス〔=痔の出血〕は「耳の後ろのただれたしみ」に変わった。別の婦人は「子宮の風邪」つまり白いフルス〔=おりもの〕に苦しんだが、これは足の指の化膿へと「変わった」。同じように「白いフルスに悩んでいた」ある妊婦は、右の脚に静脈瘤が腫れあがるのを観察した。後に産褥期になって、悪露《おろ》が止まってしまったとき、この静脈瘤がふたたび痛くなり、「このフルスがふたたび正常になるまで、猛威をふるった」。外界への開口部としての穴の見方に立てば、からだのあらゆる部分には類似性があるが、特に口と肛門、鼻と子宮口、肛門または子宮口と静脈瘤、傷口、脚のしこりの間は近かった。[32]

皮膚は壊れやすい。そして皮膚は境界である。しかし、皮膚の意味は、外界に一線を画すことではない。皮膚はとりわけ、体内が姿を表す面である。私がシュトルヒの話を読んで聞かせたとき、ある数学者は印象をこう語った。この女性たちは自分自身を、数学のベクトル、つまり絶えず変化するけれども、方向性のある力のかたまりとして感じていた、と。

医者は、この力の方向を操作することを任務と考えていた。たとえば、ラッシュ織りの女性の例がある。

この五十三歳の女性は、市場で屋台を一つ持っていたが、一七二〇年秋にわき腹に痛いヘルニアを患い、便秘した。回復の方法が二つ出された。一つは、わき腹のしこりを開く方法、もう一つは、浣腸して下させ、外に出す方法である。二人の治療者がそれぞれのやり方で彼女を治療した。外科医は、柔罨法《じゅうあんぽう》を施し、シュトルヒは浣腸を無数に施した。シュトルヒは自然な開口部を排出口として使おうとしたが、外科医は皮膚に開口部ができるように刺激した。努力は無駄だった。ヘルニアは「どの開口部にも行こうとしなかった」。

この穴の多機能性については、ラブレーの身体イメージについてのバフチンの解釈が思い起こされる(33)〔しかし違いはある〕。十六世紀には、身体にある穴は、体内と体外、からだと環境との間の継続的な交換の場として重要であった。身体の中身は、出入口であるからだの開口部を通して運ばれ、身体と環境の間にある透過性のある境界は、両方向の豊かな変容に役立った。他方、十八世紀初期のアイゼナッハでは、この穴の多義性は伝統として生き残っていたようだが、バランスの変化が感じられる。まるで、体外と体内の間のギヴ・アンド・テイクは損なわれ、あらゆる開口部は開くことを強いられているかのように、バランスが変わったのだ。

5 医者は体内の流動を解釈する

一七三一年二月に、シュトルヒの患者で五十二歳になる未亡人が、「奇妙な想像」をした。「体内はどうなっているのか知りたいと睡眠中に考えた」ので、夢の中で自分の体内を見たのだ。この女性は、体内を目に見えるものにするために、こんなに流動に満ち、曖昧な構造になっているからだに近づける、唯一のはっきりした接近法〔=夢〕を選んだのである。はっきり醒めた意識であれば、体内には、確かな標識はほとんどなかった。確固としたものも、足場も、骨も、はっきりと輪郭のついた器官もなかった。代わりに体内には、変容や動き、推進力、停滞を起こす抵抗力があった。からだの中の液体が、血、乳、便、汗、湿り気、壊血、不純物の間で変化し、こんなに多くの場所に現れるのならば、シュトルヒはこの液体の動きをどのように考えていたのかを問う必要がある。からだはいわば空洞だったのだろうか。そこには、方向性とか道とかプロセスの物質的秩序があったのだろうか。そして、この体内の動きは、一体何によって引き起こされたのだろうか。

ある二十九歳になる貴族の婦人は、しばしば、「白いフルス〔=おりもの〕」で悩んでいたが、驚くべき方法でこの悩みは取り去られた。彼女は「頭に大量のシラミが巣くっていることに気がついた」。そして「この虫が頭にいる間は、白いフルスがないことを発見した」。

これは、私たちにとってはまったく奇妙な結び付きであり、上下、内外の差というからだの秩序がごちゃまぜになっている。シュトルヒは頭のシラミと消えた白いフルスの関連をつぎのように解釈している。シラミは噛みつき、血と水分を頭から吸う。そこで「下半身から水分を上に」誘導するというのだ。この因果関係はけっしてアイゼナッハ独自の奇妙な考えではなく、ハレ大学の教授ミヒャエル・アルベルティが一七三七年に発表した「髪をすくことの健康への有益性」という論文の一部にもみられた。血液循環や静脈・動脈系、また伝統的な体液混合の諸説は、ここでは考慮されていないようで、それらを使っても、このシラミと白いフルスの間の経験からでた関連は、説明しがたいだろう。私たちは初めて、からだを、物質的には曖昧なままでも、動きを刺激するものが遠くから作用しうる場としてみるのである。いらいらしたり引っかいたりすると、また、かき傷や小さい傷があっても、水分が誘導され、とても遠いところから引き付けられる——たとえば、子宮から頭まで。体内の動きは刺激に反応するのである。

二十三歳のある女中は、店屋の角に頭をぶつけ、「強く痛い挫傷」を負った。二、三日後、月経が流れているまさにそのときに、下剤をのんだ。月経は「止まり、頭に逆流した。そのことは、額とこめかみのところに上がってきた血管でわかった」。そのために、この娘は「混乱と憂鬱な考え」に落ち込んだ。数年後この鬱病の発作がふたたび起こった。

シュトルヒは考察する。しみやこぶは血を下から上へおびき寄せた。特に、子宮からの血は、下剤のセンナの葉によって流れの方向が不確かになり、滞った。またこの体内の印は、からだにいわば彫り込まれたままであった。というわけは、

「うっ血は……月経の流れの滞留から、大部分頭に進行してゆく。とくに、以前の怪我で、自然がそうする機会を持っていた場合には、そうである。」

刺激が血を「おびき寄せる」のは、一度だけではないし、直接的でもない。刺激は、吸引力をともなったまま、溝、くぼみ、刻印のようにからだに残る。身に刻み込まれた「あざ」のようなものだ。体内の動きのプロセスの例をもう一つ見てみよう。

ある貴族の婦人はさまざまな痛みに苦しんだが、絶えず訴えたのは、繰り返し現れる脚のところのただれであった。一七二三年一月に「顔の鼻と左頬の間に、痛みを伴うフルスがある」と訴えた。そのときに、脚のただれが退いたことを彼女は観察した。顔の痛みと闘うために、シュトルヒはさまざまな処方を与えた。特に水疱を引き起こす膏薬を、右脚、つまり悪くない方の脚の下の方に施した。そうすると、「彼女は、……ずっとよくなるのを感じ、一方流れは左の腿という昔の場を探しだし、引続きただれが進行した」。

シュトルヒはこの症例をつぎのように説明する。「自然」は普段は「粘膜分泌物をずっと下の方に送り出すものだ」が、顔の痛みによって、一度作り上げた出口を、いわば保っていられなくなった。排出の正常な方向が、まさにからだの上部にある痛みによって阻害され、不純な物質が上に押しやられた。この過剰な血の勢いが頭に留まってしまったら、重病という結果は避けられなかっただろう。水疱を引き起こす膏薬は、たんに皮膚を壊すだけでなく痛みや刺激を引き起こすので、この膏薬によってのみ、「自然」は正常な排出へと方向を変えることが

できた。「自然」をからだの中の動因とする点についての論議は、まず措いておこう。ここでは、体内の動きのとらえ方のみに興味があるからだ。この貴族の婦人のからだの中に、シュトルヒは、ある「場」をしめていて、繰り返し「彼女の」脚のただれに押し寄せる粘液物質を想定した。刺激、つまり顔の痛み（そして腕に膏薬という誤った治療）によって、体内のフルスの方向が妨げられ、上に押しやられた。数日後、患者は腹痛を訴えた、そしてこの痛みも同じ経過に組み入れられた。というのは、いわば、下ではなく上に押しやるという新たに根付いた習慣の結果、いまやこの物質は改めて誤った道に入った。それは、「自然が……最近なされた『変化』を覚えていた」からである。私たちがここで見るからだは、体内の動きが、物質に関係なく、駆動方向によってあらかじめ示されている。その駆動方向は、「誘惑する」とか「習慣」とか「誘う」とか「思い出させる」とか「押し寄せる」という言葉の中で、厳密な解剖学や生理学の体系よりも、もっと正確にとらえられている。体内領域は、非物質的に引き起こされ、物質のフルスの中に体現されている駆動方向というこの緊張領域の中に、組み込まれているようだ。からだは、この動きを包む殻である。離れた場所からでも、身体の反対側からでも、刺激すれば誤った道におびき出すことができるのである。物質はそそのかされ、いつもの軌道を離れ、過剰な量で殺到する。誤った方向が取られるように思われるときはいつも、物質が外から、周辺から内部に向かうときと、物質が出口に近い下から上に向かうときである。シュトルヒが学び、引用した解剖学者は、体内では、血が循環し、同じ量を保ち、前と同じ軌道を走り、過剰とか停滞、密集、誤った道ということは、そもそも生理学的、解剖学的に見てありえない、と書いている。そのように言われる体内から、私たちは非常に離れたところにいる。血管に現れる体内の物質的構造は、シュトルヒからみれば、存在しないか、またはまったく重要でも確定的でもなかったので、別の刺激が動きを引き起こすことができたのである。シュトルヒが、彼の考え方そのものにある矛盾、いや断層の中で、この体内に対する二つの観点を調和させることができなかったことが、史料の彼のコメントに示されている。介助なしには寝返りも打てないある重病の女性の場合、シュトルヒが言うには「したがって、血はすべて片側に傾き、死ぬ前でも……そちらの側が青黒くなった」。妊婦に関して、シュトルヒは、一般的に下腹部のうっ血について「脚からの逆流は、上に上らなくてはならず、自然にとって負担である」とコメントしている。血は、ほとんど定まらない空間を動いているようにみえる。または血が通る道があったとしても、それはまるで空洞か海綿のようなものである。

シュトルヒはある女中を治療しなくてはならなかったが、彼女は一七三六年三月にこう伝えてきた。自分の月経は不純で、「顔が青白く腫れ上がった」。「息切れがし、疲れ、両足が腫れている」。自分は「去年思いがけず、マチ針を飲み込んでおり、これが原因で不調なのかも知れないと思う」。体内でマチ針の動きうる道筋について、シュトルヒはこの症例に結び付けて考察したが、それをみると、体内の解剖学的構造に関する彼のイメージ、それもたいてい暗黙のイメージがよくわかる。マチ針は、先に述べた液体の物質よりもたしかに堅固なものであるが、液体と同様にほとんどあらゆる出口に達することができた。へその隣りのこぶから、尿を通じて排泄物と一緒に、陰門から、ふくらはぎの内部で膿瘍を通って、十八年後に脚を通ってというふうに。最後に彼は、マチ針を飲み込んだある仕立屋の娘の話を記している。「マチ針は、娘の健康を犯すことなく、みぞおちの辺りから引き出されなければならなかった。」シュトルヒの挙げる証人の一人ランツォーニが言うには、「自然は、人間のからだ中に、ある特定のときにからだを開く特別な秘密の道を持っている」。

シュトルヒの体内イメージには、解剖学の身体システムと矛盾する、壊れることなく共存する考えが三つ、織り込まれていた。第一に、「駆動《トリーブ》」と「習慣《ゲヴォーンハイト》」の隠喩的次元、第二に、解剖学以前の思考に特徴的な、体内を構造のない浸透圧の空間とみるイメージ、第三に、シュタール学派が解釈した、機械論的身体モデルの補助カテゴリーである。[*1] この最後の次元は、隠喩的な体内での誤った道の話に、生気論的、[*2] 生理学的な裏地をあてているので、少なくとも簡単に触れる必要があろう。

＊1　シュタールは生気論の立場にたち、機械論的身体観に強く反対した。
＊2　身体を、内的目的や霊魂を排除し、あくまで物理的諸要素の集合としてみる（＝機械論）か、それとも身体に、機械論で説明しえない生気（vita）を認める（＝生気論）かは、古代より存在する、対立する身体観である。

シュトルヒは、彼自身の理解では、熱心なシュタール理論の信奉者であり、シュトルヒの著作のかなりの部分は、シュタールの講義をドイツ語にして若い医者が近づけるものにすることを、中心課題にしていた。「機械論」に対抗するこの体内解釈がシュトルヒにとって魅力的だったのは、シュタール理論の重要概念が、彼の道徳的、宗教的見解に、生理学的体系を付け加える、というところにあったのかもしれない。「駆動」、「誘惑」、停滞、滞留（うっ血）、解放というカテゴリーはすべて、生理学的な体内現象として、運動《モートウス》と緊張《トヌス》という中心的概念の中に伝達されている。緊張運動《モートウス・トニクス》は緊張力である。この緊張力は、動き《モートウス》への刺激によって動き始めた筋肉や繊維の「緊張」であり、排出を引き起こすという「自然」の「傾向」である。からだを内部で動かし、ばらばらにならないように保ち、部分部分の間の親和性《コンセンスス》をつくり出しているものこそ、この放出への衝動である。

「いかに、どこで、どういう方法で、自然が排出をつくり出すのかという、緊張運動すなわち自然の配置《ディスポジチオ・ナトウレー》における『基礎』を探らなければならない。」

推進方向や体内の道筋は多様だが、体内には、血を体内、体外への分泌・排出の方向に運ぶ緊張力がある。この緊張運動は、排出による生命維持力と同一視される非物質的な因子である「自然」によって、導かれる。

十六歳になる、ある商人の娘は、顔色が青白くなり、腕がひきつるように痛んだ。この娘はまだ初潮がなかった。腕の痛みはリューマチの一種であったが、シュトルヒは、けいれん性の緊張運動と考え、これが腕に現れたのは、離れたところにある「自然」が「緊張運動の増加によって排出を促進しようとし、遠くから刺激して、緊張運動が痛いけいれんを演じるように強制した」からだと説明した。

ここでもからだは海綿のようにみえる。たとえ、血を動かすために苦労して、けいれんしたり努力している繊維に満ちているにしても。立ち止まっている血は、「けいれん」によって「収縮され」、「外から中へ」、最終的に「子宮へ」行くよう圧迫される。血の量が多ければ多いほど、緊張運動は血を動かすために一層激しく働かなくてはならないし、けいれんはより強くなる。けいれんはこの努力なのである。血が、「多血《アブンダンツィア》」や「濃密《スピッシトゥード》」だったり、重く不活発で動きにくいと、運動《モートゥス》は過重負担になり、このようなけいれんが引き起こされる。

「このけいれんは……いつも近くとか下半身から起こされるとは限らず、自然はこのような刺激をまったく離れた場所から始め、緊張運動を操作して、一番外の手足の筋肉を収縮させ、そこで止まっていたり上ってしまっている血を……子宮まで押し出させる。管と間質が血であまりにいっぱいに詰まっていれば、緊張運動は同じことを、そんなに簡単に障害なく行なうことはできない。そこで緊張運動は、けいれん運動《モートゥス・スパスティクス》に変化し、このような痛みを引き起こす。排出するために、自然が緊張運動を圧迫して、てんかんまで引き起こすことも、稀ではない。」

シュトルヒがたびたび治療したけいれんは、生理学上のお祓《はら》い、つまり内部から操作された、痛みをともなう排出現象だった。医者の治療の目的は、生理学的に血の量を減らす、つまり瀉血することによって、この排出を助けることだった。また、内服薬によって血の上昇が鎮められ、物質が排出された。

隠喩のような生理学は、体内での動きが終る生命の最後に、はっきりと現れる。シュトルヒは死んだ女性の出血について議論している。

二十六歳の多血質の女性が一七三〇年一月に、まったくの貧窮のうちに発疹チフスで死んだ。親戚のものは伝染を恐れて彼女の面倒をみていなかったが、ワインとビールを送っていた。彼女が死んだ後、死体を清める女が、「彼女は、死にかけているときに月経が始まり、死後も数日間かなり多く出ていた。このことが起こったときに、この部屋に住んでいた女たちが、最近この建物で……他の女が死んだときにもそうだったことを思い出した」。

この出来事へのシュトルヒのコメントは、この史料の中で唯一、生理学の言葉と隠喩の言葉という二つの次元が、交換可能なことを暗示しているばかりでなく、はっきりと互いに移行しあっている箇所である。「生命」が、すなわち運動の推進力が消滅したにちがいないのに、どうして死んだ女性が出血することがありえるのだろうか。「死にかけているときに血がこのように出るということは、まさに『自然の最後の試み』として、つまり不安になった自然の最後の一押しとみなされる」とシュトルヒは述べ、つぎのように自問する。死後に冷たくなった身体で引続き血が流れるばかりでなく、新たに出てくるということがどうして可能なのだろうか。「血の中にある繊細な気の成分は、魂の力だけでなく、『繊維の動く』力に養分を送っている。この気の成分は、人間が死んでしまったときもなお、血の中に隠れていることがある。」魂は、繊維の運動力と同様に、血という源から養分を摂る。隠喩的に、生理学的に、血の排出努力について何が言われようと、それは暗黙の内に、血に結び付けられて血で媒介される魂のことを語っている。ここで私たちは、生理学的思考の層と宗教的思考の層が、明快にまた暗黙のうちに対応しているだけでなく、等置されているのを理解できる。体液の言葉は、魂の言葉であった。両者は死のときに、シュトルヒには理解できない方法で分離するのであった。「いかに、いつ、どのようにして、魂がからだと住まいを去るのか、そして魂がしばらくの間からだと結び付いて、隠れた生の動《モートウス・ヴィーターレス》きを保っていないかどうかは、結局誰も確信を持って言うことはできない。」

6　体内のフルスと体外へのフルスは鏡像の如し

体内にフルスを感じたからというのが、女性たちが医者のところに向かうもっとも多い理由であった。同様に多かったのが、フルスが「ぶり返した」という心配であった。フルスというのは奇妙なものである。[34] フルスという言葉が表すものは多義的である。「フルス」とは、からだの中に流れているものから女性が体内で感じる痛みの名前である。また何かがからだから流れ出るときにも、女性たちは「フルス」という。たとえば、月経は「フルス」であり、「白い〔おり〕もの」はフルスである。女性たちはこの言葉を、滲出性の傷や、皮膚の開いたところを示すためにも使う。（たとえば、「一つ流出口《フルス》がある」というぐあいに。）「フルス」はこの史料の中では病気の名前であって、そこでは女性たちの生理学的解釈が表現されている。「フルス」という言葉は、主観的な感覚を複雑な意味に結び付ける。女たちは体内で、フルスを患うが、同時に、このフルスが体内で道に迷ったり、逆方向に向かったり、隠れたりするかもしれないと恐れる。「フルス」は体内と体外の間の、異常に矛盾に満ちたこだまである。

「体内のフルス」は痛みを作り出す。頭痛、耳なり、難聴、視力障害、失明、「舌のしびれ」、痛風とリューマチ、腹痛、子宮の窒息〔するような痛み〕、脚の鋭い痛みなどである。この体内のフルスはある箇所で、痛みを起こし、圧迫し、道を狭め、負荷をかける。そのために、女性たちは聞いたり、話したり、見たりできなくなり、動きの敏捷性が麻痺する。この言葉は、体内の苦しさである痛みの解釈を示す。そして、女性たちは体内の苦しさを逆説的に説明する。つまり、体内のフルスは、フルスが動かないか、停滞するか、突然急に体内のどこかに殺到する時に表現される。痛みは、淀みない流動だけでなく、骨の折れるしぶとい急流や、激しいフルスの攻撃のことを語る。

一七三〇年九月に、ある三十歳の女性は、『横隔膜のあたりに』急に襲ったフルス」を訴えた。「そのために、彼女は言葉が言えなくなり、身振り手振りで、どんなに自分が強い激しい痛みを持っているかをわからせようとした。」一日たって、「二度目の粉薬をのむと、言葉が言えるようになったと報告してきた」。

一七二二年十二月の早朝に、「壊血性の血でいっぱいになった女性」が、急に卒中性発作《シュテックフルス》に襲われ、大急ぎでシュトルヒが呼ばれた。彼女は、言葉が一言も言えないくらいに「攻撃を受けていた」。粉薬をいく種類か与え、脚を暖めると、発作は数時間後におさまった。

他の女性たちは一つのフルスを長年持っていた。何年もの間、フルスの物質の動きを体内で感じたのだろう。ある貴族の婦人の場合はつぎのようである。

一七二二年九月に、彼女は「けいれん性のフルス」に襲われた。彼女は今まで何度もこれに襲われ、最近は六年前に襲われたが、そのときは症状がひどかった。今度のフルスは、「失神、舌のしびれ、そして、ずきずき、ちくちくとした痛みが右腕から左腕、そしてすぐに左足に移る」といった症状だった。続く数週間、彼女はまず脚に「引き裂くような痛み」、それから太い脚のできものとして、フルスを感じた。翌一七二三年一月には「顔にフルス」を感じたが、このとき腿《もも》の腫れがおさまり、それは「フルスが退いて、からだの中で変化が起こりそうな、はっきりした保証」であった。緊急事態になるまで、長いことフルスは「古くからの居場所」にあり、比較的我慢できる状態を保つことができた。緊急事態になると物質はいつなんどきでも移動し、続く数年間、頭に、腹に、手足に移動した。

体外へのフルスは体内のフルスを鏡像のように逆さまにしたものだった。赤と白の「女のフルス」(=月経と白いおりもの)の形で、からだの浄化と負担軽減が行なわれた。体外へのフルスには、周期的な排出と並んで、からだが物質の排出のために自らつくった「滲出性のフルス」があった。特に皮膚の薄いところや、大きい静脈瘤、こぶ、膿瘍は、これらの体外へのフルスに道を与え、「体液物質」や、白い水分、うみ、血の成分の排出を行なった。このようなフルスは、たしかに気持ちが悪く、かゆく、痛い場合もあったが、女性たちは滅多にこのことで医者を訪れることはなかった。このようなフルスは、大出血でなければ、そして特に周期的であれば、病気ではなかった。

シュトルヒの親戚のある女性が、「若い頃からフルスを持っていた。初めは鼻の下に小さな赤い発疹が出るだけであった。……三十代になってから、同じようなものが乳房の下、特に左の乳房の下にできた。……このフルスは時折、へそのちょっとしたただれに変わった。二箇所でこのようなことが感じられるときは、彼女は元気で健康であった。しかし、それが外に出てこないときは、彼女は固い病気になった(=便秘した)。……四十代のときには、彼女は結石の痛みに煩わされた。五十代になるまで、中小の結石がかなりたまった。

この話から、さまざまな意味群を読み取ることができる。排出の観点でみれば、身体の部位は女性たちにとっては似たようなものとみなされていた。へそ、乳房、鼻の下は、皮膚におけるフルスの場所であった。体外への滲出の反対物は、何か「固い」ものであり、固いものの「累積」であった。その際に女性たちは、逆説的な反転を口にする。体内のフルスは、もし放出されなければ、硬化や結石を引き起こす、元来しぶといじゃまものであった。[35] 一方、体外に現れるフルスは、役に立つものであった。女性たちは、いつもの(体外への)フルスが「中に流れを戻して」体内に隠れてしまうと、警告だと感じた。フルスが「涸れる」と、不安を感じた。涸れたフルスという概念は、からだの奥深くにしみ入り、そこに集まってしまったフルスという悪い面を表現している。表面に見えない現象と、実際に他の箇所で経験する痛みを結びつけることは、外に出てきて見たり触ったりすることのできる不快なものよりも、むしろ体内のフルスが停滞する前兆である、体外への流出の消滅の方がつらい、という感じ方を実証するものである。不安を駆り立てるのは、排出物の気持ち悪さではなく、体内は硬化とけいれんの空間であるという感覚であった。流出がなくなる、つまりからだからの排出が滞ることは、後で、新しい病の原因となった。女性たちは、フルスを〔体内に〕還流させることを恐れた。

四十歳になるある靴屋の妻は、「もう何年も前から乳房の下に、時折悪臭のする滲出性のフルス〔=ただれ〕ができていた。これは……一七二一年二月に涸れ、不都合な場所、つまり陰《ムリエブリア》部に移った」。特に尿を出すときに痛みがとても強かったので、冷たい水での洗浄で痛みを和らげようとした。そのためフルスは還流し、胃と下腹部に大きな「不安」をもたらした。続く数年間、昔の居場所に戻ったフルスが涸れるときは「危険な事態を恐れてすぐに助けを」求めてきた。シュトルヒは発汗剤と芥子《からし》の膏薬を与えた。この膏薬を乳房の下に貼ると、皮膚が破れ、一時間もしないうちに「フルスがふたたび外へと誘導され、この女性は……すぐに回復したと感じた」。十三年後に彼女は死んだが、それは地下室の階段から転げ落ち、そのとき乳房の下に「戻っていた」フルスがもはや出てこようとせず、物質が全部頭に詰まったままになったからであった。

女性たちにとって治癒するということは、体内のしぶとい、硬化させる物質を取り除くことであった。この見方は、治療を複雑なものにする。というのは、この見方は暗に、矛盾した、ほとんど不可能な綱渡りを意味するからである。つまり、からだの表面で痛みを取り除くことは、体内へと「撃退する」ことを意味しうるからである。

疥癬《かいせん》(36)や発疹を取り除くことを女性たちは望み、そのために医者に処方箋を求めたが、彼女たちは同時に誤った方向に〔フルスを〕追いやるかも知れないことを心配した。感じられる体内のフルスと、目に見える体外へのフルスの間で、体内に還流するフルスの恐れがあった。

ある産褥期の女性はシュトルヒに、「発疹がわずかになって、体内に還流するかもしれない」という恐れを知らせてきた。

別の産褥期の女性は、非常に腹を立て、動揺していた。というのは出産が予期せず早かったので、親戚のものは皆、彼女がおそらく早期に「性交《コングレッスス》」を始めたのだと思ったからである。これに興奮して、発疹した。しかし、発疹のためばかりではなく、「発疹が体内に還流すると思い込んだ」ために、彼女は不安に陥ったのである。

ある十四歳の少女は、身分の高い家の女中であったが、この職につく前、彼女は「何の調剤も通痢もせず」、唾液を分泌させたり水銀剤の軟膏を使って、疥癬を「追い払っていた。そしてそのために、息が切れ、手足が重くなったと訴えた」。治療は、疥癬をおびき出すことを目指した。

治療の技術は(37)、シュトルヒの考えでは、またおそらく女性たちの考えでも、からだが十分に浄化されるまで、体外へのフルスが不純物や汚物や膿《うみ》を運び出すのを支援することにあった。その際、女性たちの家庭薬は、シュトルヒの考えではしばしば有害であった。

十七歳のある娘は、しばらく激しい発作とけいれんに苦しんでいた。そのときにはいつも月経も止まった。それについてシュトルヒはこう書いている。「私があれこれ原因を尋ねると、彼女が思い出すには、しばらく前に手に水疱性のできものができたが、これを膏薬で治療し、また一部はレースを洗うときの冷たい水で体内に押し戻したという。」

ここでは、あるフルスが体内に押し戻され、手はたしかに表面的には治ったが、老廃物質が体内で、けいれんを引き起こした。娘と医者は、治った手とけいれんの間を結び付けた。

ある「華奢で胆汁質の女性が」、よその土地からアイゼナッハに来て医者のところを訪れ、「ずっと足が冷たく、息切れがして、飛ぶように熱がでる」ことを訴えた。その後のあるとき、彼女は、産褥後に足の指のあいだに滲出性のフルス〔＝ただれ〕ができ、それを鉛白の粉薬をかけて治したと打ち明け、それで還流したフルスがいま、体内で姿を現したのだろうと推測した。私もその意見に賛成である。

ある女性は痛風だった。彼女が痛む手足を井戸の水で洗うと、痛みが退くが、その時「胸苦しい」のを感じ、こうやって洗ったことが痛風の痛みを還流させたことに、自分で気がついた。

医者シュトルヒは、考察と処方の中で、女性たちの心配、つまり「還流させる」のではないかという不安を取り上げた。彼は、医学的カテゴリーでいうフルスの「撃退」を阻止し、フルスを優しく支持し、導き、もし必要ならば外へと誘導することに尽力した。そのために彼に特に役に立ったのは、水疱を引き起こす膏薬、発疱膏《ヴェシカトリウム》と、排膿孔《フォンタネル》である。水疱を引き起こす膏薬は、芥子《からし》やスペインの蝿などからできていたが、遠くからフルスを引き付け、引き出すことによって、特にフルスの方向を変え、フルスを「引き離す」のを助けた。この膏薬はからだの離れたところに施され、それが引き起こす痛みで刺激したのである。排膿孔[38]（文字通りには「小さい泉」という意味）は、人工的に傷をつけて皮膚に開口部をつくり、水分が続いて出てくるように、中に髪の毛でつくった芯のような障害物を入れたものである。[39]

ある布売りの女性は、市場で寒風にさらされ、地下室でビールを給仕するときに湿気にさらされて、数年の間、道に迷ったフルスに苦しんでいた。シュトルヒは、彼女が「発作から回復した後で、フルスがそんなにしばしば還流してこないように、脚に排膿孔を施す」ことを最終的に提案した。

排膿孔と発疱膏は、体内で苦しみを引き起こすフルスに対して、医者が勧め、外科医か風呂屋が実行する解答である。外科医は、からだが自分ですべきこと、そして多くの場合実際にしている以上のことは、皮膚に施さない。排膿孔と発疱膏は苔癬《たいせん》（＝滲出性発疹）に似ている。すなわち、「フルス（苔癬——ドゥーデン注）が一度決まった居場所を持てば、忍耐が最善の薬である。というのは、苔癬の存在が病の襲来を防いでおり、排膿孔の代わりをしているからだ」。比較的貧しい女性たちは、シュトルヒの診療で自然の「できもの」を訴え、貴族の女性たちは、もう一つの開口部が涸れるかもしれないことを心配した。たとえば、シュトルヒはある患者のことをこうメモしている。「二十一日に、私は彼女の腕に施した古い排膿孔を調べなくてはならなかった。これはたくさん肉がつき、指の幅以上に落ち込んでいた。用心したにもかかわらず、この排膿孔は閉じてしまい、そのために、目と鼻にフルスが行ってしまった。」目の不調は、古い排膿孔を新たに足につくり替えたときにようやくおさまった。処置が大成功だったので、患者はしきりに、反対側の脚にも開口部をつくってほしいと願った。この見方からすると、膿瘍《のうよう》でさえ、開いた後早く閉じてしまわないように、排膿孔に行なうような人工的な障害物を入れれば、一種の自然の排膿孔になった。

長いこと胸に膿瘍を患っていた女性の傷がようやく癒えると、シュトルヒは言った。「もしふたたび古いフルスの刺激で脅かされることがあったら、脚に排膿孔をつくって放出するべきだろう」と。「この膿瘍が彼女の体を十分に浄化していたので、彼女は続く数年間健康であった。」

大出血をしてしだいに弱っていた女性が、処方した薬をのもうとしなかった。というのは、からだの中に引きこもったのはフルスだと、彼女が思うようになったからである(40)。

7　停滞と腐敗

外界と内界の間のバランスが崩壊しそうになると、患者に死の陰がさし始める。ヒポクラテスの『予後』によれば、そのとき、「鼻は尖り、目はくぼみ、こめかみは落込み、耳は冷たくしなびる。耳たぶは反り、顔の皮膚は固くこわばって、顔色は青白くなるか青黒くなる」。シュトルヒの時代にはまだ、この「ヒポクラテスの特徴《ファチエース・ヒッポクラティカ》*」を認識することが、医者が受ける教育の中に入っていた。「以下のことを、急性の病気のときに、観察しなければならない」と、『予後』は続けて書いている。「第一に、患者の顔が、健康な人に似ているか、しかし特に、まだその人自身に似ているか」。ここ、死の入口では、からだは健康な人間のタイプや自分自身と似なくなる。というのは、それはたんなる身体、つまり死体になるからだ。死の入口《アトリウム・モルティス》では、「ヒポクラテスの」特徴は、まるで仮面かネガのように、肉体性の現象を医者の視野に入れてくれる、とマグヌス・シュミートは言っている(41)。

＊　『ヒポクラテス全集』の中にある、死につつある人間の特徴。

ヨーロッパでは十九世紀半ばまで、アメリカでは十九世紀末までも、ヒポクラテスの特徴は、医学教育の教程に載っていた。この特徴が現れると、シュトルヒもまた、彼の仕事を必要とする病人ではなく、医者としては治療できない死につつある人間に向かっていることになる。ヒポクラテスの特徴を確認するといつも、医者の彼は病室を去り、親戚のものに「回復」の見込みはほとんどないことを覚悟させ、これ以後のことは自分の管轄外であることを説明する。彼はまだ処方箋を書くものの、それは薬局への処方箋ではなく、家庭薬の使い方である。それは、死ぬことを容易にさせるためであり、生命を求める闘いを支えるためではない。シュトルヒは一七二九年、ある農婦の症例の中でこう書いている。「こうして、私はその夫に無駄な支出をさせたくなかった。その代わりに、新鮮な薬草、つまり、ヒナギク、クレソン、ラヌンクルスフィスカリア〔＝キンポウゲの一種〕、チャーヴィルの肉汁を処方し、新鮮なローズマリーの茶を服用するように勧めた。」死につつある人間は、病人ではあるが、治療を受ける者ではない。誤った治療をしたという「責め」と、死ぬ人間で金儲けしているという非難を避けるために、シュトルヒは死が避けられないと思ったら、必要で可能なもっとも早い時点で、親戚の者に悪い結果が予測されることを告げようとした。彼が認める死の徴候は、壊死《えし》の徴候でもあった。脈はしだいに消え、言葉は弱まり、手は冷たく褐色になり、肉はやせ衰え、「頬は赤褐色になり、血と物質は子宮に滞留（凝固）する」(42)。

シュトルヒがヒポクラテスの倫理にどんなに影響をうけているにせよ、やはりその時代の人間であった。親戚の者の抵抗を乗り越えることができ、死んだ者がはっきりと「体を開くこと」を禁じなかったときには、彼は死んだ者を何人か解剖することができた。物質を解体し分解することによって、病気の経過についての情報を望んだのである。解剖の結果を書いている箇所では、彼はある意味でもっとも学術的である。というのは、ここで彼は体を、生きている生命の話と分けようとしているからだ。死体解剖によって、いままで推測されていた体内が外に出された。彼は開かれた死体の中に、患者の生きていたときにフルスの場として推測していたものをきちんと発見した。シュトルヒにとって死体の解体は、彼の病気のカテゴリーの因果関係を確証するものだった。解剖台の上でも、彼は目に見えないものを探し、発見した。

「午後この女性を解剖しなくてはならなかった」とシュトルヒは突然原因不明で死んだ女性の症例を書いている。「へそのヘルニアのところには、腸ではなく、腹膜網の集積が見つかった。これはすべて……腐っており、黒くて臭い水を出していた。またヘルニアの中に、排泄物のような黒い物質を発見した。」

死体は体内で腐敗過程の跡を示したが、シュトルヒはそれを、停滞した、腐ってゆく、湿った物質という言葉で表現した。彼の死体解剖報告に書かれた器官は、解剖学的詳しさという点で特殊ではない。彼が興味を持つのはただ、この一種の無定形な泥沼への崩壊過程を担う担い手であった。描かれた像はとても似かよっている。「腹膜網」は「腐って」おり、脾臓は「肥大し黒く」なっており、肝臓は「重く」、「多くの空洞とこぶがある古いガンのような潰瘍によって損なわれている」。腎臓は「固くなり、節ができていて、黄白色である」。空洞の領域は、悪臭を放つ水分で詰まった停滞した小さな沼として、あるいは固く閉ざされた結石として、また腐敗の増殖として描かれた。「子宮は、中ぐらいの洋梨の大きさをしており、……その空洞の中にはナツメグの大きさの潰瘍で詰まっていた」、または「卵巣はクルミのように小さく、黄白色〔であった〕」。このような像は、それを見ることによって固い軟骨状の球が見つかった」、あるいは「エンドウ豆や、インゲン豆、ナツメグの大きさの死のプロセスを分解するのではなく、死のせいでこうなるのだというとらえ方を物語っている。彼が試みた機能的推論は、いつも以下のような三つの類似した有りうるプロセスだった。第一に、腐っていて、黒く、黄白色で、異臭を放つ(43)、停滞と腐敗《コルプチオー》のイメージ。第二に、潰瘍状で、ガンのようで、ゼラチン状になった、悪性の増殖のイメージ。第三に、固く、節になって、軟骨状になった、硬化や石化のイメージ。隠喩はいつも同じ方向を示し、集積・滞留・硬化によって始まる体内の腐敗を語った。死体の内部は、生前始まっていると推測された腐敗を確証することになった。生きているときにすでに、からだの中で壊死が迫っていたのである。

一七三五年二月にシュトルヒは外科医の妊娠している妻に、下痢止めの処方を与えた。彼女は翌日死産し、「皮膚状のもの」をたくさん出した。血は「悪臭」を放ち、二、三日中に彼女は、幻覚を覚え、けいれんし、力を急に喪失して死んだ。全ての徴候は、シュトルヒによれば、「過剰に」(！)「悪性の水分が、子宮や第一管《イン・プリミス・ヴィース》に集まって混乱している状態が、彼女に見て取れる」ことを証明していた。過剰で「悪性の水分と異臭」にみちた液体は、内臓と胎児を破壊した。「自然」はたしかに、「悪いものを出そうと最善の努力をした」が、胎児だけを押し出し、傷ついた子宮は「壊疽《えそ》になった。子宮内に胎児と並んで、間違った腐敗しやすい皮膚状の増殖物が住み着くときには、特にこうなる。」

シュトルヒによれば、体の湿り気のある空間、たとえば肺・胃・子宮・内臓《はらわた》には、特に悪性のものが付きやすい傾向があった。

腹が固くなったある貴族の婦人は水腫に苦しんだ。それは「腹腔に大量の水が閉じ込められたから」である。彼女は結局過剰な物質が体内でこのように滞留したために死んだ。それは「月経が歳のために、もはや出てこようとせず、この排泄物が内に付いていて、内臓の致命的な腐敗を引き起こしたからである」。すべてが彼女の体内に「閉じ込められ」、月経が出なかったので、特に銅色の湿疹が体内に還流して集積した有害物質が、体内に留まった。それは内臓に取り付き、それを破壊し、破損し、腐敗させ、ばらばらにした。

体内で停滞するフルスは破壊をもたらした。

まだ初潮のない十九歳のある娘が、一七三五年春から、胸のさすような痛みと咳に苦しみ、処方を求めた。シュトルヒは、娘の両親に致命的な結核である危険性を伝えた。というのは、彼女は以前に「爪先に滲出性のフルスがあったが、しばらくして涸れた」ため、悪性のものが体内にとりついたとシュトルヒは推測したからである。彼は、「かきだすことのできる」膿《うみ》の塊が胸に隠れていないか、外科医に診てもらうよう勧めた。外科医は娘が死んでから体を開き、「八ポンドの膿を」発見した。そしてこの死体解剖は、「以前爪先に出口のあった流れ《フルス》が体内に還流し、肺に取り付いてただれさせ、『胸の空洞』に物質が集積した」という彼の予想を裏付けた。

ある産褥期の女性が、「左のわき腹」に痛みを覚え、悪露《おろ》が止まり、わき腹の痛みがひどくなった。一ヶ月後、月経とともに「黒い血の塊」が出てきた。女は、「膿瘍《のうよう》があるのかもしれない……と恐れた」。ほぼ二ヶ月間、左わき腹にしこりができるのを待ち、観察した。それを「熟させる」ために包帯を使った。ついに外科医は膿瘍を開いた。そこから一ポンド以上の「物質」が出てきた。そして、数時間後に、「さらに一ポンド以上の膿が血を流さずに出された」。

この経過そのものは「注　出《アプツェップング》」と言われた。この言葉は、瀉血のときにも、「血の注出」というように使われた。こういった膿瘍とその切開は病気を軽くした。こうして物質が周辺部のわき腹に集まったので、体内の「腐敗」を阻止できたのである。

出すことのできない過剰な体液は、体内に集積し、内部のできものを増殖させるかもしれなかった。定期的な月経が「滞る」と不安が増し、女性たちは処方を求めた。それは、「頑固なただれが子宮に絶対取り付かないためだ」と一七三八年にある婦人は医者に言っている。体内で健康な組織を「食い荒し」て増殖する、できものや「ガンのような」「増殖物」や硬化現象は、女性たちがもっとも頻繁に訴えて、あらゆる関心の中心にあった一つの病気、すなわち月経の「停滞」の結果であった。あらゆる血が体内に還流したある兵士の妻の場合、「残りの血は『子宮の空洞』の中に留まり、固まった《ゲリーフェルン》。ゲリーフェルン（geliefern）という言葉は、滞留するとか凝固する、団子状に固まるという意味の当時の言葉である。「固まった血」とか、よく言われた子宮からの「凝固物」は、「居座ってだめになった、固くなった、死んでしまった血」であり、「凝固した、もはや流れない、滞留した、居座った、濃縮した血」(44)であった。「滞留」という隠喩の概念は、実際の血が固まる過程としてイメージされるものを、凝固として表現している。一ヶ月「集めた」血を流し出す子宮は、血の貯水池であるために、この滞留の危険性を絶えず体現するものとなった。私たちは女性の体内に、すでに述べた周期的なフルスの裏面を見ることになる。つまり、女性は、月ごとの体外へのフルス〔＝月経〕によって治療の要素を体現しており、からだ自身が治癒効果のある放出を行っているが、「子宮」の中では停滞と凝固という他の面を体現している。子宮は、絶えず凝固する恐れのある場所として、からだの真中にある。そして凝固は結局、腐敗をもたらし、その腐敗こそシュトルヒは死とみなしていた。男性の場合も女性と同じであった。

8　からだは外からも多様に脅かされている

さて、シュトルヒは何が婦人病を引き起こすと考えていたかというと、まず第一に「不慮の出来事《ツーファル》」ということに突き当たる。突然の豪雨は血を冷やし、体内に押しやり、停滞を引き起こすかもしれなかった。農夫の娘は、秋に「冷たい水の中で亜麻を刈り入れるとき、または冬期に冷たい湿気にさらされて」、身を腐らせた。寒風にじかにあたること、雨の時に帽子をかぶらなかったこと、ほてりながら帰宅したときに冷たい空気を胸に吸い込むことだけでさえ、皮膚の孔を閉めて血を体内に押し込んだ。非常に激しいけいれんやてんかんの発作は、これで説明された。月経のときに足を冷たい水で洗うことは、月経を強固に止めてしまうことになるかもしれなかった。不慮の出来事とは、外から身体にふりかかり、襲いかかり、跡を残す出来事であった。日々の仕事の労苦は、めったに病気の原因として経験されなかった。他方、通常から外れることはすべて、不慮の出来事として作用する可能性があった。たとえば、ソーセージや熟し過ぎたサクランボなど口から入るものや、つまずくこと、稲光、また非常にしばしば言われるが、顔に当たる冷たい空気、胸に巻いた布が湿ることなどである。

ある五十歳の女性は、よその市場で自分の「小間物」を売るときに、顔に「丹毒の症状」が出る「湿った風邪」をひいた。ある未亡人は「月経の最中に、洗濯で疲れ、そのために月経が滞った」ことを伝えてきた。薪拾いで、糸紡ぎで、荷物担ぎで、テンサイを掘り起こす重労働の時、庭を掘り起こすときに、疲労した——女性たちは、ばらばらとこのような理由を挙げた。

ある女中は主人の許しをもらって村の婚礼に出席した。「その前に家の仕事を片付けていたので、時間を取り戻そうと思って走った。着くとすぐに座った。食事の後でダンスに少なからぬエネルギーを使った。」そして、つぎの月経はほんのわずかしか出なかった。手足がすべてだるいと訴え、下すための粉薬の処方を手に入れた。

夜ダンスするとか、歩いて小川を渡る、路地で転ぶといった一見ささいなきっかけが、石鹸製造所の湿った環境で体力を消耗したり、機織りで根をつめることと同じように、病気を引き起こすと言われた。列挙されている一連の原因は、苦労・困難・貧窮・重労働による荷重・「身分的不公正」による肉体の損傷という論理とは別の論理に従って、別の関連の中で並べられていた。子供を産む時期の女性の身体的負担の極端な連続——妊娠、流産、出血の連続——の場合でも、身体的、社会的条件の結果としての体力の消耗という要因は、きちんと挙げられていなかった。からだに作用し、からだを脅かし、病気にさせ、混乱させ、死をもたらすものは、身体の物質性の枠組みの中にはなかった。仕事による疲労は、不慣れな仕事の場合のみ、意味があるとみなされた。たとえば、ある貴族の婦人は、「全身の震えと脚の痛み」を訴えたが、それは、ある夜、糸紡ぎ機の奥に座って、足で機械を動かすという普段しないことをしたからであった。湿度の高い朝の庭、地下室でのビールの給仕、オオライチョウが交尾したときの突風、薪の山への転倒、このようなことが病気の原因として同等に列挙される。それは、病気を引き起こす現象の順位づけが、生の歴史の論理で考えられていて、「身体そのもの」の論理で考えられているわけではないことを示している。からだは、生活条件、とくに毎日の慣れた苦労の犠牲にはならない。からだは、外からの作用を吸収し引き付けるのである。「魂」や気分や独特な知覚が、病気を動かし始める場所であった。

一七三五年十一月シュトルヒは市医の「職務で」、「殴打によって危篤に陥った、妊娠している未婚の人間」のことを報告している。彼はこの娘がどういう状態だったかを報告している。「娘は、一時間前に煉瓦職人のN・Hによって杖でひどく殴打され、家に運ばれなければならないほどだった。私が到着してもまだ言葉をしゃべることができず、『てんかん性けいれん』を起こしていた。往診で発見した」ものとして、シュトルヒは皮膚のあざをメモしている。娘は往診のときに「ふたたびしゃべれるようになり」、腹部の前面を蹴られたと話した。シュトルヒの結論はこうである。「今、『子宮からの出血』がなく、確認された二つの殴打はそれほど大きな重要性を持っていないように思われるので、『てんかんの発作』は、殴打によるよりも、むしろ恐れと怒りに原因があると思う。」けいれんの発作の後、この娘は三日間便秘し、鎮痙剤に加えて、

「体を開く」ためにジャコウの丸薬が与えられた。

以下のように論じることもできよう――シュトルヒは煉瓦職人の責任をそらそうとしており、未婚で妊娠した「人間」がどっちにしろ悪いとみており、男性的、道徳的な観点から、流産の危険性と気絶の原因として、実際の殴打の力を軽視しようとしている、と。たとえこの説が当たっているにしても、この極端な場合で出した彼の解釈は、症例の大部分に妥当するモデルを示している。つまり、怒り、驚愕、「印象」、思い込み、想像が、病気の第一原因であった。こういったすべての現象で、体外と体内の間に交換が起こり、体内は外界で起こることを仲介した。先程私たちは、体内を覆うものとしての皮膚が、至るところで外に向かっても開かれているということを見た。ここでは、この境界線がまた、外界の出来事を薄い皮膚を通じて仲介していることを見てみよう。

この女性たちの身体は外に向かって閉じられているが、それは非常に脆い閉じ方であった。

ある五十歳の女性は、一七二三年一月に「りっぱな借家人と喧嘩し、その男に腕をとってドアの外に出された。そのことで彼女はたいへん不快になり、腕と脚が震え、胸の痛み《カルディアルギー》とともに、手と足に走るようなけいれんに襲われた。」

シュトルヒのコメントは、こうである。この女性は普段から「怒りと喧嘩によって固くなっており、その有害な影響に気がついていなかった」。しかし今回、人が自分のことを馬鹿にして、自分と喧嘩しようとしなかったので、胸の痛み《カルディアルギー》――彼はこの言葉を「心臓の辺りの痛み」と同じに使っている――の発作を起こした。そこで「彼女は、普段ならば押し出してしまおうとする毒を、体内に保つこととなった」。体内の毒としての怒りは、女性たちを突き動かし、急速なのぼせ、体内のけいれん、吐き気、子宮の充血を引き起こした。怒りは体内を、「子宮」を固くさせた。怒りは熱っぽい体内ののぼせであり、多様な痛みを引き起こした。(45)

一七一九年六月に、ある三十歳の女性が月経期間中に激しく怒り、「そのために手と足にけいれん性のひきつけをおこし、頭が混乱した」。頭のための粉薬、のぼせを鎮めるための粉薬、下剤のダイオウのおかげで、彼女は回復し、翌日彼女は「再び正気を取り戻し」た。ただ「だるさ」があるので強壮のためのバルサム〔＝鎮痛効果のある香油〕を要求した。二日後、「胆汁〔＝怒りを引き起こすと考えられた〕を放出する」ための粉薬を処方して、治療は終わった。

ある手工業者の若い妻は、おそらく妊娠三ヶ月目であったが、一七三六年十二月に「さまざまな怒りのため、頭痛と失神が出た」と訴えた。シュトルヒは朝、ダイオウと発汗剤を処方した。

ある下士官の妻は、三十六から三十八の間の年齢で、頑丈な体のつくりをしていたが、夫とともにアイゼナッハで宿営しており、「非常に頻繁に、手に負えない怒りの後で、いわゆる『ヒステリー性胃痛《カルディアルギア・ヒュステリカ》』、あるいは子宮の閉塞に襲われた」。そしてこの発作は、ダイオウと消化剤によって鎮められた。

シュトルヒが三年以上みていた、五十歳ぐらいのある貴族の婦人は、多年にわたって、苦悩、怒り、妬みといった感情の動揺を多く経験していた。彼女はアイゼナッハに滞在し、医者に「このところ自分は以前よりも怒りっぽくなったので、怒りが出た後で予防用としてのめるような粉薬を、一服出してほしい」と伝えてきた。彼女は、もうすぐ死ぬだろうと思われていたが、夫がすでに「いわば途絶えた家系を再興し繁栄させるために、彼女の後がまになるはずの」別の女性と寝ていることで、苦しんでいた。しかし、要求された予防用の薬は、もはや数ヶ月しか役に立たず、一七三九年十一月に女は死んだ。

三十歳ぐらいのある妊婦は「絶えず、怒り、いさかい、嫌悪の情をもって夫と暮らしていた」。一七三一年六月に「腹を立て不快な感情のまま、ホップ畑に出かけ、土地を掘り返して疲れ」、下腹部に破裂するような感じと出血があった。鎮静剤をもってしても、流産をとどめることはできなかった。「十九歳か二十歳のある農夫の娘が、一七三七年に、両親の家から二マイルばかり離れたところにいる農家の若者と結婚した。妊娠四ヶ月半が過ぎて、彼女は夫と夫の両親を相手に、激しい喧嘩をし、ひどく腹を立て、手足をわなわなさせながら、自分の両親のもとに駆けていった。」そしてその翌日流産した。

私たちは以上の話から、板壁の隙間からのぞき込むようにほんのわずかしか、この女性たちの日常生活を見ることができない。しかし、この女性の生活の断片から、女性たちを刺激する紛争のモデルを組み立てることはできよう。女性たちは、自分の怒りを取り除かなくてはならないこと、怒りが体内に入り込まないように放出する必要があることをわきまえていた。そこで、処方を出してもらうために出かけたのである。

処方は、女性たちが自分で決めて自らに行なうものと同じことをすべきだとされた。激しい血を出すための瀉血、胆汁と便を出すための下剤、胸を締め付ける感情を外におびき出すために、胸に貼られたパン種と香料からなる発疱膏、滞っている月経を出すための熱いワインやニワトコの汁、「怒った子宮」を鎮めるためのワインとビール、怒りを汗として出すためのテリアク〔＝解毒剤の一種〕、授乳期の女性の乳の毒を消すための下剤などである。シュトルヒの薬は、こういった家庭薬の延長にすぎなかった。もっとも、彼は、排出剤よりも、鎮静剤《アンティスパスモディカ》の方を強く信じていた。ダイオウ、発汗剤、解毒剤《アレクシファルマカ》、胆汁をかき出すためにタルタルスとダイオウを混ぜ合わせた物が、彼の標準的な対抗手段だった(46)。

女性がどのくらいの頻度で、怒りを感じたから薬を求めたかをみてみると、体内で働く感情についての、とても現実的なイメージが出てくる。感情は身体をまさに直接、刺激する。悪いものが潜んで体内を毒さないように、体外に放出しなくてはならない。薬は「予防薬」であって、用心と手当てに属するものだった。私たちの世界で

「心理的」として非身体的領域に属する現象が[47]、他の病気と同じように扱われた。薬に訴えることは、ある逆説を暗示する。つまり、身体は体内の動揺を強烈に伝達し、紛争を血の動きに変換する。しかし、怒りに処方箋で対処することができるという考えも許すのである。

「怒り《ツォルン》」は現実的であり隠喩的である。夫との毒々しい緊張した関係は、からだの中で胸の痛みを起こし、震えと鋭い痛みを引き起こす。毒は、即物的かつ隠喩に満ちた薬によって、排出されなくてはならず、からだの排泄物のなかに混じって放出される。この外界からの「影響《アインフルス》」〔字義通りには、流込〕は、体内を変形し、穴を通じて再び排出されるものであった。また、この外からの影響は、境界線のはっきりした密閉された身体も存在せず、皮膚の前で止まってしまう社会環境も存在しない、という人間の状況を示していた。身体の次元でいえば、怒りについてのアイゼナッハの話は、孤立した身体という観念が存在しなかった社会を暗示している。というのは、孤立した個人が存在するのではなく、もっとも内側にある肉までも社会的関連に結び付けられている人間が存在していたからである。

第二の要素も重要である。急に激しくいきり立つものとしての怒りは、制御できない「感情」である。身体の動きは「コントロールできない」反応の激しさを映し出している[48]。

「粗野な母親に育てられ、居酒屋で暮らしている二十二歳の娘が、一七二七年六月十七日に洗礼式の代母となった。洗礼式の宴会で彼女はひどく飲み過ぎ、帰宅してから激しい喧嘩をして立腹し、十八日明け方に、……てんかんの発作が襲った。そのときに回りの者は彼女の腕から瀉血を行なった。しかし彼女は、昼に私が訪ねたとき、まだ意識も言葉も戻っていなかった。しかし、飲みものを飲み込むことはできた。処方を書いた。……それですぐに回復した。」

史料は患者の記録のコレクションである。この内科医が意義深い肉体反応として書き留めた現象の鏡を通してのみ、当時の心性《メンタリティー》と態度を、かいまみることができる。この現象についての記述はいつも医者のフィルターを通ったものだ。シュトルヒは当然、個々の女や娘が怒りや興奮の後で非常に「激昂」していたことを記録した。たとえば、一七三〇年一月にある女は、ある晩予期せず失神し、「喉が収縮して、飲んだり息を吸うこともできなかった」ことを報告した。最初の処方は効かなかった。「一時間後にふたたび失神した。そのときに、今日彼女は非常に立腹し、それで月経が滞ったこと、しかし二回目の失神のあとふたたび月経が再開したことが報告された。」手工業者の娘で未婚の妊婦は、花婿が婚約を破棄したので激昂し、「ヒステリー性胃痛《カルディアルギア・ヒュステリカ》に陥った。そのとき手足が死んだように冷たくなり、冷たい汗が全身に出た」。頭の特効薬《スペチフィクム》と鎮痙剤は発作を和らげた。三十歳のある「健康で気性の激しい」女は、激しい怒りで月経が滞り、胸の痛みを訴え、自分で瀉血を行なった。その翌日、驚いた拍子に、「手のけいれんと腕の震え」に襲われた。一週間後の「けいれんと震えは、悪性のもの《ベーゼス・ヴェーゼン》に似ていた」。ある家で女中として働いている比較的若い未亡人が、その家でずいぶん怒りを抑えなくてはならず、そのために子宮の病気になり、それは「本当に、悪性のものに変わった」。

「悪性のもの」というのは、そのせいで意識や理性を失い、こわばった震えの中で言葉や発声が麻痺してしまうけいれんである。「悪性のもの」は、子宮の窒息の一形式であり、怒りが引き起こす多彩な反応のうちでもっとも極端なものではあるが、けっして例外とは言えない反応だった。それは、象徴的なレヴェルで、開放を拒否することを表現していた。体内はけいれんによって封鎖された。シュトルヒはこのけいれんの発作を、ときほぐし、鎮め、血を誘導する処方によって治療し、ここでも体内の血の動きを真の原因としてみていた。つまり、頭や子宮に血が過剰に殺到し、そこで血がのぼせ、凝固や麻痺またはけいれんに至るというのだ。けいれんは体内の血の動きが体外に現れたものであり(49)、同時に雇主や夫や名付親との社会紛争を象徴的に表したものであった(50)。

ある二十九歳の貴族の婦人が、一七四〇年につぎのような「不慮の出来事」に遭遇した。「彼女は激しく怒った後、腕から瀉血した。そして二十二日に、思いがけず肝をつぶすことがあった。数時間もたたないうちに、彼女は突然地面に倒れ、手足はこわばり、意識も理性も失ったので、ベッドに寝かせなくてはならなくなった。足は冷たく、顔は赤く、歯をぎゅっと食いしばっていて、息は止まっていた。それから、胸のところで激しい動きがあり、そのあと呼吸が、いびきと喉のゴロゴロいう音になった。彼女の足を煉瓦で暖め、からだに覆いをかけて静かに寝かせた。一時間後、彼女の顔色は青白くなり、手足と顎のけいれんが弱まったので、鎮痙剤の粉薬を与えることができた。その後嘔吐し、それから静かに眠った。これらのことが過ぎて後、彼女は再び意識を取り戻した。」

この若い女性の場合、二つの原因が補強しあった。怒りの後に「驚愕《シュレッケン》」が続いた。驚愕は怒りとほぼ同じくらい、よくある不慮の事柄だった。若い娘は年長の女性よりも肝をつぶす程度が強く、妊婦と産婦はとくにそれに脅かされた。驚愕は、女性の二つのフルスに対して、怒りよりももっと内的な関係を持っていたようだ。驚愕は月経を瞬時にして停滞させた。それは、感じられるほどの反応が現れる前に、処方を求める十分な理由となった。驚愕は、怒りと反対に、「手足を襲い」、血を心臓に押しやった。[51] 狭心感、不安、恐れは、女たちが驚愕に対する処方を求めるときの言葉であった。[52] ある「近衛兵の妻」は夫の従姉妹のために瀉血を頼んだ。というのはこの従姉妹は「ちょうど月経のときに、驚愕と不安を感じた。そのあと月経は止まり、いま心臓に向かっていたからだ」。あるりっぱな市民の妻が、月経のときに転んで手を折った。骨折はきちんと治ったが、「ぎょっとしたために、体外へのフルスが停滞したことに気づいた。悪い結果を恐れていたので、私は月経がふたたび起こるように処方した」。ある娘は「初潮のときに、押し込み泥棒に肝をつぶして、月経がその時から止まった」。ある二十二歳の「人物」は月経の時、盗みをしているところを抑えられ、「ぎょっとして月経は瞬時にして止まった。そして二周期ほど出てこなかった」。そのためシュトルヒは、監獄の中で悪寒、発熱、刺すような痛みで苦しんでいる彼女を、治療した。ある四十二歳の女性は、出血がただ不規則だということを訴えたが、「ちょうど流れ出ているとき、ひどく驚くことがあった。彼女は今後出血がなくなり、病気になるかもしれないと恐れた。そこで私は処方を与えた」。妊娠後期になったある商人の妻が、町の外で豪雨に見舞われ、走っているときに顔から倒れた。彼女は「そのために驚愕に効く薬を、帰宅したときに求めた」。

驚愕の主たる特徴は、血を体内に押しやり停滞させるということである。女たちは、月経がそのために滞るかもしれないことを心配して口にした。「無月経」に対するこの不安の中に、十九世紀の対応する病気の像とは異なった意味内容が響いている。十九世紀では、貧血が市民層の若い娘の体質的特徴だった。[53]〔十八世紀の〕アイゼナッハで心配されたのは、放出されない血、出てこない血であった。

驚愕は、突然の予期せぬ出来事によって引き起こされた。きっかけは多種多様である。たとえば、妊婦に飛びかかるハツカネズミ（貴族の場合）、隣人とのいさかい、酔った者同士の殴り合い、夫が殴り合いをしたこと、雷雨、花火、帰宅したときに二人の息子が喧嘩してたがいに腕を刺したこと、落雷、近所の火事、犬に吠えられたこと。最後に家族の中における驚愕もきっかけの一つである。たとえば、夫がひどい怪我をして家にかつぎ込まれたとか、子供が急にきちんと息をしなくなったとか、思いがけず姉妹が死んでいったこととかである。[54]

まったく異常な事件や極端な出来事は、驚愕を引き起こした。ある「極悪の泥棒乞食が派手な驚愕を示した」場面に、ある結婚したばかりの若い貴族の女性が、最初の妊娠の初期に出くわした。この泥棒乞食が卒倒し、てんかんを装ったのである。彼女はその後、「彼の転倒してひきつけた姿が非常に印象に残り、まもなく鼻詰まりに似た頭痛を訴え、鼻血が……出始めた」。続いて、彼女は十七回てんかんの発作を起こし、死産した。その死産した子は子宮のひどい歪みを体に示していた。アイゼナッハの立派な家に仕えるある「頑健な」乳母が、ある夜、「思いがけず、人間の姿をした火の幽霊に左腕を攻撃された」。シュトルヒは翌朝七時、呼ばれたときに、「腕に火ぶくれがある」のを発見した。「それは発疱膏でできる水ぶくれのように、少なくとも二匙分の黄色い水を出した。」「胸苦しさ」がずっと続く中、この水ぶくれは続く数日間「しかるべき物質」を引き出した。もっともこの間彼女は子どもに乳を吸わせることを許されなかった。というのは、乳が変質しているかもしれないので、絞って捨てなくてはならなかったからである。この一七二五年七月の話は、一七一八年にこの子の母親がぞっとした話につながる。一七一八年、この「勇気があり、改革派の宗派だった」母親は、明け方に大急ぎで医者を呼びにやった。というのは、彼女は同じ幽霊を見たからだ。それは「痩せた」男で、「寝巻き姿で黒い帽子をかぶって」窓辺に立っていた。シュトルヒは「驚愕に対する必要な薬」を処方した。

驚愕と怒りは、ほとんど鏡像のように補完しあっていた。[55] 両者はそれぞれ反対の方法で、からだを襲った。驚愕は血に入り込み、血を手足から心臓に押し込み、心臓を圧迫して充血させ窒息させた。怒りは血を上昇させ、周辺部、つまり頭、手足、子宮に殺到させ、そこでのぼせさせてけいれんを引き起こした。極端な場合、女性たちは驚愕ないし怒りの後、震えとけいれんを起こした。一つは驚愕のけいれんであって、それは停滞した血から来た。もう一つは怒りのけいれんであって、それは停滞した動きから来た。身体は、女性たちを動揺させ、不安にさせ、押し寄せる外界と、自我が自己を防衛しようと反応する怒りの発作の、この両者を仲介した。[56] どちらの場合も、からだのバランスを取り戻すため、類似の薬がのまれた。それは身体をふたたび開く薬であった。

9　過去の影が身体を覆う

シュトルヒの考えでは、婦人病は不慮の出来事から発生するが、常に患者の生活または患者の隣人や祖先の生活の中に前史があり、それを医者は「探求した」。病む身体をシュトルヒは過去の訴えの総体としてのみ理解することができた。十九世紀にようやく、既往歴という観念が、身体への一連の書き込みとしての患者の記録をつくりだし、医者はそれを解読しなければならなくなった。シュトルヒにとっては、病は身体に付着しており、身体の構成要素であった。病は歴史を持っていた。死における「腐敗」によってようやく、病の歴史は終った。女性たちと医者が持っていた時間の地平線は、たんに個々人の生の歴史の上に伸びているだけではなく、前の時代、つまり両親や祖父母のからだの歴史にまでさかのぼり、未来にも及んだ、つまり影はその子どもたちにも及んだ。まず、個人の生の歴史があった。以前の傷はからだに深く染み込んだまま残っていた。

失神と言葉を失う発作や、その他諸々のことに苦しんでいるある若い女性について医者は調査し、彼女が青年時代に「ひどい頭の傷」を受けたことを聞いた。「そのために、今でもなお自然は血を、昔傷を受けた頭に昇らせ、充血させることになったのかもしれない。」

過去の話が背景に潜んでいた。

二十二歳のある貴族の婦人はだんだんと太っていった。シュトルヒは一七二〇年に「激しい頭痛について彼女に助言するために」呼ばれた。「しかし、彼女がよく病的な発作を起こしていたと知ったとき、私はさらに状況を調べようと心がけた。そしてこのような特別な情報を得た。彼女は数年前の春、よその村でダンスをして非常に疲れた。いつものように汗がたくさん出て、開いた窓辺で体が冷えたばかりでなく、夜にも、オオライチョウの狩りに出かけた。そのときから彼女は鋭い痛みのフルスを患い、時折子宮の不安があった。これ以外にも、彼女は脂肪だらけの腹と太い脚の間の、足の付け根《イングイネ》に滲出性のフルスを持っていた。」

一度あった誤りは、からだの中に根付き、取り除くことはできなかった。

ある若い女性が一七一八年に、月経時つまりシュトルヒの考えでは「よくないとき」に、腕から瀉血した。「しかしすぐに、出ていた月経が滞るのに気がついた」。その結果、「不適切な瀉血から発生した不妊」と頭痛を患った。間違った瀉血は一七三七年になお記憶にとどめられていた。同じ女性について「結局忘れてならないことは、彼女が若いときからたいへんおこりっぽく、そのためここ数年、痛みや血のフルスがよく暴れ回っていることである」。

胃袋も忘れていなかった。

ある商人の妻が、「普段は健康で頑丈な体格をしている」が、一七二六年に「いわゆるシチューの煮た豚肉を食べたところ、胃が圧迫される痛みを感じた。この痛みは十年以上も残り、ほんの少しでも消化の悪い食事をすると、また呼び覚まされた」。未亡人になってもまだ、「自然は胃が圧迫される痛みを覚えていて、一七三八年十一月二日に、彼女がある期間かなり腹を立てていたときに、血痰《ヴォミトウス・クルエントウス》を吐いた」。

このような話を女の身体に結びつける糸は、遠い過去の不慮の出来事であってもよかった。こういう考えは、現代の考え方から遠いものである。特に、瀉血、階段からの転倒、怒り、傷、驚愕といった原因が、後になって昔の原因と遠く離れた場所で出てくることがあるというのである。病気はからだに潜んでいた。現れないとしても、まだ「そこに」いた。

ある娘が一七三四年に、顔の赤いあざを取った。一七四六年、シュトルヒは彼女に偶然出会い、このあざがふたたび現れたかを尋ねた。つまり、十二年後に彼は、美容のためのあざの除去の件――今日の考え方からするとささいな件――を思い出させたのである。彼は、消えたあざが、まだからだの中に潜んでいて、いつ何時出てくるかもしれないと予想していた。

ささいなことが一生にわたって影を落とすこのような例は、彼の症例に頻繁に現れる。「遺伝性のもの」はからだの傾向として、親子や兄弟姉妹を結びつけた。この「遺伝性のもの」はたしかに、からだのあらゆる部分に付着することができたが、特に胸の中に居ついていた。たとえば血の排出は遺伝性であり、金脈《ゴルトアーダー》もそうであった。

ある三十八歳になる未亡人の婦人が、金脈のフルス〔＝痔の出血〕を訴え、自分の姉妹もこの出血があると言った。「したがって金脈は遺伝的なものか、あるいは家族病としてみなされるべき」であった。

鼻血は遺伝性であった。

二十二歳のある令嬢は、月経のときに鼻血を出した。「このことについて母親は、これはおそらく遺伝であろうと報告してきた。というのは、彼女自身この年頃に鼻血が出やすかったからである。」シュトルヒいわく、「この令嬢の二人の姉妹が、月経の始まる前の数年間に、鼻血で悩んでいたことを私は知っている。」不良な体液《プラーヴィ・フモーレス》は、遺伝性のものである可能性があった。「遺伝性のもの」は同じ「性」に留まることの方が多かった。つまり、父親から息子へ、母親から娘に伝わった。しかし、性を越えて伝わることもありえた。「態度の点でも生命力の点でも」子供は親に「似る」し、「一般にいつも、悪い形質の方が、良い形質よりも遺伝する」。

この最後の文章が、シュトルヒの遺伝学を理解する鍵となりうる。つまり、遺伝するものが何であるとシュトルヒが考えていたかを、この文章ははっきりと示している。それは習慣または傾向あるいはアリストテレス派スコラ哲学の意味での傾向《インクリナーチオ》である。つまり、（美徳《ヴィルトゥース》や悪徳《ヴィティウム》にもあてはまるが）「習性《コンスエトウード》に対する標準的定義と同じく、「反復や練習によって、ある道を取ることが容易になること」である。しかしシュトルヒの考えの中で、この遺伝性の傾向ないし習慣をとっているのは、道徳的人格ではなく、人の自然、つまり人の血の方向性ないし傾向であった。

ある女性の場合、外科医が彼女の口を見るためにへらで舌を抑えたが、彼女は「上顎の骨」にけいれんを起こし、舌をかんでしまった。「同じことが父親にも一度あったことを彼女は思いだし、これは『遺伝性悪癖として』考えた。」

この「悪癖」に対して予防の措置を取ることが医者の仕事だった。

ある多血質の弁護士の妻は、一年半前から授乳していたが、いつものように出産後一年で月経が再開しないことを見て取った。彼女は突然「激しいけいれん《パロクシスムス》」に襲われた。二日後彼女は医者に、発作のとき舌を噛み、驚いたことにそのため月経が再開したが、自分は舌を噛んだことで心配だ、と知らせてきた。「彼女は、寝ているときにも一度舌を噛んだことがあるので、これが癖になるかもしれないと恐れていた。」彼女は、けいれんのためではなく、すでに二回あった舌を噛むことが、いつの間にか規則的になるのではないかとの不安から、シュトルヒに問い合わせをしたのである。シュトルヒはそれに対して処方した。

血の悪い傾向、たとえば胸で滞留して結核を導くという傾向は、特に遺伝した。

ある商人の妻は、妊娠したときよく、咳、それも「激しい咳」をしたが、それは六ヶ月か七ヶ月のときには、流産しかねないほど激しかった。夏と秋には、この咳が認められなかったが、それは「奇妙なことだ」とメモされている。この妊婦とその姉妹は、「母親もまたかつてこの咳をしたときに……流産した」ことを思い出し、「だからこれは遺伝性のものだと考えた」。

ある産婦は、「母親が五人子供を産んだ後、三十歳前にして結核で死んでいた」。この娘は何回か血を吐き、産褥期にこの遺伝の悩みのことで不安を感じた。「したがって、この状況のために、よりいっそう慎重に扱われることを望んだ。」

ある女性のことについてシュトルヒは以下のように記録している。彼女は若い令嬢時代に、姉と同じく「月経が始まりそうな年頃、咳きこんで肺から小石を吐き出した」。その姉は同じことを自ら経験したし、兄もそうだったので、シュトルヒは「この父親は肺水腫で、肺が腐敗して死に、その肺の中からいろいろな石が見つかった」ことを書き留めた。「この家族の肺の状態《アフェクトゥス・プルモヌム》は遺伝性である」のは明らかである。

こういった過去の影のもとでシュトルヒは女性たちの訴えを聞いた。自分でかかった病気や起こった出来事や遺伝が「血の習性」、つまり「自然の方向性」を決定した。この方向性は、患者ごとに固有であり、女性が医者の前で訴える痛みの解釈もそれぞれ固有であった。

10 痛みはからだの中を移動する

痛みは、遺伝性の、あるいは根づいた血の習性という糸で、人生や親族をたがいに結びつける一つの話へ、つなぎ合わされていった。それと同様に、女性たちも、混沌とした多様な痛みの感覚を、一つの病気、一つの「実体」に組み立てていった。すでに述べたように、女性たちは多くの場合、たった一、二回しかシュトルヒに近づかなかった。その女性たちの話は私にとって暗闇のままである。というのは、彼女たちの人生の短い瞬間に話がきけるだけだからである。他の場合、つまり、危篤のとき、長患いのとき、または女性とシュトルヒとの間に頻繁で日常的な便りの交換がある場合、女性たちが自分の病気を長期にわたってどのように感じていたかをたどることができる。持続的な訴えを並べてみると、女性たちが自分の不調の個々の要素を一つの話につなぐ方法を、洞察することができる。こういった話は、一つの「実体」としてとらえられる、多様な苦痛の経験を物語っている。一つの病気の経過は、あるときはここに、あるときはあそこにと、体内の風景に痕跡を残していく、絡み合った、驚くべき痛みの積み重ねの中で示される。痛みは、訴えの言葉の中では、からだの中を移動し、形と場所を変えるが、一つの実体として捉えられている「あるもの」であった。

シュトルヒのテキストの中で、比較的長い話のそれぞれに、少なくとも三人の役者がいた。女性と医者と病気である。出来事においてこの主語になりうる三者は、他と交換できない典型的な動詞で結びついている。この動詞を対置させると、三角形にみえる一つの社会関係が示される。

女性たちは——自分たちを意のままにし、それを堪え忍ばなければならず、自分たちが感じ、自分たちを悩ませ、苦しめ、圧倒する痛みのことを、話す、訴える、告白する、認める、打ち明ける、信頼して話す、知らせる、報告する、その経験を伝える。

医者は——尋ねる、探求して考察する、探知する、「みなし」て処方する、助言する、知らせる。

痛みは——存在を示す、襲う、「攻撃」する、そこここに居つく、ふたたび現れる、足場を固める、襲いかかる、現れる、場を得る、攻めてくる、場を変える、別れを告げ永遠に去る。

つまり、女たちは自分に起こったことを伝え、医者は経過を追い、尋ね、処方で答える。痛みは話の中心にあり、話を前に進める能動的な動作主〔＝行為を引き起こすもの〕である。

ある「胆汁質でやせこけた」アイゼナッハの布売りの女性の例を追ってみよう。彼女が記録されているのは、一七二〇年七月、五十三歳の時が初めてで、一七四一年六月、瀕死の病人のときが最後である。三つの時間のレヴェルを取り出してみよう。それは、一七二〇年の数ヶ月、続く数年間、および一七三二年四月の数日間である。

〈第一レヴェル〉

日付	女性	医者	痛み
一七二〇年	訴える よくなったと感じる	処方する	子宮の不安

八月十五日	訴える じきに痛みが和らぐ	処方する	右肩に激痛のフルス
十一月十二日	よく回復する	処方する ふたたび合剤を処方する	悪寒、発熱、胸の痛み ひどい夜
一七二一年	ふたたび快調になる	処方する 処方する	嘔吐、子宮の不安、手足の冷え

〈第二レヴェル〉

これに続く数年間、以下のような痛みと、「症状」が現れた。

一七二三年　脚に腫れもの

一七二四年　頭にフルスがあり、それで聞こえにくくなる

一七二五年　脚に赤い発疹をともなう発熱
一七二六年　脚に痛み
一七二七年　脚に静脈瘤
　　　　　　月経時の出血
　　　　　　血尿
一七二九年　手足のだるさ、悪寒

〈第三レヴェル〉

一七三二年春
「四月十二日に彼女から、最近脚はまったくよくなり、とくに腫れものがなくなったが、このところ胸と下腹部に痛みと支障がある、と伝えてきた。午後に往診したとき、肋膜炎の熱の徴候をはっきりと認めた。……それは最初は血痰をともなって右脇に位置していたが、そこで存分に暴れると、十七日に左脇に移った。続いてふたたび血痰が出て……日までつづいた。……肋膜炎の熱が暴れたあと、……日の夜、軽い悪寒を感じ、その後……日に、ふたたび脚に赤い発疹が出た。……を処方したが、同時に、フルスがもうこんなに頻繁に還流しないように、……と助言した。赤い発疹がおさまると、結石の痛みが現れた。」

多くの話は、もし一度以上の出会いがあれば、この布売り女性の話に似てくる。時間の三つの断片から、似たような解釈が推論できる。

報告が連続するどの場合も、女性の訴えと医者の答えが嚙み合う「ファスナー」のパターンで展開している。

女性は訴え、非常に具体的なものを「求めて」依頼する。医者は「それに対して」、つまり報告された痛みに対して、非常に個別的に処方する。痛みが混じりあい、絶えず新しい痛みが出てくるために、この「ファスナー」は前に進む。訴えと答えの連続は、メッセージを介してであったにもかかわらず数年にも及ぶ対話として読むことのできる、この頻繁なやり取りの中での結び目といえる。他のいくつかの症例と比較すると、この布売り女性の場合のやりとりは、かなり緩慢だとさえ言える。不安のあるときには、女性は日に何回も、そして数週間途絶えることなく、絶えず新しい痛みの報告を含んだ話をしたかもしれない。彼女が「ファスナー」を継続したいときには、この前の処方はどうだったかを伝え、医者はそのたびに、最後の報告に対して見立てた新しい答えを送った。「ファスナー」が終わるのは、女性が「よくなった」と感じたときや、結果にまったく満足しているとき、または不満足でこの医者との関係をむしろ止めたいと思ったときであった。シュトルヒはすべての処方箋のあとに、返信をメモしている。たとえば、彼女は調子が「よいと感じた」、彼女は「信頼を表した」、「おさまった」、彼女は「気分よく健康であると感じた」、彼女は「そのあと平静であった」、「痛みが和らいだ」、「(痛みが)退いた」、「発作が止んだ」、彼女は「元気になった」、彼女は「よくなった」、彼女は「回復しつづけていることを賞賛した」という具合いである。「治る」という言葉はいつも、痛みが減少するということを表し、「客観的に」別の「健康な」状態に達したことを表すのではなかった。いつも女性たちが最後の言葉を握っていた。彼女たちは、自分の経験の論理にのみ従って、処方の価値を判定した。近代的基準からすると病気の悪化が推測される多くの場合に、「回復した」と報告されているのを読んで、私は実に驚いた。

女性たちは数年にわたって苦痛の連続を知らせたが、この痛みを患う女性たちは、同一物が形を変えたものか、あるいは二つの実体が体内で戦っていると言っていた。一七二三年からの数年間、そしてとくに目につく一七三二年四月、この布売りの女性は、たがいに交代する二つの病気の「居場所」であった。あるときは腿に、あるときは胸に、またあるときは耳に感じられるフルスを解消したのは、脚を「占領」し、熱を出して優勢を保つ赤い発疹であった。体内やからだの表面で目に見える戦いは、医者に伝えられ、医者は、苦痛の後をたどって、出口をつくったり、症状を緩和させようとする。「その後で」からだの他の場所で、ある反応が現れる。医者はいつも苦痛の後を追って処方し、からだの風景の上で苦痛を追う。痛みは、文法用語で言えば、一つだが多様な形をとる動作主を体現しており、それは何かを起こし、動き、行動能力がある。ある女性は、腹が膨れ、からだに痛みがあると訴えると、シュトルヒは「……日に、痛みは別の姿で現れた」とメモした。ここに表現されている経験は、個人的な整理の仕方である。つねるような痛みか、激痛か、引き裂くような痛みか、刺すような痛みか、またからだのあらゆる場所がこの苦しみにさらされていて苦しみの「意のままにされ」なくてはならないにせよ、痛みがどんなに異なって感じられようとも、患者の体験が、時間も場所もばらばらになっている知覚を、一つの個人的な苦しみの話にまとめるのである。こうして、痛みに対する豊かな言語表現が、それぞれ固有な話の描写に流れ込んだ。アイゼナッハで私たちが発見した、感じたことの意味をそれぞれの女性が持つ生の論理＝生物学(Bio-Logik)の中で組み立てる方法と、言葉の豊かさとの間のコントラストは、今日の状況と正反対である。今日の医学化された文化の中では、人間が何かを病むのではなく、人間の身体と器官が病むのであり、言葉は貧弱になり、言葉によって痛みに個人的な意味を与えることができなくなっている。認められていた言い方がだんだん少なくなっていった事実は、身体が自我から切り離されて定義されるに至るまで、意味のスペクトルが文化的に縮小したということを証明している。「個人的な体の痛みの経験が、痛みを除去する治療プログラムによって形作られるという現代の状況は、歴史的に特異なものであって、先例はない。」[57]

11

妊娠は危ない綱渡り

「小柄な……二十歳のある女性は、三十六歳の大きな男と結婚しているが、最初の二年間妊娠の徴候がなかった。そこで将来妊娠できるかどうかを疑っていた。」

結婚とともに、女性たちは子を産む時期という新しい段階に入る。しかしそれは始まりがあるものの、終わりが非常に曖昧な期間である。その期間は、さまざまな妊娠の連続として理解されていたのではなかった。一生にわたる流出と停滞が、この時期には妊娠か不妊かの意味を持つのだと理解されていた。この期間を女性は、よい成長と悪い停滞の間の、または安産と流産との間の綱渡りとして体験した。女性たちは、妊娠し出産したいという希望と、胎児の成長は停滞の危険と紙一重だというからだの理解と、この両者の矛盾の中に生きていた。この曖昧な肉体性の中でのみ、女性は生理学的に「母」になった。十八世紀末以降の時代とは異なり、女性の生理学は、まだ母性という絶対命令に包摂されてはいなかった。

この両義性の背景と女性たちの経験を理解するために、二人の女性の身体の歴史の概略を描いてみたい。最初の例はつぎのようなものである。

「ある二十五歳の小柄な女性」は、「怒りっぽく」、「独身のとき『生理痛に』苦しんでいた」。彼女が結婚して一年以上たった。その後数年間、以下のようなことが起こった。

一七二二年　結婚してすぐに、月経が八週間以上途絶えたが、「出血して再開した。しかしそれが奇胎《モーラ》なのか、たんなる血の塊なのか、だれもその時注意を払わなかった」。

一七二三年　十一月に十六週間「月経が止まった」。そのため「妊娠がかなり確かと推測された」。しかし出血があり、シュトルヒは処方を頼まれた。彼は、子宮から何かを放出して出血を止めるために普通使う薬を与えた。つまり、「珊瑚、ヴェネツィアの硼砂《ほうしゃ》、彼特製のツェファル〔薬の名か?〕」である。「その後に……皮膚のようなものと一緒に、奇胎が出てきた。」

一七二五年　四ヶ月で流産。

一七二六年　春にふたたび「奇胎」を出す。

一七二八年　四月に妊娠八ヶ月目になる。腹を立てた後で、流産を恐れ、処方を依頼し、子どもを産んだ。「しかし彼女がおこりっぽい気質なので、その子は二ヶ月以上生きなかった。」

一七二九年　十二月に、八ヶ月間の「月経停止」の後で「奇胎を出した」。一月初めに、月経がふたたび「現れた」。「しかし夫はまだ妊娠していると思い込んでいた。」二月に出血。

一七三〇年　三月に月経が滞る。脚の骨折のあと流産。

血の停滞、血の排出、流産、子どもの出産と、この若い女性は矢継ぎ早に経験した。「奇胎を出した」あとで月経が再開したちょうどそのときに、夫の側は妊娠を推測した。たくさんの排出に対して、出産は特別なことであった。

二つ目の例のある貴族の婦人の場合、反対の経験をしている。八年間に六回妊娠し、そのうち「未熟児」が一人であったが、腹を立てた後で流産するのではないかと心配して、非常にしばしば医者のところに行った。一七二三年三月、月経の時にひどく驚くことがあり、月経は「瞬時にして」滞り、彼女は妊娠していると思った。七月に子宮より「激しい出血」があり、「悪いものがからだに積もっているのか、流産か」を恐れた。この恐れはこの年の間、何回かあった。二月に彼女は出産した。後から計算すると、彼女は、妊娠の可能性がまだなかったときに、すでに妊娠していると感じていたので、この妊娠は恐れと希望の間で十一ヶ月以上もかかったことになる。

歴史人口学は、「出産の連続」と「出産間隔」を記録しているが、統計からは、出産の合間の苦痛や恐れや出血、つまり体内にいるうちの死が読み取れない。教会の台帳は、生きて生まれた子であれ死んで生まれた子であれ、出産のことしか記録していない。この医者の報告のおかげで、妊娠についての曖昧な解釈の根本にある経験を、理念型としてはっきりさせることができる。肉体現象とそれに結び付く説明は依存しあっており、両者の中で、望ましくない体内の停滞と、「本当の」妊娠とが、密接につながっている。

止まった月経は妊娠の印として解釈されうるが、また病気の危険性や腫れもの、「水腫」などの印でもありえた。「停滞というメッセージ」は矛盾に満ちていた。その理由は以下の通りである。

——今日では、月経の停止を確かな妊娠の指標としてみなしている。一七二〇年にはそれは矛盾をはらんだ印だった。

——今日では妊娠と規則正しい出血は、生理学的に両立しない。一七二〇年には周期的出血は良き妊娠経過の一部でありえた。

――今日では「客観的」な証拠がある。当時は主観的性格の別の「印」が、暗示として解釈された。というのは、出血の停止では「確かだ」と言えなかったからである。女性たちの感覚が、妊娠の確実性を決めたのである。医者はたんに、個人的な印の体系に従うだけであった。

――今日では体の中のものは、できるかぎり体内に留まるべきだとされる。当時は「妊娠する」ということは一種の綱渡りであった。それは、流産や出血への恐れ、ならびに「間違った」発育物を排出する必要性、そして「不必要なもの」を体内から取り除くために「排出剤」を服用したいという望み〔という相矛盾する〕内容を含んでいた。

月経が滞った瞬間から、両義的な状況が展開した。(58)「本当の」妊娠は、ともかく現れなくてはならず、考えられる否定的な予測からともかく浮かび出てこなくてはならなかった。確実性が増すのは、四ヶ月を過ぎて「胎動」があったときであった。外部の者、つまり医者、家族、隣人、牧師には、大きな腹の奥に隠れている本当の実体が、出産のときに初めて示された。それ以前には「確かな」予測はなかった。体内の「腫れ物」が、たとえバランス的にみてありそうもないとしても、現実に隠れているかもしれないからであった。シュトルヒは、たびたび独身の女性や未亡人から、お腹が大きいけれども妊娠しているのではないという証明書を書くよう要請された。彼はこのような頼みを、「それが……自然と証明されるにちがいない」もっと後の時期を示唆して、拒否した。女性が体内に「腫れ物」があると確信し、そのために処方を求めたけれども、結果は彼女が妊娠していた例がある。女性が妊娠していると頑固に信じていたが、「何もなかった」場合もある。また、未婚の娘が「腫れ物」があると言ったが、結果は妊娠だったという話もある。

ある三十歳の「手工業者の妻」は、こう訴えた。「今まで、腫れ物があると思っていた。それが今、出血と腰の痛みに出口を探している。というのは、自分には数年間、子供ができず、現在腹が大きくなっているが胎動が感じられないので、自分の考えが間違っていることは、おそらくないだろう」と。シュトルヒは産婆を「往診」にやった。「生きた胎児がいること」が示された。いくつかの「排出剤」の助けを借りて、「しばらくして、健康な子が産まれた」。

ある三十代の「背の高い、痩せこけた女性」はすでに三人の子どもがいたが、一七二四年二月二十七日に、こう訴えた。「自分は妊娠していると、一年間思ってきた。というのは、月経が止まり、お腹が大きくなったからだ。しかし、出産のときは過ぎ、胎動が感じられないので、この考えを捨てなくてはならなかった。」彼女はその代わりに「固まったもの」が混ざった血を排出した。シュトルヒは排出剤を与えた。

ある四十歳の女性は、結婚して二人の子を産んだ、それから「後八年たち、もはや出産しなかった」。彼女は、月経は正常に出ているが、妊娠していると考えた。彼女はとても子どもを望んでいた。シュトルヒいわく、「往診したときに、話ぶりからすぐ、彼女の情熱を感じ、それをすぐに打ち消すのをためらった」。シュトルヒは珊瑚を処方した。それを、危険だとは思わなかったからだ。しばらくして、妊娠は彼女の思いこみだということを、時が明らかにした。

別の四十七歳の貴族の婦人は、二十年間で子どもが一人いたが、「月経が滞っているときに、妊娠していると思い、胎動を感じたとまで言い張った。私は計算上の産み月が過ぎるまで、この女に同意しなくてはならなかった。もっとも、そのことに対して私が疑わしく思っていることを、私は彼女に完全には隠さなかったが。」

普段「月経の停滞」に対して、「どんなに些細な場合でも私のところから薬を求めようとする」ある若い娘が、シュトルヒに、「お腹が大きくなり固くなった」と訴え、これは月経が停滞するときのもので、「まるで時折、けいれんが下腹部のあちこちに動いて、ぴくついているようだ」と言い、処方を求めた。シュトルヒは妊娠の疑いを持ち、要求されている排出剤の処方を、先延ばしにした。そうすると彼女は機嫌を悪くし、他の医者を訪れ、他の薬を手に入れた。これは後に、彼女が脚に「強い腫れものができたときまで続いた。……そして身内の者は、太い腹もこの腫れから来ていて、両方とも月経の停滞が原因であり、腫れ物が中に隠れているのだろうと信じていた」。結局「生きている腫れ物が生まれてきた」と、シュトルヒは皮肉な口調で書いている。

大きくなる腹について、女性たちや医者の側からの予測が曖昧なのは、ある観念世界の産物だからである。その世界の中では、停滞する体内は悪いことのきざしでありえたし、排出や放出が薬のもっとも重要な目的であり、怒りや驚愕が体内を「停滞」させることができ、停滞する体内は「腐敗と化膿」に移行する可能性があった。この人間すべてに当てはまる肉体の両義性の観念に加えて、女のからだ特有の両義性が存在した。つまり、受胎は見通すことのできない暗い空間で起こり、そこでは、血と粘液の過剰が生命を脅かし、外界からの悪い作用が弱い胎児に影響するかもしれなかった。また、この空間は、特に妊婦の気分によって脅かされていた。つまり、生理学上女は、その体のつくりによって、つまり「体内の」血によって、胎児を殺しうるのであった。女の中に生と死が潜んでいた。肉体の形をとった致命性が、秘密の陰険な殺人のイメージのなかで表された。女たちは、そう望まずとも、胎児を窒息させ、毒殺することができた。

私は、この観念の複合体の個々の要素をもっと詳しく説明してみたい。その要素は、補足したり組み合わせると、結局、便・腫れ物・不純物・有害物と、妊娠との間の類似性という脈絡を示唆している。このようにすると、また、「本当の」妊娠と出産が、なぜ不安という背景から、望ましいものとして明るく浮かび上がってくるのか、しかしまた、静かで確実なことが、なぜこんなに簡単に脅かされうるのかを、理解できる。

月経が途絶えると、簡単に悪い印と解釈された。妊娠という希望は、「有害物」が体内で「増殖」し、「腐敗」を引き起こしているかもしれないという心配にかき消された。月経の停滞の場合、医者は、血をおびき出すか駆り立てる「体を開く」薬の処方を依頼された。しかし同時に、胎児を流してしまわないように慎重でなくてはならなかった。そして、とくに未婚の娘が妊娠している疑いのあるときは、ペレンテスという排出剤ぐらいに控えておくものだった。私たちの見方からすると、早期の中絶にみえる体への介入は、体内の不幸な事態を防止するための介入と考えられた。このような介入は、特に一方的に外からの原因で停滞が引き起こされたようにみえるときに、正当だとされた。「月経が外からの明かな原因で（たとえば驚愕によって――ドゥーデン注）出てこないときは、女性たちは妊娠かもしれないという予測を、めったに聞き入れようとしない。この態度は、妊娠の半ばごろ、胎動があって確信するまで、続く。」

月経を出すためにペレンテスを使うことは、不幸な事態は、悪いものを放出し「過剰なもの」を出すことでそらされる、という意識によっても支えられた[59]。私たちに「失産《フェールゲブルト》」（これは生殖生理学の概念構成である）と見えるものは、女性たちにとって、ある時に医者によって排出剤で助けてもらわなければならない、危険だが必要な放出であった。医者自身はそのとき、体内でよいものと悪いものを分かつ境界線に沿って、明らかに女性たちと同じように考えた。

「四十六歳のある市民の妻は、……一七一三年七月に、十二週間月経が止まっていて、不快感、食べ物に対する吐き気、嘔吐、腹の肥大を訴えた。このために、彼女の隣人で、型にはまった治療をする内科医は、彼女が妊娠していると思った。しかし、彼女は二十年以上の結婚生活で、三人しか子どもを産まなかったし、七年間妊娠しなかったので、妊娠は疑わしいと彼女は思った。それで私のところに助言を求めたのである。彼女は私の質問に対して、月経の停滞はひどく驚いたことがあったからだと打ち明けたので、私は、月経が完全に終るのももはや遠いことではなく、これは病的な停滞である、と思った。」二、三日後に、「月経の停滞が、激しい血の放出とともに、切り開かれた。そして、いくつかの血塊が出てきた」。「残留物を出す」ために、シュトルヒは処方した。

すでに何回か妊娠したある貴族の婦人が、一七二三年三月に、『月経のとき』に、ひどく驚き、そのため月経が瞬時にして滞った」。シュトルヒは処方し、月経は「ふたたび現れた」。七月六日に妊娠十四週間を数え、「子宮」から激しい出血があった。その前にガスが出た。「このことについて彼女はからだに有害物が増殖しているのか、流産かと不安に陥った。私は……放出させるか、とどめておくか、はっきりした結論が出せなかったので、もう少し様子をみるよう助言した。」数日後に、ふたたび子宮から出血した。「そのとき腹が大きく見えなかったので、妊娠ということは疑わしかった。そして、『多用粉薬《ポリュクレスト・プルヴァー》、ヴェネツィアの硼砂《ほうしゃ》、特製ツェファル……』を処方した。しかし、この後でも月経が出てこず、症状が軽くなったので、それからは妊娠の方に、より注意を払った。」妊娠を支えるために、シュトルヒは今度、瀉血を処方した。

シュトルヒは、月経の停滞が妊娠ではないとの結論に達したときは、いつも同じ薬を処方した。かれはその薬が、月経を放出させると信じていた。特に全能の多用薬《ポリュクレスト・ピレン》、ヴェネツィアの硼砂、珊瑚である。硼砂について彼は、これは排出を「早く助ける」のによいとして、よく処方した。同様に、硼砂と多用薬の組合せも体内のものを押し出すのによいものだった。これらの薬は、何か悪いものがからだの中にあると確信が持てる時に適用され、これはたいてい出血によって認識された(60)。
この曖昧で女性にとって危険な症例に対する用語法は特徴的である。妊娠初期には、近代的概念の「失産《フェールゲブルト》」はなかった。「本当の」妊娠の後期になってようやく、シュトルヒは、「流産《アボルティーレン》」とか「正しく出ない」、「時ならず出てくる」、「駄目《ウムヴルフ》」になると言った。それに反して、不安定な妊娠初期には、言葉は、失敗した出産《フェール＝ゲブルト》を否定し、むしろ致命性の方向を示していた。たとえば、「悪性の塊」とか「不用物」、「腫れ物」、または学者の世界から出てきた詭弁ともいえる「奇胎《モーラ》」、「水ぶくれ」「血の塊」「子宮のさわり」「残余物」である。これらはすべて、「排出剤」の助けを借りて、苦しみつつ放出されなければならなかった。そして、さまざまな形とさまざまな実体を持っていた。「肉状の、腺状の、血のような、水のような、ガス状の、皮膚状の、水疱状の、石状の、骨状の」(61)というように。

生命と無と悪性のものの間の境界線の観念は、当時の医学文献のなかで広く分岐しており、どのように悪性のものが成長しうるかという集団的な幻想（この幻想は女たちの間にも根付いていた）があることを証明している。もし、からだの中に、前の出産の「残余物」が残っていたら、もし「余分な物質」が有害物質を「つくった」ならば、つまり、「残り物」から誤った腫れ物ができたならば、怒りの中で「奇胎がつくられた」ならば（その際、「つくる《コンチピーレン》」という言葉は、「子をつくる」のと同様に、物質や液体が「集積する」ときにも使われている）、白い流れ〔＝おりもの〕から奇胎ができたならば、悪いものは成長する。つまり、からだの中の物質の形成に対する用語法は、妊娠に特有なものではなく、性に特有なものでさえなかった。それは、「悪性のものは悪性のものを産み出す」という観念を語っていた。連想されるものは、否定的なものである。たとえば、怒り、白い流れ、有害物質、悪性の物、凝固物などである。三つの例を挙げてみよう。

最近結婚したある十八歳の女が、「一七三二年五月二十九日に以下のようなことを知らせてきた。結婚して十四日目に月経がきちんとあったが、それから六週間なかった。しかし、心臓の鼓動が激しくなり、その後で月経が過剰に出てきた」。彼女は出血したが、それは中断して、三週間後に再開し、「すぐに、黒い凝固物がいっしょに出てきた」。その後で、彼女はいつも「悪寒を伴う」不規則な出血がある。シュトルヒいわく「フルスが最初の月経の後六週間なかったので、こう考えられる。子宮の中に胎児をつくるはずのものが住み着き、それが健全なものでなかったので、『血のあふれ出し』によってふたたび押し出された。そのときから……いくつか（塊が）残っていたか、または『繰り返しの性交によって』ふたたび新しいものが住み着いたので、自然は、この受胎にふさわしくないものを排出しようという方向に向かった」。

ある四十二歳の女性は、一七一八年十二月に、こう訴えた。彼女は夏に「八週間、月のものの停滞」があり、「その際に腹が大きくなった」。後に、「フルス」つまり月経が再開した。「しかし、不規則で、腹はもう大きくならなかった。しかしとりわけ、月経期間中ひどい腰痛がして、足を引きずらなくては通りを歩けないほどだった。」シュトルヒは「まだ奇胎の集合体が隠れているのではないか、と推測し、考察した」。

「四十歳になる、町の外にいる外科医の妻は、肝をつぶすことがあったために、月経が止まり、二十六週間出てこなかった。その間に彼女は下腹部にしこりを感じたが、それは徐々に大きくなって、こぶし三つ分の大きさになり、横になると片端から反対側へと落ちて来る感じだった。夫は十分な理由から、これを奇胎だと思った。」彼女はクルシブルク産の苦塩をのんだ。「その後で月経が現れ、九日目ごろ、前に書いたしこりに対応する大きさの奇胎が出てきた。この地域の苦い塩は、女性たちにすでに何度も、月経の支障のときに効果があることを実証してきた。だから彼女も大いに信頼してのみ、望んだ効果を感じた。」シュトルヒは考察する。この奇胎は、「月経が驚愕で停滞したため、子宮で凝固した血から発生したのか、それとも性交から起こったのか」。未婚の女性の場合、シュトルヒは最初の解釈を取るだろうが、この女性の場合、夫がよく酔っぱらうので、奇胎は、夫の悪い精液と、驚愕による混乱から発生し、「子宮で悪い状況が生み出された。一方、この奇胎が二十六週まで留まっていたのは稀なことである。もし、三日間続いて飲んだ苦塩によって排出されなかったなら、奇胎は疑いなくもっと長い間、おそらく一生留まり続けたであろう」。

最後に引用したシュトルヒの考察の中に、体内の生育物に関する思考に影響を及ぼす、もっと大きな意味レヴェルが浮かび上がってくる。「子宮」は、からだの他の器官、つまり胃や肺と類似性があった。容れ物としての子宮は胃と同じ言葉で描写されている。胃からも「固い」、黒い、分厚い「塊」が出てくるし、胃の中でも団子のように塊ができる。胃も子宮も保持能力があるし、閉鎖や硬化への恐れから、この二つの器官に出口を開く治療が望まれた。腹は養分を内部に保ち外に出さない。「子宮」は「残留物」を保持し、死んだ胎児を「葬る」。シュトルヒはたびたび、子宮と「漬け物の樽《ペッケル》」の比較を用いている。樽の中では長いこと何かが保たれ、「腐敗の心配がない。水(羊水)は……漬け汁《ムリア》に似ていて、その中に子どもが保たれていると信じられている(62)」。

自分の経験から、シュトルヒは胃の中の似たような出来事を語っている。ある二十歳の妊婦が嘔吐した。シュトルヒが往診したときに、夫が「彼女が吐き出した二オンス弱〔=約六〇グラム〕の白い塊一つ」を示した。それは彼女が昨年、葬式の宴会で食べた鯉の白子の煮たもので、胃の中に五ヶ月以上も保たれていたのだ。胃と子宮および肺の形成物を表す言葉は、似ているか同じものである。何かが「集積する」、「凝固した血」を上に吐き出すか下に下す、「残留物」が居つく。肺の中で、水疱状、液状の形成物が集積し、同様に同類の物が子宮の中に居つき、胃の中に暗色の固いものが留まる。

もう一つ別の意味レヴェルは、胃と子宮の閉鎖性の類似である。産婆の手さばき、特に後産で胎盤を引き出すときの性急さは、子宮「口」が閉じてしまい、残留物を出さず、「開放」されないかもしれないという不安によって説明される。子宮口と口は、どん欲な開口部のイメージの点で同じである。両者とも、「どん欲な母親《ムッター》＝子宮」の隠喩が示すように、液体を吸収する。子宮口は受胎のときに精子を吸いこむので、出産の時に明色の粘液として出て来るものは、内部で保持されていた男の精液だとみなされていた。「このことは経験ある産婆なら知っており、このために女性たちの頻繁な性交を叱るのだ。(63)」

「本当の胎児」の形成は、生命に至る苦難に満ちた綱渡りである。父親の精液はしばしば「弱く」、胎児は絶えず女性のからだの過剰物によって圧迫されるか、女性の気分の動揺によって「刻印される」恐れがあった。この腐敗《コルプチオ》において能動的に考えられている破壊は、女性によって起こされるが、一方、受動的な無能や「弱さ」、一種の愚かさは精液から来ていた。すでに受胎のときに、胎児は「腐った無駄な実」になってしまうことがあった。そうなるのは精液が「悪い」性質のときや、子宮がきちんと「浄化され」ていないとき、子宮に水分が多すぎて、胎児が水浸しになったり、押し流されてしまったとき、血があまりにも「子宮に殺到して……弱すぎる胎児がいわば窒息し、過剰な血によって圧迫される」ときであった。イメージから判断すると、胎児がうまく定着することは、不純物・のぼせ・過剰物・水分過多のもの・月経と、正反対の意味領域に属していた。「体内の」血は、特に胎児を「窒息させる」危険性があった。(64)

ここに矛盾があった。この矛盾を、私は、母親の血の曖昧さを理解するために、もっと正確にとらえなくてはなるまい。子供を養うもの、つまり母親のプラスの貢献が、その節度のなさによって、子を殺すこともありうるのである。

「こうして、月経《メンセス》は奇胎の第一原因であるだろうことは確かであり、このことは、特に昔から観察された経験によって証明ずみである。……しかし不規則な月経は、受胎を妨げたり、過剰な流出《ペル・ニミヌム・アフルクスム》によって、胎児を時より早く押し流したり、間違いから《エクス・ヴィティオ》、疑似妊娠《アド・コンツェプトゥム・ファルスム》に機会を与えたりする。経血《サングイス・メンストルウス》は、それからつくられる栄養液が胎児を育て成長させるように、自然によって運命づけられている。もしそのような血が過剰であれば、栄養液も過剰になる。この過剰に強い推進力が加わると、か弱い精力と胎児の器を壊し、したがって胎児を窒息させ、反対に胎児よりも胎盤に栄養を与えかねない。かくして、奇胎のもとは、その大部分が不適当な変形した胎盤からなっていることが明らかである。」子宮は、「感情の影響を受ける場《ロークス・アフェクトゥス》」であって、血が殺到し、充血がもっとも普通に、頻繁に、絶え間なく起こる場である。したがって、か弱いできたばかりの胎児が、いかに簡単に、このような充血のなかで傷つき、窒息し、腐敗しうるかは、簡単に理解できよう。その上に、特に怒りと驚愕からなる感情的にたかぶった心《アニミ・パテマタ》が最大の貢献をすることができるのだ。

月経は、「汚物」や不純物の排出作用として、体内浄化のための有益な排泄であり、積極的な意味を持った。反対に排出が行なわれないと、経血は胎児を脅かし、体内で致命的に作用した。月経は、役立たぬ物を排出するので有益であり、過剰になると体内での窒息を引き起こした。血に関する限り、妊娠は、血を排出する必要と、流産を引き起こす出血の不安との間の、矛盾にみちたプロセスであった。

ある貴族の婦人が死産をした。シュトルヒはその原因を考察し、こうコメントした。彼女は、「小児用バルサムとシナモン水、スペインのワインを飲んだ」。また普段からよく食べたので、「これによって血が過度に増え、同時にのぼせていった。そこで、このような過剰な血は時とともに濃度を増し、胎児を圧迫した。そして結局、その粘度のために、血は循環が妨げられ、停滞した。こうして胎児は一種の窒息状態でその生命を終えなければならなかったのだ」。

他方、女性たちが流産の推進力を体現している例もある。彼女たちのからだは「誤った排出」を目指しているというのだ。

「このために（ある女性がひどく驚いて流産したので――ドゥーデン注）、自然は時より早く出血を起こし、子供を出す習性をつけてしまった。」

また別の危険が、胎児をとりかこむ仲間を通じて、胎児を襲った。後産に出る胎盤は、どん欲で、けちで、邪悪なものの特徴を持っていた。

「けんかっぱやい、おこりっぽい気質」をした、兵士の妻が流産した。妊娠期間の計算をすると、胎児は小さすぎた。「そこで、自然は胎児をつくっている二ヶ月目に、怒りないし驚愕によって妨害され、胎児よりも変形した胎盤の方にたくさんの栄養を運んだ、と推測される。」

「変形した胎盤の中で、受胎の一、二ヶ月目に胎児は生命を失い、羊水の中で、排出つまり出産のときまで、腐らず、小さな姿で、保持された。というのは、栄養液は胎児から離れ、胎盤の方に向かったからである。」

同様に、子宮のなかの別の生育物である奇胎《モーラ》も、本当の胎児から栄養を取り上げ、まさに栄養を「むさぼる」ことがあった。

ある女性が、「女の子を……死産した。……それに続いて、かなりの大きさの肉状で腺状の奇胎が出てきた。どう考えても、この奇胎が胎児の栄養液を奪い、体内の熱によって、胎児の腐敗、すなわち死を引き起こしたのだろう」。

奇胎は、胎児のかたわらで大きくなり、胎児から「力と成長」を奪った。そして、胎児は「生命を失った」。また別の胎児は二つの奇胎によって「胎児のものであった栄養を奪われた」。

イメージは矛盾している。一方では、過剰な栄養が、特に妊娠初期に「本当の胎児」を「窒息」の危険にさらした。他方、体内では栄養をめぐる戦いが行われており、その中で一種の悪性のものが、つまりどん欲な吸血鬼が、胎児から栄養を盗んでいた。女性が体内に、母性的なものと殺人者的なものの間の、生理的な矛盾を担っていたのならば、妊娠中は、流産、すなわち自分自身の怒りによる体内での殺人に対して、女性に責任があったのかもしれない。女性の怒りは胎児を窒息させるか毒殺したからである。

胆汁質で粘液質の、ある十九歳の女性が、妊娠六ヶ月で「思いがけず激しい怒りに襲われた。その翌日、つまり…日に、激しい子宮からの出血があった」。出血したり止まったりの数日間が過ぎて、「男の子を流産」した。この流産はどのように説明されるのだろうか。出血そのものは、シュトルヒによれば悪いことではない。というのは、出血は「血の減少」を引き起こすはずだからだ。「しかし同時に、胎児は怒りによって大きな影響を受け、子宮の中で重病に陥り、七日目か八日目ごろに死んだ。そのあとで、自然は、死んだ胎児を排出するために、通常の手段を講じた。すなわち、出産時の陣痛である。」

どんな怒りも胎児を殺してしまうほどの影響を及ぼした。妊婦は怒りを恐れ、腹を立てたときには処方を求めた。妊婦が恐れた生理作用は、怒りによって引き起こされて血を下の出口に押しやる「のぼせ」か、または怒りで引き起こされる胆汁による毒殺か、この二つであった。しかし、医者の見方からすれば、体外への排出において、また流産と排泄の評価において、体内における両義性は、ほぼ完全に解決された。流産は、個々の例で、また妊娠している女性にとって、どんなに不幸なことであろうとも、結局有益な浄化作用となる。処方はこの論理に従ってなされた。大事なのは、排出、子宮の浄化、「汚物の掃き出し」であって、それは処方箋によって支えられ、援助されるべきであった。というのは、「浄化されない限り、自然はある習性を身につけ、以後何度も同じものをつくり、排出する可能性があるのである」。

女性たちは恐れから医者のところに行った。胎動の前には〔血が〕停滞しているのではないかと不安になって、胎動の後には胎児を保持するためにである。彼女たちは出産を準備するために、医者のところに行ったのではない。出産は女性たちの間で行なわれ[65]、出産がうまくいかなかったときに講釈するためにのみ、医者が呼ばれたのである。そして医者もまた、女性に出産の準備をさせることは、ほとんど考えていなかった。繰り返し医者は、女性の自然が、「子宮」の中のプロセスを通じてどのような習性を身につけることができるのかを語った。「自然」の話が彼の領域であった。

12 医者は「自然」を理解する

シュトルヒは、訴えを聞き、からだを想像するときは、かならずすぐに「研究」を始めた。彼の研究の対象は自然であった。こうして、彼は医学的な理解の長い伝統の中に立った。しかし彼はまた、まごうかたなきアイゼナッハの市医であり、イェーナで四学期そこそこの大学教育を受けた、中部ドイツの田舎医者というユニークな存在だった。処方のために、彼はどんな女性の自然も――その意図・方向・努力を――徹底的に究明しようとした。というのは、自然とともにでなければ、彼は治療できなかったからである。結局は自然があらゆる治癒力の根であるから、医者は自然を観察し、自然に仕え、自然を支えるのだというヒポクラテス医学的な自然概念は、十六、十七世紀に広範で多彩なルネサンスを経験していた(66)。シドナム*1が言うには「病気は、患者の幸福のために、病んでいる物質の根絶を全力で行なっている、自然の努力以外の何物でもない(67)」。彼の影響のもとに、「自然」は医者の努力の根源になった。それは、パラケルスス*2の跡を追ったヘルモントによって、自然が霊的存在にされようとも、関係なかった。ヘルモントいわく「自然は神の指揮下にある部隊であり、その力によって物事はあるべき姿になり、行なうべきことを行なうのだと、私は信じる(68)」。また自然がボイルによって、「個人の存続を確保しようとする、盲目的な機械論のための名称になろうとも、関係なかった。ボイルいわく「幸福な事柄は、病人の回復と健康のために自然が行なう細心の注意に起因するが、たいてい、世界のメカニズムと患者の体のメカニズムの純粋な結果である(69)」。ノイブルガー*3は、十八世紀初頭には「自然」という概念は医学思想の上で非常に不安定であったと指摘している。自然は「生きている表現の総体、あるいは推進力、あるいはその両者(70)」として使われた。

シュトルヒの時代には、「自然」は最終的にそもそも、実体として何であるのかという問いは色あせていた。しかし、ロマンティックな医学も、また自然を、実験によって確認し計測されうる現象の連続に還元することも、まだ始まっていなかった。

*1　シドナム　Thomas Sydenham（1624-84）　十七世紀イギリスの臨床医学の巨匠。ヒポクラテス医学の更新者。日本にはシデナムとして紹介されている。

*2　パラケルスス　Paracelsus　本名 Theophratus Bombastus von Hohenheim（1493-1541）　スイスの医学者、化学者。ガレノス医学という伝統を否定し、直接自然から学ぶことを主張した。錬金術的素養を活かして、多くの無機化合物を医薬として利用し、医化学の祖と言われる。

*3　ノイブルガー　Max Neuburger（1868-1955）　ドイツの医学史家。ウィーン大学教授で医学史研究所を創立した。

シュトルヒにとって「自然」は問題がなかった。彼はたびたび自然に言及しているが、その中に自然の本質に関する当時の論議の形跡を、私は発見できなかった。(71)彼の自然概念が曖昧だったために、彼は身体イメージと自然とを互いに混ぜ合わせることができた。女性たちの生の話＝生物学（Bio-Logie）や人生談や訴えから、彼はその女性の自然について、考えを引き出した。そして、自然を正しい道に導いたり自然を強めるために、彼は、たとえ化学記号の形であろうと、処方箋を使って自然に「話しかけた」。

この史料を研究した際に、私は、シュトルヒの処方箋を通じて彼の身体イメージを洞察しようと努力して、多くの時間を失った。そのために私はまず、化学記号と当時の薬学の用語法を解読し、つぎに当時の薬局のことに精通し、最後に十八世紀の処方箋の、効果よりもむしろ意味と意義のために、医学史の文献に取り組まなくてはならなかった。(72)その後、この基盤の上に、シュトルヒの処方箋から、私の関心の的である意味を読み取ろうと試みた。非常にはっきりしていることがいくつかある。まず、シュトルヒはたいてい、女性たちに家庭薬を処方した。また、すでに何度も暗示したように、彼は特定のカテゴリーでは、女性たちの伝統に反した処方箋を書いた（排出剤としてサフランの代わりに、いつも硼砂《ほうしゃ》を使った）。さらに、貧乏人より金持ちには、時間のかかる化学的プロセスによって製造された新薬を処方することが多かった。しかし、ずいぶん苦労したにもかかわらず、私は彼の処方箋の詳細から、ひとつのこと以外のことはほとんど見て取れなかった。それは、自然の働きを通じて、望む方向に体液を誘導するよう影響を与えることこそが処方の役割だと、彼が考えていたということである。この処方箋を、今日の基準でみた効能とか、またそれと結びついた経済的利害とか、さらに内容成分の伝統的な意義などに基づいて調査するのは、的はずれであろう。自然や体液に及ぼすと考えられた影響力に基づいて調査しさえすれば、シュトルヒの診療における処方箋の意味の大きさがわかるだろう。

処方はいわば医者の最後の言葉であり、処方によって、医者は訴えを聞き、それを解釈すべく考察し、助言を与えるという一連の行動に、最後の判を押したのである。処方の中には、本書ですでに挙げたいろいろな処置も含まれていた。たとえば、瀉血、湿布、膏薬、吹い玉などである。しかし、ほとんどすべての場合にあるのは、薬の処方であった。物質を体内に入れる行為によって、医者は他の治療者と（少なくとも象徴的に）区別されていたし、区別されるよう努力していた。処方箋は医事法上、医者のみに許され、物質で媒介された、患者に対する解答の一部であった。処方箋は、患者の訴えと、不慮の出来事と過去の影についての調査から、医者が患者の自然を理解したとして、医者自身が患者に出す証明書であった。

繰り返しシュトルヒは自然に言及する。自然は「用心深く」、警戒心に満ちている。彼は「自然が自己支配すなわち自己治療に対して賢明な準備をしていること」を、自然の特徴だと考えた。「というのは、自然は賢く用心深い母親《ブローヴィダ・マーテル》であり……過剰な血を放出することによって……本当にうまい配慮をしてきたからである。だれが、このような自然の出来事の中にある、自然の行なう誠意ある配慮《ソリツィトウード》を、正当に認識し、敬意を表することができるだろうか。」「自然」はからだの中で行動し、からだの中にいたが、どんな場所、器官、部位にも見つからず、永住していなかった。時として「自然」はたしかに「居場所」を持っていたが、それはあるときだけのことで、決して「本来の場」ではなく、いつもそこにいるわけではなかった。たんに、自然が意図したその時々の場にすぎなかった。「自然」はいったい何を行なうのであろうか。自然は推進力を持っていて、その力で体内から外へ物質を排出した。「自然」はからだの排出力を体現しており、その時々の流出箇所に、「居場所」を持っていた。排泄、つまり物質の放出は、からだを損傷から守るという自然の最高の意図を明らかに示していた。このようにみれば、排出はありうる損傷を除去する制度であった。医者は病気の経過を、からだをふたたび健康にするために、「自然」が物質を排出する努力として解読した。

ある四十七歳の健康な体つきの女性が三ヶ月のうちに衰弱して死んだが、彼女は以下のような「徴候」を示していた。発疹、ぱっくり口が開いて中に「硬いしこり」のある腫れ物、団子状の排泄物の出る便通、粘液〔の排出〕、嘔吐などである。皮膚の上や便通に現れたこの現象すべてを、シュトルヒは、肝臓の「腐敗」に対抗する自然の治療努力として解釈した。「この致命的な病気について、私はこのように信じる。肝臓が強く化膿し腐敗して、その多くが血に移動した。それを自然は、一部は発疹、一部は腫れ物によって排出した。しかし、肝臓の致命的な損傷を修復することはできなかったのである。」

その際「自然」は積極的に行動した。つまり、排出や流出は、単に「出てゆくこと」、体内から流れ出す血や水分の流れではなく、能動的な排出であった。

ある三十五歳の女性は、「のらくらとした生活態度で、よく食べ、強いビールをよく飲んだ」。彼女が妊娠し、このごろ「子宮に圧迫感」があると訴えた。その後「関節の鋭い痛み、倦怠感、時折の血痰」を訴え、もっと後になると、血尿《ミクトウス・クルエントウス》を訴えた。

シュトルヒは血尿を、「血の代理的排泄《エクスクレチオ・ヴィカーリア・ヘモルロイドウム》」と理解した。「その排泄を、自然は、この多血症の身体の中でよい目的のために使った。後半には血痰も、同じようにして出てきたので、何の危険も引き起こさなかった。」

つまり、「自然」は多様に保護の任にあたった。さまざまなやり方で自然は、損傷を引き起こす悪性の過剰な物質を、からだから取り除いた。自然は道を変えることもできた。ある五十三歳の痩せた女性が多年にわたって血を吐くことがあった。シュトルヒはダイオウを与えた。それによって、彼女は「セデス」、つまり「大量の黒い排泄物」を下した。ここで医者は、「自然がダイオウの手引によって物質を下から放出できるよう」、自然を手助けするのに成功した。

自然による排出は、いつもさまざまな意味を持つことができた。それは、浄化、有害物質の排出、排出の習性、治療の努力かもしれなかった。「習性」によって「自然」は誤りを犯した。「自然」は排出するときに、「誤って」よいものをあまりにたくさん出してしまうことがあった。

ある靴屋の妻は、二回目の産褥期に悪露《おろ》が止まった後、「からだの腫れ」、頭痛、下痢、腫れ物に悩まされた。シュトルヒいわく「そこで私はこの急速で危険な病気の原因を知るために数々の状況を尋ねた。以下のような報告を手にいれた。彼女は若いときから、時折、手の腫れ物、頭痛、その他の不調を引き起こすフルスを患いがちであった。七年前に、彼女は全身水腫《アナサルカ》になり、そのあと膿瘍《のうよう》が腕の下にできた。それによって腫れ物は出口を見つけた。前回の産褥期には乳房に膿瘍ができた。今回は三日目と四日目に二回ほどひどく驚くことがあった。それによって、悪露はすぐに不規則になり、下痢が始まった。しかし下痢の後、この腫れ物は頭にもっとも多くできた」。この女は死んだ。シュトルヒいわく、原因は「二回の驚愕であり、それによって体液が周辺から中央におびき寄せられ、必要な悪露の排泄が滞り、逆に脳に血が押しやられて充血した。自然は以前、『漿液物質の排泄』を、一部は膿瘍を通じて、一部は腫れ物を通じて……『さまざまな体の部位で、そしてそれよりも少なくではあるが、排泄器官で』排出する習性があった。そこで今、自然は『誤って』、そのことを『脳で』行なおうとした。それによって『高貴な部位』である脳を破壊したのだ」。

自然は誤りを犯し、その誤りは、からだに刻みこまれたままであった。

ある女性が、理解できる原因で（たとえば、妊娠中に「気のあらいまたは怒った牛」によって追いかけられたため——ドゥーデン注）、四回死産した。「最初の四回の死産はたしかに原因があった。しかし、それによって自然は悪い習性がつき、その後は原因なしで、同じ結果を引き起こすようになった。これと同様に、私が知っている村のある女性は、二回続けて頭蓋の壊れた子供を産んだ。一度目は、想像《エクス・イマジナチオーネ》によるものだが、二回目はたんに自然の習性《エクス・コースエートゥーディネ・ナトゥレー》によるものだった。」

ある四十五歳の女性が「脳卒中」で死んだ。シュトルヒは原因を考察し、十五年前すでに、月経の停滞による「不調」で彼女を治療したことがあったことを思い出した。彼は、今回の突然の死を、十五年前の不調と月経の停止に結びつけた。「しかし、血が頭に充血した原因は月経の停止である。同様の充血は二十五年前にも（ここは明らかに「十五年前」である――ドゥーデン注）すでに不調の原因であった。自然がそのときのことを今でも覚えているのかどうかは、はっきり主張できない。しかし、自然が月経の排出をあまりに早くやめたので、過度の「充血」を起こし、排出には「ふさわしくない場所」を選んだことは、おそらく自然の誤りと考えられよう。

自然は性急で軽率であった。

ある五十歳の女性は、長年腿《もも》の具合いが悪く、月経が止まり、さまざまな不調を訴えて死んだ。シュトルヒはつぎのように考察した。「すでに長いこと止まっていた月経が、五十歳を過ぎた女にふたたび現れるとすると、それは自然が誤った行動をしている印であろう。というのは、自然が排出において不規則で性急な行動をするときには、その他の点でも、しかるべき配慮が認められないからである。」

自然は「創意に富んでいた」。新しい道を開き、今までなかったところに出口をつくり出した。たとえば、静脈瘤である。シュトルヒは文献から「注目に値する」例を引いている。

「ある三十六歳の女性は、月経がいつも大量に出ることに慣れていた。……彼女がまた妊娠した時、五ヶ月目から八ヶ月目まで五、六回、右足のくるぶしから瀉血をした。その度に、十二オンスもの血が出た。」

自然は麻痺し、無力になることもあった。そうなると、有害物を操縦する生来の力を、もはや持ち続けることができなかった。

ある十六、七歳の娘の月経が、冷たい水によって止まり、それから冷たい水によってふたたび動き始めた。彼女は、右側がまったく「麻痺」した。「自然」はたしかに、月経を押しだそうと努力したが、「血の排出は持続的ではなく、血の大部分は逆流した。それによってある箇所で致命的な停滞《スタティス・エーモルトウアーリス》」が発生した。「それを、自然は持続的なけいれん《スパスムス・コンティヌウス》によってたしかに打破しようとしたが、……有害物をもはや操縦することができなかった。」

別の箇所でシュトルヒは、自然の「弱点」を語った。それは、よい目的を達成する上での弱さであり、それを「生命力の弱さ《デフェクトウス・ヴィーリウム・ヴィターリウム》」としている。そして、自然は「頑固」であることもできた。つまり、医者に対して反抗的であり、医者の誘導剤に反応しないこともあった。医者は自然と格闘し、その戦いに没頭した。

女性たちは病に身を翻弄された。彼女たちが医者のところに来るのは、不安に駆られたとき、つまり体内の有害物を、もはや一人では取り除けないと思ったときであった。彼女たちは医者の前で、あるいは医者への便りの中で訴え、その訴えの中で自分の病に姿形を与えた。医者は——医者だけができたことだが——女性たちの訴えが体現しているこの肉体の中に、自然を知覚することによって、この訴えに応じた。薬剤師だけが読み取ることのできる彼の処方箋によって、医者は、自分が患者の自然を発見し、探求し、自然を誘導しようとしていることを、自分自身と患者に保証した。これこそが、バロック的多様性の中で、いつも同一のこと——つまり体に出口を開くこと——を引き起こすための、彼の処方箋の意味だったように思われる。彼の診療はすべて、硬化によって女性の体内を占領しようとする死を解体するための儀式のようなものだった。そして、彼の処方箋は、その効果については決して間違いがなかった。というのは、何をするのであれ、自然が結局いつも正しかったからである。「神の書記官《アーマヌエーンシス・デイ》と呼ばれる用心深い自然は、動きながら、ある一定期間、観察をしている。また人間のからだの中で、内科医よりも賢く知識がある。いかなるすべての『学問の知』よりも、損傷や利点を観察する術をわきまえている。自然は、治療の達人であり、余分の……水分をもっとも快適に排出し体から取り除くための道を、しばしば医者に指し示す。」

女性たちが語る痛みは、登場し、女性たちを攻撃し、襲いかかって去ろうとせず、居着いて女性たちを不安にした。というのは、痛みが究極的停滞の先ぶれだったからである。具体的なからだのイメージにおいて、シュトルヒは女性たちに十分に近かったので、彼女たちの訴えから、生の話にもとづいた（つまり、人生を語る）ユニークな身体の歴史を組み立てることができた。しかし、彼はそこに医者としての課題をみてはいなかった。女性たちが彼に語るすべてを、彼はある共通因子に還元しようとした。それが自然であり、シュタールによれば、「第一の……本来的……根本的……何かを引き起こす……行動する実体」であった。

「生理学的な深慮」をもって、彼は、自然を探求し、そのもっとも中心にある要素を把握するために、自然に侵入した。このように彼は、自然を正しい道に導くために、それぞれの女の血の中に、創意に満ちているが頑固で移り気でいつも積極的な自然を感じ取った。それによって、我らが医師シュトルヒは、あらゆる女性に対して、たんに医者としてだけではなく、抽象化された官能という点で、男性として立ち向かった。

自然は、シュトルヒが自分の考えた身体を結び付けたロココ時代の衣装のようである。彼は医者として、自分が「自然」として考えている患者の身体を、自分が田舎の子供時代にイメージや情緒や感情の中で官能的に身につけた身体経験から、つまり完結した概念の体系で捕らえることができない身体経験から、分離した。注釈のなかで私は、この具体的で民俗的で体験された身体を、できる限りシュタールの学問体系から分離しようと試みた。私は、このようにイメージされ体験された身体の風景を、十二の「原理《ラチオナーレ》」という標識ごとに描き、医者と患者がそれぞれ異なった観測地点からではあれ、この身体の風景の中にいかに自分を位置づけていたのかを、再構成しようとした。

シュトルヒが自分を自然科学者だと思っているからといって、医者としてのシュトルヒを、中世以後の新ヒポクラテス医学の伝統の中に位置づけようとするのは、誤りであろう。彼が「自然」と呼ぶものは、十八世紀初頭にのみ存在し、おそらく、これほど単純な形では、小都市のこのうぬぼれの強い学者の頭の中にしか存在しなかったといえよう。〔十三−十四世紀の〕モンドヴィルにとっての診療方針は、創造の秩序が反映している自然という書物の中で、肉体を解読することだった。[73] 短い大学生活でシュトルヒはある自然概念を継承したが、それは古い自然概念を逆転したものだった。自然はもはや内省的な観察の対象ではなく、万物の描写の基礎材料であり、ちょうどロココ建築の漆喰《しっくい》のようなものだった。

自然は女性のからだに引き籠った。それもおそらく田舎においてだけのことだろう。プシェルがモンドヴィルの場合で解明した「外の世界」の対応物は、消滅してしまわないまでも色あせていた。この医者は女性の体内でのみ、モンドヴィルの言葉を借りれば、自然によく聞き耳を立てることができた。自然は「ヴァイオリンのように……医者と外科医を、自分のリズムでダンスに誘う」[74] のであった。シュトルヒの見地からすると、自然は、「人間のからだの中の望ましくない不適切なすべての物を、それが外に出てしまうまで、捕まえ、突き、摘み、どなりちらしている」、とりつかれたような掃除婦になった。[75] 彼の考える自然は、小宇宙〔＝体内世界〕の中で大宇宙と対応している秩序のことは、もはや何も知らなかった。

そしてシュトルヒの患者の女性たちにも、ラブレーによれば中世末期の民衆が知覚していたからだを、ほとんど感じ取ることができない。ラブレーの表現したからだは、過度に産みだし、あらゆる秩序を壊し、あらゆる堤防を越え、いつも他のかせを壊しているからだであった。アイゼナッハの女性たちは、嘆きながら、途切れがちに、（比較的金持ちの人は）こせこせと、震えながら、途方に暮れて、流出が起こるべきなのにそれのない病気の身体の中で、自分を体験した。物体化された身体を感じ取るという苦悩が始まっていたのである。

結語

アイゼナッハの女性たちの目に見えないからだの体験《ライプハフティヒカイト》を歴史研究のテーマにする試みの中で、少しずつ私は、自分がアウトサイダーであるという感じを持った。女性たちの訴えの中に、彼女たちの身体性が異質であることをはっきりと感じれば感じるほど、私は自分の女性性が時代に規定されており、時間を越えては比較不可能なものであることを、驚きながら体験することになった。小都市の診察を理解するのに、私は歴史家としての限界を越えなければならなかっただけではない。女性としても未知の国に入っていった。滑りやすい土地に足場を固め、読者が理解できて、しかも私の研究対象が把握できるような概念を構築し、私のアプローチをさまざまな学問の交差点に方向づけることは、しだいに難しいものとなった。

繰り返し、私は未知の国への探検を敢行した。女中、市民階級の女性、宮廷女官、牧師の未亡人の訴えに聞き耳を立てるために、私は最初毎回、他の研究者にガイドしてもらった。その際に、驚いたことが二つあった。一つは、美術史家、宗教学者、科学史家、文学批評家、言語学者、人類学者のおかげで、私はこの新世界に驚くほど深く踏み入ることができたことである。もう一つは、この皮膚の下の轍《わだち》のおかげで、女性性の感じ方が時代特有の姿をしていることが、なぜ今まで研究対象とならなかったか、私にわかったことである。

この探検で、私は以前の試みで自分のとったアプローチに対して、しだいに批判的になっていった。以前は、私は、女性の身体を社会がどう感じているかについて、女性の身体の本来の姿を誤認してきた歴史としてとらえようとしていた。それに対して、私にとってしだいに重要になってきた方法は、それを使えば、からだの感じ方の歴史的刻印が再構成され、それによってそれに対応する大宇宙の観念が理解できる方法であった。とともに、私にとって一連の問いがしだいに切実なものとなっていった。その問いは、十八世紀初期のある医者の診療を理解するだけに留まらず、歴史研究の境界線に影響を及ぼし、おそらく女性学の新しい地平を開くかもしれない問いであった。

橋頭堡[*1]から見るように、私は今、この新世界の中で、いくつかの山脈を見ているが、その山から展望すれば、体内を歴史学の中に組み入れることができるようだ。今までの私の研究では、まだ、これらの観測地点の一つとして体系的に検証することができない。しかし、どういう光の中で、歴史的に刻印された身体の知覚が、そのようなパースペクティヴからとらえられるかについて、私は推測できる。この推測を、概略的にテーゼの形で報告してみたい。それぞれのテーゼを二つのキーワードでまとめて、パースペクティヴの移動や、隠し絵[*2]におけるようなアクセントの移動、そして新しい研究関心を示唆できるようにしてみたい。こうすることで、私は、身体史を既存の専門領域に対立させるのではなく、身体史を学際的な刺激として理解できるように提示することができるのである。

＊1　川・湖・運河等の彼岸で、渡河を掩護し、その後の作戦の地歩を得るために築かれた軍事拠点。
＊2　一目ではわからないが、見方を変えると隠れた図柄や別の図柄がうかびあがってくる絵。

パラダイム 対 主題

パラダイムと主題を対置すれば、私は、シュトルヒの診療における説明の図式と、モチーフの図式とを区別することができる。それは、ハレとシュタールから引き出した彼の「知識」と、患者のからだについての彼の具体的なイメージとの間の区別である。このような乖離は、最近、科学史の中でも認められている。

コペルニクス[*1]は、曲面盤のような形をした惑星に完全な丸みを保証するために、太陽中心の世界像を考えた。ケプラー[*2]は、計算するとき、宇宙の音楽への信仰によって導かれた。そして惑星の軌道が楕円であると仮定せざるをえなくなったとき、はっきりと、それを不完全な円、つまり完全なものに向かって創造が接近する試みとして理解した。ハーヴィーが、新しい方法と量的基準を使って血液の「循環」を実証したとき、年を取ってからの自筆の手紙によれば、彼は、人間の小宇宙の中で大宇宙と対応している循環を探していた。つまり、新しいパラダイムは、パラダイムのいわゆる「発見者」または「創造者」を研究へと動機づけた主題とは、しばしば無関係のように思える。

＊1　コペルニクス　Nicholaus Copernicus（1473–1543）　ポーランドの天文学者。近代天文学の端緒となる地動説を提唱した。
＊2　ケプラー　Johannes Kepler（1571–1630）　ドイツの天文学者。惑星の楕円軌道説を構想した。

パラダイムの要素と主題の要素が奏でる不協和音という観点でみれば、シュトルヒのような医者の診療が理解できると、私は想像せずにはいられない。たとえば、彼はときどき死亡した患者の検死を行なった。しかしそれは、ほとんど例外なく、彼が患者の顔よりも衣服をつけない体を見たり触れたりしたいからではなかった。彼にとって、三次元の外部空間のパラダイムは、いわば死体の体内にのみ連続していた。生き生きとした肉、血、血の停滞と流動が起こる「体内」は、外部世界と類似しているだけで同一ではなかった。私は、行動の動機となる時代特有な主題を、身体の歴史に役立たせることが重要だと思う。そのようにしてはじめて、ある時代のからだの経験を、その食い違いにおいて、同時代の学問における身体イメージと区別することができよう。この方法でのみ、科学史の影の部分から、もっとも直接的に体験された身体の知覚と解釈とを、浮かび上がらせることができるかもしれない。

発見の歴史から、発明の歴史へ

この二者を対置させることによって、私は、歴史家が新しい主題――たとえば、ポンプとしての心臓とか、物質の循環、同質で三次元的な空間といった主題――の出現に取り組まなくてはならないときに、取りうる二つの態度を理念型的に強調したい。デカルトの三次元論が時間・空間・状況を独占したことは、あらゆる現実に「いつも」内在していた位相を「発見」したこととして理解されがちである。しかし、新しい空間イメージは、新しい主題の発明ないし創造としても理解できる。私は、歴史的非連続性が強調されているこの二番目の〔発明という〕見方を、私の研究に有益なものだとたびたび思った。

第一に、この見方は、それを真理発見のための試行錯誤としてのみ採用したときにも、すでに消滅した知覚やイメージの形式に対する私の感覚を、鋭くしてくれた。デカルト的な空間感覚の台頭によって、たとえば匂う空間とか、響く空間の意義が色あせていった。デカルト的空間は、外界と内界とが持つ補完的で非対称な関係を消してしまったのである。

第二に、この見方は、身体について私自身が当然と思っていることの社会的起源を研究するのに役だった。つまり、自分自身の中にある、シュトルヒの患者には投影することのできない考えを、正確に理解するのに役だった。私たちが、過去の身体イメージから像を作り上げようとする前に、私たちの「からだの体験《ライプハフティヒカイト》」、つまり、歴史を必要としないと思われ、今日当然のものとされていることの社会的起源を解明しなければならない。

記述された概念の受容史から、イメージ形式の口頭伝達の理解へ

シュトルヒのあらゆる症例は、女性の側からの発言の記録を含んでいる。そしてその後に、医者による病の記述が続く。この研究を始めたばかりのころ、私は分析するときに、史料のどの症例にもあるこの二種類のテキストの型を、性別・社会階層別の違いとして、前面に出していた。後に、他の違いの方が決定的に重要になった。女性たちは、話し、訴え、打ち明け、暴露し、推測する。彼女たちの身体は、口頭でのみ仲介された苦痛の表現として成立した。彼女たちが語るものこそ、記述されず、定義されず、定義されえないからだである。それと反対に、シュトルヒ博士は記述し、女性が実際に何に苦しんでいるかを研究する。彼が提示する身体は、彼の記録によって成立する。この史料では、女性の身体は、たとえば、チーズとか凝乳といった口承文化の心性《メンタリティ》の要素と、たとえば発生学のような筆記された医学の観念とが、その中で結び付いている不安定な統合体として現れる。しかし、女性の人生史（言葉どおりならば、生の話）の中でも、また筆記する医者による女性の苦しみの客観化（病跡学）の中でも、伝統のさまざまな潮流から諸要素が合流している。女性の発言は、女性が医学から受容したものによっても規定されるし、医者の学問的説明は、おそらく彼が母乳とともに受容した、民衆のイメージによっても支えられているのだ。

このような要素の意味連関を誤解しないためには、私が行ないえた以上に、口承による主題の受容と、記述によって伝達された思想の伝統との間の差を、もっとはっきりと解明しなくてはならないだろう。

学問的な定型化した主題とその受容の歴史から、診療の指針となるイメージの歴史化へ

診療の研究は、まず文化史または社会史として進められる。その結果、医者の医学理論による診療、患者の非科学的風習、ときには診療を手段とした階級の利害の貫徹、といったものが研究の焦点にある。

そこから出てくる問いを通じて、ちらちらと見えるのは、たいてい進歩史観的偏見（「人は当時何をすでに知っていたか、何をまだ知らなかったか」）か、または歴史家の特殊な興味（「社会的偏見を儀式的、世界観的に支えたり、その偏見を押し通すために、この診療はどう役立ったか」）である。

私はシュトルヒの解釈に取り組むときにはかならず、シュトルヒに関してこういう問いを自分に立て、そのうちの非常に多くの問いが、きちんと答えられないままであることを認識した。しかし、私のテーマは、診療ではなく、診療の中に表現された身体像と身体経験であった。私が描きたかったのは、女性の身体がハレの学問体系でどのような位置を占めているかではなく、女性の訴えと医者の答えを規定している身体イメージの形態であった。そのために、私は、診療の指針となる身体イメージという装置を作った。それは医者と女性たちの持ったイメージの違いを問うのに役立った。脆い補助装置を使っていることはたえず意識していたが、診療の対話の中で身体の具体的真実性を問題にするならば、これなしですますことはできなかった。というのは、私のテーマは、医者のイデオロギーではなく、それによって客観的な「女性」という実体の感じ方が歪曲されてしまう医者身分の利害でもなかった。同様に、私はこの史料を純粋に文献史的に扱うつもりもなかった。私はからだを、女性たちの訴え、心配、不安、自己知覚の体験された対象として、つまり病気の診療を規定するイメージとして理解したかった。そしてそのために、医者の行動を二十年以上も規定しているイメージを、私は問う必要があったのだ。

医療分業や医療職の歴史から、社会的意味の担い手による身体の定義の歴史へ

シュトルヒを、ヒポクラテスやガレノスのたんなる亜流と見たり、ホーム・ドクターや婦人科医のはしりだと思っていた間は、それでもう私は、自分の身体理解をアイゼナッハの女性患者たちに投影していた。「人は」結局、病気のとき、病気だと思うとき、または病気になるかもしれないと思うとき、医者のところに行くのである。

産婆という仕事の歴史に関する研究から、私は、十八世紀にどのようにして、管轄に関する医者の技術上の主張が変化したか〔つまり医者がそれまで自己の管轄とみなかった領域まで自己の管轄に入れるようになったこと〕を知っていた。しかし文献の中では、この医療職の統一化は、本質的に非歴史的な身体を分業的に治療する中での発展として描かれてきた。それ以前には、医者や薬草に精通した女性、巡礼地や床屋、女妖術士や健康祈禱士が、身体の健康のために、努力していたのである。

シュトルヒの診療における象徴的な構成要素を考察して、私はようやく、医学の領域におけるさまざまな機能の結集こそ、近代的身体が形成される上で、いかに根本的であったかがわかってきた。ブルジョワ的身体の合成は、医学が最終的に身体のケアを独占することによって達成された。健康に対する責任を医学に負わせることとなくして、西洋近代の身体は成立しなかった。

シュトルヒを後の時代の医者のモデルで理解しようとするのは、誤りであろう。何度も、私は自問しなくてはならなかった。この女性がシュトルヒのところに来たのは、助言を求めてなのだろうか、他では入手できない薬を求めてなのだろうか。彼に自分の苦しみを「打ち明ける」ためだろうか。自分の苦しみを語ることで慰めを見いだすためだろうか。どちらにしろ、シュトルヒが果たしたもっとも重要な機能は、象徴的なものであった。彼は、その時代の自明な事柄と、その時代のからだとの間の仲介者であった。近代医学が、現代の自明な事柄と、私が自分のものだと思っている身体を仲介しているのと同じように、シュトルヒの診療を研究して、私は、「セクシュアリティ」、「生殖＝再生産《リプロダクション》」、「衛生」、「健康」の社会的起源を、全く新しい目で見ることを学んだ。これらの痕跡を私はこの十八世紀の医者の記述には、まったく見いだすことができなかったのである。

原注

第Ⅰ章

(1) Marcel Mauss, "Die Techniken des Körpers", in *Soziologie und Anthoropologie*, hg. von Wolf Lepenies/Henning Ritter, Bd. 2, Frankfurt/Berlin 1978, S. 197-220. この論文から、身体知覚の認識論に関する現代の議論が始まった。モースにとっては、「教授たちが、ゲーテの言う如く、『むさぼりあう』学問の間の境界領域に、未知のものがある」のである。民族学者の彼が捜し求めるのは、「まだ概念化されず……有機的に分類すらされず……未知のことというレッテルをつけられ……『雑録』の題の下に入れられている事実」である。「ここを研究で取り組まねばならない。ここできっと真実を発見することができるのだ」(ebd., S. 199)。メアリー・ダグラスは「『自然な振舞い』というようなものはまったく存在しないというマルセル・モースの主張は、自然と文化の関係を対立であると誤認している限りにおいて、誤解を招きやすい」と言う(Mary Douglas, *Ritual, Tabu und Körpersymbolik : Sozialanthoropologische Studien in Industriegesellschaft und Stammeskultur*, Frankfurt 1981, S. 104)。「社会的な身体は、身体が肉体としてどう知覚されるかを操作する。他方、身体の肉体的知覚……の中には、特定の社会観が表されている」(ebd., S. 99)。「人間の身体は、それがシステムとして社会システムに反応する限りにおいて、普遍的な意味内容を表現する。……身体が自然な方法で象徴的に表現できるものは、有機体の部分が全体に対して持つ関係である。……『二つの体』は、一つは自己であり、もう一つは社会である」(ebd., S. 123)。この絡み合いによって、文化的に「決定」されるものが「自然な身体」であるかどうかという人類学者たちの議論を、歴史家は意識せざるを得ない。この問題に関する重要な研究のアプローチは、たとえばドイツ語圏では長年にわたるイムホーフの努力によって開かれた。A. E. Imhof, *Leib und Leben in der Geschichte der Neuzeit*, Berlin 1983 が、よい導入となろう。他方、宇宙と身体の関連についての他の文化圏の身体イメージは、記念碑的な研究である、Alfredo Lopes Austin, *Cuerpo Humano e Ideologia : Las Concepciones de los Antiguos Nahuas*, 2 Bde., Mexico 1980 参照。

(2) 近代的身体の成立史は、「占有権を持つ個人」の形成についての解説としても読むことができる。マクファーソンは以下のように言う。「個人は、精神的な統一体とも、大きな社会的統一体の一部ともみなされず、自己の所有者としてみなされた。所有関係が、しだいに多くの男性にとって、非常に重要なものとなり、自分の可能性を十分に実現する実際的な自由と展望を決定するものとなったので、個人の本性に逆投影された。個人は、自己の所有者であるから、自由だと考えられたのである」(C. B. MacPherson, *The Political Theory of Posessive Individualism : Hobbes to Locke*, Oxford 1962, S. 3)。病院で働く現象学者のスピッカーは、存在(Sein)を犠牲にして所有(Haben)を強調する点を観察している。「患者の生きた身体は、物理的な肉体という弱々しいイメージへと縮小されるが、これは医者だけではなく、逆説的だが患者によってもなされるのである。というのは、患者は身体を検査される間じゅう、自分の『存在』としての身体でなく、自分が『所有』する身体の中に生きるように、医者から要請される。……この物理的な身体は……たんに所有されるだけのものであり、物理的、解剖学的、生理学的特性を持ったものである」(Stuart F. Spicker, “Terra Firma and Infirma Species: From Medical Anthropology to Philosophy of Medicine”, *The Journal of Medicine and Philosophy*, 1, 2, 1976, S. 119)。

(3) 歴史人口学は、私の世代の社会史家にとって、身体に仲介された現象についてのおもな史料である。人口学は、統計学的方法を適用して、近代科学となった。統計学では、人口は一種の実体とされる。人口には多くの恣意的な事柄があり、その事柄にどのくらいの確率で固有性があるかを決めるために、その事柄が調査される。統計上の人口に現れる身体の特性は、対象がもつ確率上の特徴、たとえば、出生率、疾病率、再生産＝生殖率、死亡率として知覚される。身体はその際、たとえば、出産、事故、病気の枠組みの中で現れたり、人口の増加あるいは現象に関連して現れる。ペーテルとルヴェルは、人口学による身体の封じ込めを描き、この文脈で、肉体は沈黙させられたと言う(Jean-Pierre Peter / Jacques Revel, “Le corps: L'Homme malade et son histoire”, in *Faire de l'histoire*, hg. von J. le Goff/P. Nora, Bd. 3, Paris 1974, S. 169-191)。

(4) David Armstrong, *Political Anatomy of the Body: Medical Knowledge in Britain in the Twentieth Century*, Cambridge 1983, S. XI. この本は私にとって二重の意味で重要であった。アームストロングは、医療活動の主体の、ある根本的な変化を扱っているが、この変化は私の生きている時代に重なっている。彼は診療における「患者」の変化を調べている。つまり一九五〇年ごろ、患者は完全に医療的処置の純粋な客体として位置づけられていたが、一九八〇年代中葉の現在では、医療コミュニケーションの主体として再構築されている。この患者認識と患者の自己認識の変化を、アームストロングは、フーコーの観点から明らかにしている。アーニーとバーゲンは医学社会学者であるが、哲学の素養のある医学者アームストロングと、同じ結論に達している(William Ray Arney/Bernard J. Bergen, *Medicine and the Management of Living: Taming the Last Great Beast*, Chicago 1984)。一方に、医学的儀式と言説があり、他方に、患者が治療の客体としてと同時に治療に参加する主体として、その時代特有の方法で自己を構成してゆく過程がある。この両者の関係は、今までほとんど調べられていない。

(5) Armstrong. *Political Anatomy*, S. XI.

(6) Michel Foucault, *Die Geburt der Klinik: Eine Archäologie des ärztlichen Blicks*, München 1973〔邦訳 フーコー『臨床医学の誕生』神谷美恵子訳、みすず書房、一九六九年〕.

(7) Karl Figlio, “The Historiography of Scientific Medicine: An Invitation to the Human Sciences”, *Comparative Studies in Society and History*, 19 (1977), S. 277. フィリオは、十八世紀後半の学問の言説に目を向け

て、以前のモデルに対して急進的に新しい公理に基づいて、認識論上新しい人間理解が登場したことを、歴史学的に調べている。病気だと定義された身体と、日常体験する身体との間に、言葉や概念の上で距離がおかれる結果、「病気の空間」への、身体の分離、隔離、「閉じ込め」が生じる。この過程はすでに十六世紀末に始まっていた。十九世紀に入ると、健康な身体もそのようにとらえられるようになるに至った。

(8)「自己の生存が、物品の成果へのアクセスに依存している、労働力を備えた自我の形成は、私たちが普通知っているあらゆる意識形態と、断絶している。」また、身体意識とも断絶している。思考と経験におけるこの鋭い断絶の厳密な特徴を作りだしているものは何か、に関する議論については、Ivan Illich, *Genus: Zu einer historischen Kritik der Gleichheit*, Reinbek 1983 (New York 1982), S. 136ff.〔邦訳 イリイチ『ジェンダー』玉野井芳郎訳、岩波書店、一九八四年〕参照。

(9) 科学は、事実をたとえ社会的には事実として生産しても、事実を創造することはできないというのが、イギリスの科学史家の一グループが中心に据えている議論である。彼らは皆、身体についての知識社会学も扱っている。私の分析は、記述に使われている概念を社会関係の表現として理解しようとする彼らの試みに、部分的に依拠している。R. M. Young, “Science Is Social Relations”, *Radical Science Journal*, 5 (1977), S.65-129; Steven Shapin, “Social Uses of Science”, in *The Ferment of Knowledge: Studies in the Historiography of Eighteenth-Century Science*, hg. von G. Rousseau/Roy Porter, Cambridge 1980, S. 93-143 を参照。「事実の山」については特に Figlio, “Historiography”, S. 265 を参照。

(10) Robert A. Scott, *The Making of Blind Men: A Study of Adult Socialization*, New York 1969. この本は、今日アメリカで盲目と定義される人の五〇パーセントが、毎日、新聞を読んでおり、見ることのできない人の五〇パーセントが盲目と診断されず、たいていは自分自身もそう思っていないことを指摘している。アメリカにおいて盲目は、基本的に〔医者と患者の〕顧客関係が成立するかどうかに依っている。Irving Zola, *Missing Pieces: A Chronicle of Living with a Disability*, Philadelphia 1982. この本の著者は重度の障害を持つ社会学者だが、数年来、サーヴィス・システムが「身体不自由者」をつくり出していることを研究している。

(11) ガストン・バシュラールは認識論学者として、ソルボンヌで哲学史と科学史を教えた。彼の教えは、フランスでもドイツでも専門領域に組み入れられていない。考察にあげられるイメージから、想像の本質としての元素の物質性が明らかにされる。たとえば、水を「魅惑的な乙女の溶液」とするノヴァーリスの解説について Gaston Bachelard, *Water and Dreams: An Essay on the Imagination of Matter*, Dallas 1983 (Paris 1942), S. 126〔邦訳 バシュラール『水と夢』小浜俊郎・桜木泰行訳、国文社、一九六九年、一八六頁〕参照。

(12) Utz Jeggle, “Im Schatten des Körpers: Vorüberlegungen zu einer Volkskunde der Körperlichkeit”,

Zeitschrift für Volkskunde, 76, 2 (1980), S. 172 には「身体性は、したがって、歴史上の社会によって作られた身体の経験形態だと言える」とある。Imhof, *Leib*, S. 5 には「食べる、飲む、眠る、服を着る、動く、繁殖するといった身体の基本的要求の充足は、すでにより広い次元として、時間的・空間的・社会的な、差異・構造・基準化を伴った、強い文化的外形を持つ」とある。

（13）Ivan Illich, *H_2O and the Waters of Forgetfulness: Reflections on the Historicity of "Stuff"*, Dallas 1985〔邦訳　イリイチ『H_2Oと水』伊藤るり訳、新評論、一九八六年〕。この本は、ダラスの人文・文化研究所で私も一緒に主催した、現象学者・心理学者・歴史家の学際的セミナーの考察から生まれたものである。そのテーマは「身体イメージを歴史的に発見する」であった。

（14）André Malraux, *La Tentation de l'Occident*, Paris 1926, S. 158〔邦訳　マルロー『西欧の誘惑』小松清・松浪信三郎訳、新潮社、一九五五年〕。

（15）これに関する多くの例は以下参照。Fridolf Kudlien, "The Seven Cells of the Uterus: The Doctorine and Its Roots", *Bulletin of the History of Medicine*, 39 (1965), S.415-423; Thomas G. Benedek, "Beliefs about Human Sexual Function in the Middle Ages and Renaissance", in *Human Sexuality in the Middle Ages and Renaissance*, hg. von Douglas Radcliff-Umstead, Pitsburgh 1978, S. 97-119.

（16）身体史の方法論について社会史文献を選択する際に、私は第一に、十八世紀と十九世紀初期についての研究を選んだ。というのは、それらが時代という点で、私の史料と近いからであり、この時期は比較的研究されていないからである。十九世紀末の医学化の第二波についての研究には、私は立ち入らない。

（17）Luisa Accati, "Lo spirito della Fornicazione: virtù dell'Anima e virtù del corpo in Frìuli, Fra '600 e '700", *Quaderni Storici*, 41 (1979), S. 650. 教会はすでに十六世紀末に、下級聖職者を中世末の民間魔術の世界から引き離すために、異端審問によって彼らを厳しく懲戒し始めていた。Mary R. O'Neill, "Sacerdote ovvero strione: Ecclesiastical and Superstitious Remedies in 16th Century Italy", in *Understanding Popular Culture*, hg. von Steven Kaplan, Paris 1984, S. 53-83 参照。

（18）Robert Muchembled, "Le corps, la culture populaire et la culture des Elites en France (XVe-XVIIIe siècle)", in *Leib und Leben in der Geschichte der Neuzeit*, hg. von A. E. Imhof, Berlin 1983, S. 151; Robert Muchembled, "La femme au village dans la région du Nord (XVIIe-XVIIIe siécle)", *Revue du Nord*, 63, 250 (1981), S. 585-593.

（19）Jean Delumeau, *La Peur en Occident, XIVe-XVIIIe siècle*, Paris 1978, S. 306. ドゥリュモは多数の証拠を挙げて、十六世紀以降、女性に対する恐怖が増大し、幻想の中の女体が、しだいに脅迫的な姿をとるようになるという(S. 305-325)。

（20）Muchembled, "Le corps", S. 146.

（21）Ebd., S. 145. Martine Segalen, "Quelques réflexions pour l'étude de la condition féminine", *Annales de Démographie historique* (1981), S. 16 には「女性のイメージは……永久に両義的なものから成り立っている。……あらゆる女性的なしぐさは、表面と裏面を持っているように見える……」とある。伝統的力の担い手としての女性に関しては、Françoise Loux/Jean-Pierre Peter, Einleitung zum Schwerpunktheft : Langages et images du corps, *Ethmologie Française*, 6, 3/4 (1976), S. 215-218 も参照。

(22) Accati, "Spirito", S. 649.

(23) Muchembled, "Le corps", S. 141.

(24) Piero Camporesi, *Il sugo della vita : Simbolismo e magia del sangue*, Mailand 1984, S. 16-18. Michel Foucault, *Surveiller et punir : Naissance de la Prison*, Paris 1975〔邦訳 フーコー『監獄の誕生』田村俶訳、新潮社、一九七七年〕の第二章「身体刑の華々しさ」は、一六五〇年から一七二〇年の時期について詳しい。フーコーは、受刑者の刑死直後の公開屠殺処理や解剖のことも書いている。Robert Muchembled, *Culture populaire et culture des élites dans la France moderne* (*XVe-XVIIIe siècle*), Paris 1978, S. 248 には「処刑される体は、正義の行為が全員に見えるものになることを可能にする。というのは、人々は処刑に観客として押し寄せるからである」とある。

(25) Owsei Temkin, "The Scientific Approach to Disease : Specific Entity and Individual Sickness", in ders., *The Double Face of Janus and Other Essays in the History of Medicine*, Baltimore/London 1977 は、そもそも人間の公開の調査としての「公開解剖」と、ずっと後に主流になる個人的な死体解剖との間の対立を書いている (ebd., S. 451ff.)。Ernst Ackerknecht, "Primitive Autopsies and the History of Anatomy", in ders., *Medicine and Ethnology*, Stuttgart/Wien 1971, S. 91ff. は、ある社会の持つ、身体を切ったり身体に侵入する技術から、体内の「解剖学的知識」を早急に結論づけるのは、誤っているだろう、と強調する。Gunter Mann, "Exekution und Experiment : Medizinische Versuche bei der Hinrichtung des Schinderhannes", *Lebendiges Rheinland-Pfalz*, 21,2 (1984). S. 11-16 も参照。

(26) Heinrich Haeser, *Lehrbuch der Geschichte der Medizin und der epidemischen Krankheiten*, Nachdr. Hildesheim, New York 1971, Bd.2, S. 280.

(27) これに関して、Peter Linebaugh, "The Tyburn Riots against the Surgeons", in *Albion's Fatal Tree : Crime and Society in 18th Century England*, hg. von Douglas Hay u. a., New York, 1976, S. 65-111 参照。自分の死体の不可侵性をめぐる戦いは、二十世紀初めまで続いた。David C. Humpfrey, "Dissection and Discrimination : The Social Origins of Cadavers in America. 1760-1915". *Bulletin of the New York Academy of Medicine*, 49 (1973), S. 819-827 によると、アメリカで解剖されたすべての死体の半分以上は、死体泥棒が運んできたものであった。「黒人は死人を守る力がなかった」(S. 820) し、「貧乏人の体だけを盗む用心深い窃盗方法」が、一九一五

年頃まで普通であった。死体の供給を巡るハレの市と大学の対立に関して、W. Piechocki. "Zur Leichenversorgung der Halleschen Anatomie im 18. und 19. Jahrhundert", *Acta Historica Leopoldina*, 2 (1965), S. 67-105.

(28) Marie Christine Pouchelle, "La prise en charge de la mort : médecine, médecins et chirurgiens devant les problèmes liés à la mort à la fin du Moyen Age (XIIIe-XVe siècles)", *Archives Européennes de Sociologie*, 17,2 (1976), S. 274.

(29) Foucault, *Surveiller*, S. 54ff.〔邦訳 フーコー『監獄の誕生』六二頁以下〕.

(30) Giulia Calvi, *Storie di un Anno di peste : Comportamenti sociali e immaginario nella Firenze barocca*, Mailand 1984.

(31) Ebd., S. 71ff.

(32) Ebd., S. 77.

(33) 「十八世紀の都市で、血は……この自然の要素は、屑やほこり、排泄物、泥、水と同じように存在し、それらと混ざりあっていた。にもかかわらず、血は汚物とは定義されなかった」とファルジュは言う。(Arlette Farge, "Signe de vie, risque de mort : Essai sur le sang et la ville au XVIIIe siècle", *Urbi*, 2 (1979)。

(34) Michael MacDonald, *Mystical Bedlam : Madness, Anxiety and Healing in Seventeenth-Century Englnad*, Cambridge 1981, これは、私の研究に関連した重要な本であり、十七世紀の医者の診療を個別研究したものとして、私が知る限りで唯一の試みである。キース・トーマスの弟子のマクドナルドは、人類学的な関心をもって、ある「占星術の医者」の約二千の症例を調査している。これは、農村地域のあらゆる社会層から助けを求めてやってきた人の症例である。もしこの本がもっと早く入手できていたら、私は史料調査の多くの箇所で、マクドナルドの理解を私の理解と違ったものにしている視角について書いたことであろう。彼は患者の訴えの多くを、客観的に精神病理学として理解している。私は、こういうふうに訴えを還元したり分類したりすることを、注意深く避けた。

(35) Burton, *The Anatomy of Melancholy*, Vol. 1, London 1968, S. 408, zit. nach MacDonald. *Mystical Bedlam*, S. 112.

(36) MacDonald, *Mystical Bedlam*, S. 170ff.

(37) Ludmilla Jordanova, "Guarding the Body Politic : Volney's Catechism of 1793", in *1789 : Reading, Writing Revolution, Proceedings of the Essex Conference on the Sociology of Literature*, hg. von Francis Barker u. a., Essex 1982, S. 12-21 は、健康教育の道具の一つとして健康要理を描いている。C.F.ヴォルネーはここで挙げられている例である(S. 18)。

(38) Shapin, "Social Uses", S. 129, D. Lawrence, "The Nervous System and Society in the Scottish Enlightenment", in *Natural Order*, hg. von S. Shapin/B. Barnes, London 1979, S. 19-40 は、十八世紀末のスコットランドでハラーのモデルが受容されたことを調査し、「身体のこのモデルは、正当化の文脈の中で、繰り広げられ、評価され、発展した」(S. 35) ことを発見した。また、「共感《シンパシー》は

感情の伝達である（ヒューム）*……この理論でヒュームは、個人の特性は不可変であるという十八世紀の思い込みから脱したのである。……共感の原則はヒュームからアダム・スミスに受け継がれ……彼の社会理論の基礎となった。……それは、神経システムによって伝達され、神経システムの条件に依存する。……それは人間社会の偉大な接合剤である」(S. 31f.) ことも発見した。「フランスの主な思想家は、各器官の独立した感覚性《センシビリティ》を強調する生気論を発展させた。ゲッティンゲンでアルブレヒト・ハラーは（一七五二年）、筋肉の自律的特性としての被刺激性《イリタビリティ》の理論を練り上げた。どの『外国』の身体モデルも、エディンバラで発展したもののよりも非中央集権的である」(S. 34f.)。これに関して、以下参照、Edwin Clarke, "The Neural Circulation: The Use of Analogy in Medicine", *Medical History*, 22 (1978), S. 291-307; Karl Figlio, "Theories of Perception and the Physiology of Mind in the Late 18th Century", *History of Science*, 13 (1975), S. 177-212, 神経システムは十八世紀末以来、個人の総体を表現するようになる。

* ヒューム David Hume (1711-76) スコットランドの哲学者・歴史家・政治家。

(39) Norbert Elias, *Über den Prozeß der Zivilisation: Soziogenetische und psychogenetische Untersuchungen*, 2 Bde, Basel 1939〔邦訳 エリアス『文明化の過程』全二巻、波田節夫他訳、法政大学出版局、一九七七、一九七八年〕.

(40) Ute Frevert, *Krankheit als politisches Problem 1770-1880: Soziale Unterschichten in Preußen zwischen medizinischer Polizei und staatlicher Sozialversicherung*, Göttingen 1984 は、ドイツにおける「医学化過程」の矛盾した、並行した、相殺しあう要素を描いている。つまり、影響力の拡大を狙う医師、慎重に待って吟味する国家、健康を意識する市民、従来の態度を固執して反抗する都市の「下層民」である。オーストリアに関するレスキーの研究や、ヨハン・ペーター・フランクについてのわずかな論文、シュテュルツベッヒャーの医学機関の歴史に関する論文以外には、ドイツ地域を扱った研究はほとんどない。フレーフェルトのみがこの本で初めて、ドイツにおける医学化過程の全体像を与えたのである。

(41) Ludmilla Jordanova, "Earth Science and Environmental Medicine: The Synthesis of the Late Enlightenment", in *Images of the Earth: Essays in the History of the Environmental Sciences*, hg. von L, Jordanova/R. Porter, Chalfont 1979, S. 121.

(42) 「非自然的事物」に関して、L. J. Rather, "The Six Things Non-Natural: A Note on the Origines and Fate of a Doctorine and a Phrase", *Clio Medica*, 3 (1968), S. 337-347 および P. H. Niebyl, "The Non-Naturals", *Bulletin of the History of Medicine*, 45 (1971), S. 486-492 参照。

(43) W. Coleman, "Health and Hygiene in the Encyclopédie: A Medical Doctorine for the Bourgeoisie", *Journal of the History of Medicine and Allied Sciences*, 29 (1974), S. 419. Roy Porter, "Lay Medical Know-

ledge in the Eithteenth Century : The Evidence of the Gentleman's Magazine", *Medical History*, 29 (1985), S. 138-168, ポーターは、*Gentleman's Magazine*, bes, S. 145ff. で、健康の新たな賛美に関する文学の表現を調べている。

(44) 十八世紀末に始まる、家族概念と家族の規律の医学化に関してはJacques Donzelot, *Die Ordnung der Familie*, Frankfurt 1980 参照。この過程の中で家族の中に引き入れられる助言者としての医者の意義について、Angus McLaren, "Doctor in the House : Medicine and Private Morality in France, 1800-1850", *Feminist Studies*, 2,2/3 (1975), S. 39-54 参照。清潔さの程度が、社会の新しい階層化において公認の境界線となった。ヴィクトリア時代のイギリスに関しては、Leonore Davidoff, "The Rationalization of Housework", in *Dependence and Exploitation in Work and Marriage*, hg. von D. L. Barker/S. Allen, London 1976, S. 121-151 参照。その際、清潔に保つ義務を通じて、その責任を担った女性に投影された認識秩序の方が、目に見える清潔さよりも、社会の境界づけに決定的であった。Leonore Davidoff, "Class and Gender in Victorian England : The Diaries of Arthur J. Munby and Hannah Cullwick", *Feminist Studies*, 5, 1 (1979), S. 87-141 参照。授乳についての医師の指導を受け入れる時期に、階級差がある点を扱ったものとしてLuc Boltanski, *Prime éducation et morale de classe*, Paris 1969. したがって、下層の赤ん坊の成立は、市民層の赤ん坊の成立より数十年遅れた。

(45) Michel Foucault, *The History of Sexuality*, Vol. 1: *An Introduction*, New York 1980, S. 148〔邦訳 フーコー『性の歴史I 知への意志』渡辺守章訳、新潮社、一九八六年、一八六―一八七頁〕.「古典主義の時代に準備され十九世紀に実行に移された権力の新しい仕組みこそが、我々の社会を血の象徴論から性的欲望の分析学へと移行させたのである。すでに明らかなように、もし法や死や侵犯の側に、象徴的なるものや君主圏の側に属する何かがあるとすれば、それは血である。性的欲望のほうは、基準＝常態、血、生、意味、規律、調整といったものの側にあるのだ。〔訳文は邦訳より――訳者〕」

(46) Michail Bachtin, *Rabelais and His World*, Cambridge, Mass. 1965, S. 320ff〔邦訳 バフチーン『フランソワ・ラブレーの作品と中世・ルネッサンスの民衆文化』川端香男里訳、せりか書房、一九八八年〕. Richard Sennett, *The Fall of Publc Man*, New Work 1977, Kap. 5, bes. S. 164ff. は、十九世紀初期、きっちりした灰色の衣装をつけた男性と、コルセットで締められたシルエットの女性の中に、この肉体の退却が継続していることを描いている。Philippe Perrot, *Les dessus et les dessous de la bourgeoisie*, Paris 1981 は、退却（そして提示の可能性もあるが）の下部レヴェルとしての下着の誕生をあとづけてくれた。

(47) Marc Bloch, *The Royal Touch : Sacred Monarchy and Scrofula in England and France*, London 1973.

(48) Robert Mandrou, *Introduction à la France moderne 1500-1640 : Essai de psychologie historique*, 2. Aufl,

Paris 1974, S. 76-81.

(49) Alain Corbin, *Le miasme et la jonquille : l'odorat et l'imaginaire sociale : 18e et 19e siècle*, Paris 1982〔邦訳 コルバン『においの歴史』山田登世子・鹿島茂訳、藤原書店、一九九〇年〕. いかに体臭が鼻につき、社会的な境界づけの手段となったかについて、S. 167-188.

(50) J. P. Goubert, "Die Medikalisierung der französischen Gesellschaft am Ende des Ancien Régime : Die Bretagne als Beispiel, *Medizinhistorisches Journal*, 17, 1/2 (1982), S. 108ff. は、新しい身体の啓蒙宣伝によって、北フランスで文化紛争が起こったことを論じている。産業社会の今日でも、こういった紛争は、健康政策の立案者と開業医の間の議論に出てくる。Cecil Helman, "'Feed a Cold, Starve a Fever' Folk Models of Infection in an English Suburban Community, and Their Relation to Medical Treatment", *Culture, Medicine and Psychiatry*, 2 (1978), S. 107-137 参照。逆説的だが、最近の生物医学のシステム設計のおかげで、「民間信仰」がプラスの要素として使われるようになった。これに関して特に Arthur Kleinman, "The Meaning Context of Illness and Care : Reflections on a Central Theme in the Anthropology of Medicin", in *Sciences and Cultures*, hg. von E. Mendelsohn/Y. Elkana, Dordrecht 1981, S. 161-176 参照。

(51) Loux/Peter, "Présentation", 農民と女性を周辺化する点での共通性について、Jean-Pierre Peter, "Les mots et les objects de la maladie : Remarques sur les épidémies et la médecine dans la société française de la fin du XVIIIe siècle", *Revue historique*, 499 (1971) も参照。「何千年にわたる隷属の結果、生理そのものや、体液、体の奥の組織は……人間のある特性を失ったのだ」(S. 34)。当時の文献からの同様の発言は、Jean-Pierre Peter "Entre femmes et médecins : violence et singularités dans les discours du corps et sur le corps d'après les manuscrits médicaux de la fin du XVIIIe siècle", *Ethnologie française*, 6, 3/4 (1976), S. 341-348 参照。

(52) Zit. nach H. Mitchell, "Rationality and Control in French Eighteenth-Century Medical Views of the Pesantry", *Comparative Studies in Society and History*, 21 (1979), S. 98.

(53) Ebd., S. 104.

(54) 一八〇〇年頃の瀉血の療法上の価値に関する論争を概観するには、Josef Bauer, *Geschichte der Aderlässe*, München, 1870, Nachdr. München 1966, bes. S. 197ff. がいまだに欠かせない研究である。

(55) Urs Boschung, "Geburtshilfliche Lehrmodelle : Notizen zur Geschichte des Phantoms und der Hysteroplasmata". *Gesnerus*, 38, 1/2 (1981), S. 59-68. フランスの産婆改革に関して、Jacques Gélis, "L'Enquête de 1786 sur les 'Sages-femmes du Royaume'", *Annales de démographie historique*, (1980), S. 299-314 und Anhang は、一七八六年の王立医師協会のアンケート結果を整理して、二十六行政区ごとに数量的にアプローチできるようにしたものである。いわゆる助産婦改革は、公的には年取った女

の価値を低下させる結果になった。新しい「助産婦は……助産術の全く異なった思想の反映である。……（しかし）女性たちが若い人を信頼するのは、全く例外的なことである」（S. 306)。Jacques Gélis. “Sages-femmes et accoucheurs au XVIIe et XVIIIe siècles”, *Annales E. S. C.*, 32. 5（1977）S. 927-957 も参照。非常に詳しい地方史で、Brigitte Menssen/Anna-Margareta Taube, “Hebammen und Hebammenwesen in Oldenbourg in der zweiten Hälfte des 18. und zu Beginn des 19. Jahrhunderts”. in *Regionalgeschichte : Probleme und Beispiele*, hg. von E. Hinrichs/W. Norden, Hildesheim 1980, S. 165-224 は、オルデンブルクにおいても同様の結果を出している。一七九三年に教区で行なわれたアンケートによると、一四三人の女性のうち、自分の仕事を続けるために訓練を受ける気があると答えたのは、たった一二人である。

（56） Mireille Laget, *Naissances : L'accouchement avant l'âge de la clinique*, Paris 1982〔邦訳 ラジェ『出産の社会史』藤本佳子・佐藤保子訳、勁草書房、一九九四年〕. で著者は、出産という出来事の象徴的意義を十分に理解して、「入会儀式の部屋」と著者がみなす産室での、おしゃべり、解釈、飲食、振舞いを生き生きと正確に描いている。仕事の分担の中に、著者は一つの儀式、すなわち想像の具現化（S. 134-137〔邦訳 一二五―一二七頁〕）を見てとる。そこでは、「かみさん《ファム》、おばさん《ボンヌ・ファム》、産婆《サージュ・ファム》、おばあさん《ボンヌ・メール》、とりあげばあさん《ルヴーズ》、とりあげさん《ルヴァンディエール》、お拾いさん《ラマスーズ》、とりあげおばさん《ルヴーズ》、産婆《マトロンヌ》」などと呼ばれる女性が、自分の役割を「慈善にみちた仕事」として行なっていた。十九世紀に意味が逆転する出産現象について、これほど現実感あふれる研究は、ヨーロッパの他の地域にはない。Gernot Böhme, “Wissenschaftliches und lebenweltliche Wissen am Beispiel der Verwissenschaftlichung der Geburtenhilfe”, in *Wissenssoziologie*, hg. von N. Stehr/V. Meja, Opladen 1981（Kölner Zeitschrift für Soziologie und Sozialpsychologie, Heft 22). S. 445-463 は、「知識形態」を対比させることによって、出産現象の医学化を研究できるような社会学的カテゴリーを抽出しようとしている。Claudia Pancino, “La comare levatrice : Crisi di un mestiere nel XVIII secolo”, *Società e storia*, 13（1981), S. 593-638 は、一五九六年から一八一九年にかけて、イタリアの産婆規則における言葉の変化を比較し、どのような個人的資質が産婆に期待され、出産に使われる物がどのように名付けられているかを探っている。

（57） これに関しては、Ute Frevert, “Frauen und Ärzte im späten 18. und frühen 19. Jahrhundert : Zur Sozialgeschichte eines Gewaltverhältnisses”, in *Frauen in der Geschichte II*, hg. von A. Kuhn/J. Rüsen. Düsseldorf 1982, S. 177-210 参照。

（58） Zit. nach Frevert , “Krankheit”, S. 54.

（59） Kurt Reuberr, *Die Ethik des heilenden Standes in Ordnungen des hessischen Medizinalwesens*, 1564-1830, Berlin 1940, S. 81 参照。

（60） Krünitz, *Oeconomische Encyklopädie*, 1788, Bd.17, S. 806.

（61） L. Jordanova, “Policing Public Health in France,

1780-1815", in *Public Health: Proceedings of the 5th International Symposium on the Comparative History of Medicine East and West*, hg. von T. Ogawa, Tokyo 1981, S. 12-32. Erwin H. Ackerknecht, "Hygiene in France 1815-1848", *Bulletin of the History of Medicine*, 22,2 (1948), S・117-155 は、「健康」のイメージのその後の変化を、一八一五年から一八四八年まで調査している。

(62) Stephen R. Kellert, "A Sociocultural Concept of Health and Illness", *The Journal of Medicine and Philosophy*, 1, 3 (1976), S. 223f. Josepf Margolis, "The Concept of Disease", *The Journal of Medicine and Philosophy*, 1, 3 (1976), S. 238-255 も参照。マーゴリスいわく、医学は「人間の機能の選択された基準に基き、事実の発見という特徴のある判断を下すことに、体系的に関与している」(S. 238)。

(63) Jordanova, "Public Health", S. 22f. かつての宗教のように、「健康は、集団への奉仕のために、個人の直接的必要性や利害を超越し、制裁の脅迫は道徳の形をとり、一見抑圧的には見えない」(S. 22)。

(64) Karl Figlio, "The Metaphor of Organization: A Historical Perspective on the Bio-medical Sciences of the Early Nineteenth Century", *History of Science*, 14 (1976), S. 19, 25-28.

(65) Ludmilla Jordanova, "Natural Facts: A Historical Perspecitve of Science and Sexuality", in *Nature, Culture, Gender*, hg. von Carol MacCormack/Marilyn Strathern, Cambridge 1980, S. 64ff.

(66) Carolyn Merchant, *The Death of Nature: Women, Ecology and the Scientific Revolution*, New York 1980.

(67) Brian Easlea, *Witch-Hunting, Magic and the New Philosophy: An Introduction to Debates of the Scientific Revolution 1450-1750*, Brighton 1980, Kap. 5: "The Approopriation of Nature", S. 196-252〔邦訳 イーズリー『魔女狩り対新哲学』市場泰男訳、平凡社、一九八六年〕。「十七世紀に機械論者は、概念的に宇宙から生命をほぼ追放してしまっただけではなく、生殖における女性の役割を極小化し、自然は生命を生み出すことはできないと宣言し、不活発で受動的な物質は、理念的に女性的資質を持っていると公言した」(S. 244)。

(68) 自然領域と社会領域の間の境界線や、男女の間の境界線が、文化によって移動することは、あるシンポジウムで人類学の理論形成のテーマになった。Carol P. MacCormack, "Nature, Culture, and Gender: A Critique", in *Nature, Culture, Gender*, hg. von C. P. MacCormack/M. Strathern, Cambridge 1980, S. 1-24〔邦訳 マコーマク「自然・文化・性――批判的考察」、アードナー他著、山崎カヲル監訳『男が文化で女は自然か?』晶文社、一九八七年 所収〕。この七頁で議論の焦点となったのは、どの程度、性差が「自然」であり(そして必然的に自然的なヒエラルヒーが意味される)のかという問題が、いつ、どのようにしてヨーロッパ史の中で、問題になったのかという点であった。

(69) Jordanova, "Natural Facts", S. 46.

(70) Gianna Pomata, *Eine Frage der Grenzziehung*:

Die Geschichte der Frauen zwischen Anthropologie und Biologie,（Manuskript）Bologna 1983（部分的に *Feministische Studien,* 2（1983）に発表）は、「女性」概念の自然化に関する、最近の人類学の論争を、大量に科学史的に批判検討している。

（71） 剝製化された家族概念を批判するものとして、Michelle Z. Rosaldi, “The Use and Abuse of Anthropology: Reflections on Feminism and Cross-cultural Understanding”, *Signs,* 5. 3（1980）, S. 389-417; Rayna Rapp / Ellen Ross / Renate Bridenthal, “Examining Family History”, *Feminist Studies,* 5, 1（1979）, S. 174-200 参照。彼女たちは、家族のいわゆる自然らしさを調査して、研究に使われている家族概念の批判的検証を始めている。

（72） Annette B. Weiner, “Trobriand Kinship from Another View: The Reproductive Power of Women and Men”, *Man,* N. S., 14（1979）, S. 328-348 は、マリノフスキーの生物学主義を暴露し、「伝統的生物学的な座標の上ではなく、むしろ再生産《リプロダクション》＝生殖の文化的、象徴的な意味を」調査することを提唱する(S. 346)。「再生産《リプロダクション》＝生殖」をめぐる人類学の議論の概念化に関しては F. Edholm/K. Young/O. Harris, “Conceptualizing Women”, *Critique of Anthropology,* 3, 9/10（1977）S. 103-130; Olivia Harris/Kate Young, “Engendered Structures: Some Problems in the Analysis of Reproduction”, in *The Anthropology of Pre-Capitalist Societies,* hg. von J. Llobera/J. Kahn, London 1981 参照。

（73） 研究における血縁関係概念や世帯概念の暗黙の前提を分析したものとして、Olivia Harris, “Households as Naural Units”, in *Of Marriage and the Market,* hg. von Kate Young/Carol Wolkowitz/Roslyn McCullagh, London 1981, S. 49-68. 彼女は、血縁関係を剝製化して、すなわち生物学的に理解することで、いかに社会関係としての血縁関係の複雑な言葉が、理解できなくなるかを示している。人類学の議論に関して、E. Leach, “Polyandry, Inheritance and the Definition of Marriage”, in *Rethinking Anthropology,* hg. von E. Leach, London 1961, S. 105-113; Annette B. Weiner, “Plus précieux que l'or: relations et échanges des hommes et femmes dans les sociétés d'océanie”, *Annales E. S. C.,* 37.2（1982）, S. 222-239

（74） Ellen Ross/Rayna Rapp, “Sex and Society: A Research Note from Social History and Anthropology”, *Comparative Studies in Society and History,* 23（1981）, S. 51-72 は、セクシュアリティのなかに、生物学的、普遍的な「核」があるという観念を批判している。「文化におけるのと同様に、セクシュアリティの中でも、経済、政治、家族などの層をむいていけば、私たちは核心に徐々に近づいていると考えるかもしれないが、全体はたんなる『エッセンス』にすぎないということを、私たちは時として発見する」(S. 54)。

（75） Olivia Harris, “Households and Their Boundaries”, *History Workshop,* 13（1982）, S. 149.

（76） Harris, “Households as Natural Units”, S. 49.

(77) Edward Shorter, *A History of Women's Bodies,* New York 1982〔邦訳　ショーター『女の体の歴史』池上千寿子・太田英樹訳、勁草書房、一九九二年〕. またジョルダノーヴァの批判も参照、*Times Literary Supplement,* (29. 4. 1983), S. 436.

(78) Alexander Berg, *Der Krankheitskomplex der Kolik- und Gebärmutterleiden in der Volksmedizin und Medizingeschichte,* Berlin 1935. この本のおかげで、中世以降の「子宮」の痛みの多様な意義を、民間に流布した薬方書や奇跡の書や慰めの書の中であとづけることができる。Rudolf Kriss, *Das Gebärmuttervotiv : Ein Beitrag zur Volkskunde nebst einer Einleitung über Arten und Bedeutung der deutschen Opfergebräuche der Gegenwart,* Augsburg 1929. この本は、民間の信心における子宮体験の造形表現を調査している。

(79) Shorter, *Women's Bodies,* S. 287〔邦訳　ショーター『女の体の歴史』三二五頁〕.

(80) Ebd. S. 56〔邦訳　ショーター『女の体の歴史』六六頁〕.

(81) Barbara Ehrenreich/Deirdre English, *For Her Own Good : 150 Years of Experts' Advice to Women,* New York 1978. Ann Oakley, *The Captured Womb : A History of Medical Care of Pregnant Women,* Oxford 1984.

(82) Ludmilla Jordanova, " Conceptualising Power over Women ", *Radical Science Journal,* 12 (1982), S. 124-128 (これはエーレンライヒとイングリッシュの共著への書評である).

(83) Yvonne Knibiehler/Catherine Fouquet, *La femme et les Médecins,* Paris 1983, S. 148.

(84) Yvonne Knibiehler, " Les médecins et la 'nature féminine' au temps du Code Civil ", *Annales E. S. C.,* 31, 4 (1976), S. 824-845 は、フランスの医学ハンドブックや、百科辞典および法医学文献に明示的かつ暗示的に表現された女性の身体についての観念を調査している。以下も参照のこと。Yvonne Knibiehler, " Le discours médical sur la femme : constantes et ruptures ", *Romantisme,* 13/14 (1976), Nr. spécial : " Mythes et représentations de la Femme au XIXe siècle ", S. 41-55 ; Thérèse Moreau, *Le sang de L'Histoire : Michelet-l'histoire et l'idée de la femme au XIXe siècle,* Paris 1982.

(85) Jordanova, " Natural Facts ".

(86) この関連の表現は、一九八三年秋にベルリン工科大学での講演で、クラウディア・ホーネッガーが使用した。

(87) Jordanova, " Natural Facts ".

(88) Emily Martin, " Pregnancy, Labor and Body Image in the United States ", *Social Science and Medicine,* 19, 11 (1984). S. 1201-1206, この論文は、今日の合衆国における、この身体構造の内面化を調査したものである。インタヴューされた女性たちは、肉体の中の分離を語り、自分の子宮が、自分とは無関係に動いているような感じを持つと言う。こういう感じ方は、子宮を「不随意筋」とする医学的観点と、近代的産科診療に対応したものだ。女性たちの無力な隠喩に関しては、S. 1204 参照。

(89) Roy S. Porter, "The Physical Environment", in *The Ferment of Knowledge: Studies in the Historiography of Eighteenth-Century Science*, hg. von R. Porter/G. S. Rousseau, Cambridge 1980.

(90) たとえば、William Denny Baskett, *Parts of the Body in the Later Germanic Dialects*, Chicago 1920 のような一風変わった研究から、方言と民間信仰の中でさまざまに表され、評価されていた、どれほど多くの意味や感じ方が、日常語に医学用語が浸透する中で、消えていったかがわかる。手や拳には、十の異なった表し方があり、それぞれがまた地域ごとに異なった言葉で言われた。手の平、手、それぞれの指も、同様に列挙されている。女性性器については（S. 114-119）、二十二の意味等級をもって記されている。ペニスは（S. 106-111）、隠嚢や睾丸とははっきりと異なり、さらに十七のグループを「誇っている」第一グループである。

(91) Gianna Pomata, *Un tribunale dei malati: Il Protomedicato bolognese 1570-1770*, Bologna 1983.

(92) Ebd., S. 71ff.

(93) Gianna Pomata, "Barbieri e comari", in *Medicina herbe e magia* (Sammelband), Bologna 1982,S. 162-183.

(94) Margaret Pelling/Charles Webster, "Medical Practitioners", in *Health, Medicine and Mortality in the Sixteenth Century*, hg. von Charles Webster, Cambridge 1979, S. 166.

(95) Gerald Holten, *Thematic Origins of Scientific Thought: Kepler to Einstein*, Cambridge, Mass. 1973 は、「主題」としてこのことを語っている。

(96) Owsei Temkin, "The Dependence of Medicine upon Basic Scientific Thought", in *The Historical Development of Physiological Thought: Symposium at the State University of New York Downstate Medical Center*, hg. von Mc. Chandler/C. Brooks/P. Granefield, New York 1959, S. 116. 以下も参照のこと。Owsei Temkin, "The Historiography of Ideas in Medicine", *Modern Methods in the History of Medicine*, hg. von Edwin Clarke, London 1971, S, 1-21.

(97) H. E. Sigerist, "William Harvey's Stellung in der europäischen Geistesgeschichte", *Archiv für Kulturgeschichte*, 19 (1929), S. 158-168.

(98) Figlio, "Metaphor".

(99) N. D. Jewson, "The Disappearance of the Sick-Man from Medical Cosmology", *Sociology*, 10 (1976), S. 225-244.

(100) Margaret Lock, "L'homme-machine et l'homme-microcosme: L'approche occidentale et l'approche japonaise des soins médicaux", *Annales E. S. C.*, 35 (1980), S. 1119 に「医学は……それが行なわれる特定の社会の中で、社会文化と思想のより大きなシステムの一要素になる。つまり、サブシステムを構成する」とある。

(101) 現代の身体イメージの社会的起源を批判することを通じて、アイゼナッハの身体を当時の意味の連関の中から解釈できる領域を打ち立てようという私の試みに、このイギリスの社会学的科学史は、とても有益であった。身体史に隣接した概念に関する個々の成果を知るガイドとして、以下の四点の論集を参照のこと。G. Rousseau/R. Porter（Hg.），*The Ferment of Knowledge : Studies in the Historiography of Eighteenth - Century Science*, Cambridge 1980 ; *B. Barnes/Steven Shapin*（Hg），*Natural Order : Historical Studies of Scientific Culture*, Beverly Hills/London 1979 ; P. Wright/A. Treacher（Hg.），*The Problem of Medical Knowledge*, Edinburgh 1982 ; W. F. Brynum/Roy Porter（Hg.），*William Hunter and the Eighteenth-Century Medical World*, Cambridge 1985.

（102） Shapin, "Social Uses", S. 135.

（103） この連続性について、ある医師のテキストに基づいた研究として、Anne Marcovich, "Concerning the Continuity between the Image of Society and the Image of the Human Body : An Examination of the Work of the English Physician J. C. Lettsom（1746-1815）", in *The Problem of Medical Knowledge*, hg. von P. Wright/A. Treacher, Edingburgh 1982. S. 69-87.

（104） この表現は以下の本からのものである。Ludwik Fleck, *Genesis and Devolopment of a Scientific Fact*, hg. von Th. Trenn/R. K. Merton, Chicago 1979（Th. Kuhn の序文付き）（原著 Ludwik Fleck, *Entstehung und Entwicklung einer wissenschaftlichen Tatsache : Einführung in die Lehre vom Denkstil und Denkkollektiv*, Basel 1935）. フレックは、時代の思考様式の中で、どのようにして梅毒の「悪い血」からワッセルマン反応のような梅毒の科学的事実が生み出されてきたかを理解できるような、理論的枠組みを作りだそうとしている。トーマス・クーンは、すでに一九六二年に、「フレックは、私の考えの多くを先取りしていた」と認めている。Thaddeus Trenn, "Ludwik Fleck's 'On the Question of the Foundations of Medical Knowledge'", *The Journal of Medicine and Philosophy*, 6（1981）, S. 237-256 は、その際クーンが、彼において本質的な点が考慮に入れられていないということを見落としている、と指摘する。その点は、フレックの社会的基質への関連、つまり、フレックが科学的思考の中心的考えを、そこへ関連付けたり、そこから引き出したりするような、時代特有の様式の要素である。

（105） 「再生産《リプロダクション》＝生殖」の言葉の歴史を見ると、近代の概念形成の独自性が明らかになる。フランス語でのこの言葉の最初の使用は、経済学的関連において、一七五八年レイナルが行ったとされる、「消費されたものの新たな生産」である（ロベールの辞書は、Littré, *Dictionaire de la langue Française* を参照している）。ヴォルテールは、「木、植物、ポリープ、個体、このようなもの全ては自己と似たものを再生産する」と言う。ドイツ語でその言葉（Reproduction）は、「生産」（Production）に接頭語が付いた名詞として出現した（H. Schulz/O. Basler, *Deutsches Fremdwörterbuch*, 1977, Bd. 3, Sp. 335-337）。しかし、「動物における再生産《リプロダクション》＝生殖」という最初の言及は一八一〇年に出現した。英語では、オックスフォード英語辞典（OED）が、イモリの四肢が壊れた際の「再生産」のことを早くも一七二七年に記し、「新しい個体を生産するプロセス」と一七八五年に記している。そして、ビュフォンの博物史ではっきりと、「研究を人間の子産み（generation）に限定せずに……再生産＝生殖の一般的現象を考えてみよう」（一七九一年）と書かれている。「再生産装置＝生殖器官」（reproductive apparatus）は一八三六年に、「生殖器官」（reproductive organs）は一八五九年に現れ、「性」（sexus）と最初に結び付けられたのは一八八八年のことであり、「通常の腎管は……生殖期（reproductive season）に性的機能を帯びる」と書かれた。オックスフォード英語辞典の補巻第八巻（O-S）に、メソジスト派の創設者、ジョン・ウェズリーからの以下のような引用が補足されている。「彼（＝ビュフォン）は、人間を獣と同じレヴェルにするばかりでなく、イラクサやタマネギと同じレヴェルにするために、子産み（generation）という簡単な言葉の代わりに、再生産（reproduction）という奇妙な自分の言葉を使った。」スペイン語では、再生産＝生殖（reproducción）という言葉は、繁殖の関連においては、畜産においてのみ使われる。たとえば、reproduktor（再生産するもの）とは、種牛のことである（generation/reproduction についても、W. F. Bynum/E. G. Browne/R. Porter（Hg.）, *Dictionary of the History of Science*, Princeton 1981 を参照のこと）。

(106) 十八世紀には、「セクシュアリティ」と私たちが呼ぶものに対する言葉も概念もなかった。「性的」（sexuell）という言葉が出てくることは非常に稀である。ゲーテは、一八一二年に植物のセクシュアリティについて語った。世紀の変わり目になってようやく、性という言葉とその複合語が流布するようになった。まず、性病と性別淘汰という言葉が一八六〇年頃に、性別分業と第二次性徴という言葉が一八九〇年頃に出現した。一九〇〇年からはフロイトの概念によって、性愛、性生活、性衝動、セクシュアリティという言葉そのものが作り出された（*Deutsches Fremdwörterbuch*, hg. von H. Schulz/O. Basler, Bd. 4. Sp. 159-163）。「自然の欲求」（Naturtrieb）や「性の欲求」（Geschlechtstrieb）という言葉も、使用されるようになったのは、十八世紀末と遅かった。それ以前は、ドイツ語の Trieb（衝動、欲求、本能）という言葉は、狩猟や畜産において、また植物や、何かを自己の欲求から自由意志で行なう人間の場合に使われただけである（*Tribners Deutsches Wörterbuch*）。フロイトによって初めて、「身体的なものの関連のために精神に課せられたある行動の要求」となった。こうして「欲求」（Trieb）は「運命」（Schicksal）という言葉を付け加えることができるようになった。「欲求の巡り合わせ（Triebschicksal）は……最初から……関係の巡り合わせである。欲求は、欲求の対象との関係の中で形成される身体性として理解される。」（A. Lorenzer in *Wissenschaftstheoretisches Lexikon*, hg. von Edmund Braun/Hans Radermacher, Graz/Wien 1982, S. 610.）

(107) 受精の過程を考えたイメージは、新しい理解のために根本的に重要である。あらゆる生物は、精子が原型（primordium,「卵」のこと）へ影響することによって、誕生するという考えは、十七世紀末からの啓蒙思想の共有財産である。これに関しては、Elizabeth A. Gasking, *Investigations into Generation, 1651-1828*, Baltimore

1967. この考えの中には、アリストテレス以来の説を古くさいとするハーヴィーの考えが貫徹している（*de generatione animalium*, 1651)。アリストテレスの説では、胎生動物《ヴィーヴィパラ》は経血と精子の凝固から、卵生動物《オーヴィパラ》は卵から、そして他の「生育物」は（環境の中によく存在する）蛆《スコーレックス》（うじ）から生じるとしていた。十八世紀前半に、生殖の普遍性に関して学問上の合意が成立していた。リンネはあらゆる植物に性器官を記述し、生殖器官を示しているものと、隠しているものとに分類した。数少ない精子論者という例外はあるものの、一八四〇年頃まで、精子にはせいぜいのところ、きっかけとしての機能か、化学的機能しか帰せられなかった。これに関しては、Jacques Roger, *Les sciences de la vie dans la pensée française du XVIIIème siècle : La génération des animaux de Descartets à l' Encyclopédie*, Paris 1963.

（108） Michel Foucault, *Histoire de la sexualité, Vol.3 : Le souci de soi*, Paris 1984, bes. S. 51-85〔邦訳 フーコー『性の歴史III 自己への配慮』田村俶訳、新潮社、一九八七年、五三—九五頁〕いわく、少なくとも古典古代の時代には、「快楽《タ・アフロディジア》」過剰に対する態度が、歴史的変化をとげたことを指摘している。紀元前四世紀には、穏健な市民として政治的影響力を高めるためには、節度を保つことが条件であった。ガレノスの時代にはすでに、それは「自己の陶冶」として、第一に「食事に関して」理解された。

（109） 二十年前からミシェル・フーコーは、言説の素材がもつ現実を作り出す力の歴史に新しいアプローチをしている。彼の最後の研究、つまり彼が亡くなったためにたった四巻に終わった、セクシュアリティの歴史の課題は、「個々人が自分を『性』の主体として認識しなければならなかったような『経験』が、近代西洋社会においてどのように構成されるに至ったかを検討することであった。……したがって、（当初の）計画は経験としての『性』の歴史についてであった——その場合に経験とは、知の諸領域と規範性の諸類型と主体性の諸形式とのあいだの、ある文化における相互関連、を指すとしたのである。〔訳文は邦訳より——訳者〕」(Michel Foucault, *Histoire de la sexualité. Vol. 2 : L'Usage des plaisirs*, Paris 1984, S. 10〔邦訳 フーコー『性の歴史II 快楽の活用』田村俶訳、新潮社、一九八六年、一〇頁〕.

（110） Uwe Pörksen, "Zur Terminolobie der Psychoanalyse", *Deutsche Sprache*, 3 (1973), S. 7-36.

（111） これに関して参照、G. J. Barker-Benfield, *The Horrors of the Half-Known Life : Male Attitudes towards Women and Sexuality in Nineteenth-Century America*, New York 1976.

（112） Figlio, "Historiography", S. 278, 279.

（113） Jewson, "The Disappearance".

（114） 一九四三年にカンギレームは博士論文で、十九世紀における正常性という観念の歴史と、正常性の観念が病理学に与えた影響を、特にクロード・ベルナールに即してまとめた。その研究は一九六六年に、本文と同じ長さのあとがきをつけて出版された。Georges Canguilhem, *Das Normale und das Pathologische*, aus dem frz. übersetzt von M. Noll und R. Schubert, München 1974〔邦訳 カンギレム『正常と病理』滝沢武久訳、法政大学出版局、一九八七年」の本は、ある出来事を「病気」にしてしまう規準の歴史に関して、また、規準に即して自分を判断してしまう身体の持ち主を研究する上で、根本的な研究であると思われる。フランスの住民の身体測定は、ナポレオン一世下の新兵の体重・身長の大量測定とともに始まった。これに関して、W. Coleman, *Death is a Social Disease: Public Health and Political Economy in Early Industrial France*, Madison 1982 参照。「死は、彼らのドラマで主役を演じた。というのは、これらの実証研究の中で、もっとも顕著な特徴は、集団的社会条件を、言葉で……表面上反駁できない数という言葉で表現しようとした衛生学者の努力である。」(S. XXf.) 国民の身体が作り出されるには、規準と同じく、測定も必要としたのである。

(115) H. Tristram Engelhardt, "The Concepts of Health and Disease", in *Evaluation and Explanation in the Biomedical Sciences*, hg. von H. T. Engelhardt/S. F. Spicker, Dortrecht (Holland)/Boston 1975, S. 139.

(116) Erna Lesky, *Die Zeugungs- und Vererbungslehren der Antiken und ihr Nachwirken*, Wiesbaden 1950, S. 3.

(117) G. E. R. Lloyd, *Magic, Reason and Experience: Studies in the Origin and Development of Greek Science*, Cambridge 1979. ロイドはその課題を以下のように書いている。「研究が寄与するのは、ひょっとすると……とても古い問題と考えられるものである。すなわち、『伝統的』思考パターンと『科学的』思考パターンと呼ばれるものの間の関係、前論理的ないし前科学的心性《メンタリティ》と、論理的かつ科学的心性《メンタリティ》という、二つの遠く離れた心性《メンタリティ》の間の関係である」(S. 1)。そして、「調査の目的は、対照的な信条体系の間で対立が起こりうる条件と、起きた対立の本質と限界とを、ギリシア思想の中で分析することである」(S. 7)。

(118) Lloyd, *Magic*, bes. S. 226ff. G. E. R. Lloyd, *Science, Folklore and Ideology: Studies in the Life Sciences in Ancient Greece*, Cambrige 1983:「古代の科学は、その始まりから、民間に流布した説の吸収と、その批判的分析・暴露・拒絶の間で、相互作用があることに、強い特徴が見られる。そしてこの点は、古代の終焉を越えて、科学の特徴であり続けた。」この点は、十八世紀初頭のアイゼナッハに至るまで、問題であったと思われる。ただ、中世以後のヨーロッパで、「民間に流布した説」自体は、めったにあるいは部分的にしか、記述の伝統から影響を受けなかったと思われる。

(119) Lloyd, *Science*, Kap. 2, S. 58-111: "The Female Sex: Medical Treatment and Biological Theories in the Fifth and Fourth Centuries B.C.".

(120) Ebd. S. 59.

(121) Ebd.

(122) Ebd. S. 72ff.

(123) Pedro Lain Entralgo, *The Therapy of the Word in Classical Antiquity*, hg. von L. J. Rather/J. N. Sharp, mit einem Vorwort von W. Ong, New Haven 1970.

(124) Bruno Snell, *The Discovery of the Mind: The Greek Origins of European Thought*, übersetzt von G. T.

Rosenmeyer, Oxford 1953, Kapitel 1: “Homer's View of Man” (S. 1-22)「初期のギリシア人は……身体を統一体としてとらえていなかった。」ホメロスは感情の現れと四肢という具体物を口にするのみであって、全体としての身体のことを口にしていない。自我ないし心と対置される身体を全体としてみる感じ方は、後世の「発明」である。同様に、分裂した感情もまだ可能ではなかった。ホメロスの表現では、彼の手は望むが、彼の胸は望まない、である。サッフォーに至ってようやく、エロスは甘くかつ苦いものになり、望むと同時に望まないという分裂する態度が、話し手に可能となった。

(125) Lain Entralgo, *Therapy*, S. XIII. 語られたものと書かれたものの異質性については、Walter Ong, *Orality and Literacy: The Technologizing of the Word*, London/New York 1982〔邦訳 オング『声の文化と文字の文化』桜井直文他訳、藤原書店、一九九一年〕参照。この本は、英米の学界でのこのテーマに関する文献と議論状況の案内として、優れたものである。

(126) Eric A. Havelock, *The Literate Revolution in Greece and its Cultural Consequences*, Princeton 1982. この本は、著者のこのテーマに関する最も重要な論文を一冊にまとめたものである。学校で書き方を学んだ最初のアテネ市民の世代は、プラトンと同世代である、と彼は証明している。Ivan Illich, *Schule ins Museum: Phaidros un die Folgen*, München 1984は、その第二、第三章で、語られたものによる思考様式と、書かれたものによる思考様式が対照的であることを語っている。

(127) Richard B. Onians, *The Origins of European Thought about the Body, the Mind, the Soul, the World, Time and Fate*, Cambridge 1951, S. 73-76. この名著のテーマは、ギリシアの文学や科学に書かれている身体の起源だけでなく、現存する文書に書かれたことによって古代ギリシアの初期から生き残った、身体イメージの変化に満ちた陰影である。私がこの本を重要だと思う理由は、二つある。第一に、未知の世界に関する人類学の記述にある、びっくりするようなまったく異なった身体を、私の属する文化伝統の過去においても探求するということを、私はこの本から学んだ。第二に、オニアンズのおかげで私の感覚は鋭くなり、記述されない伝統という歴史的マグマが、この異なった身体の残余物を十八世紀まで引きずってきた可能性を、私は自分の史料の中で注目するようになった。

(128) Yvonne Verdier, *Façon de dire, façon de faire: La laveuse, la couturière, la cuisinière*, Paris 1979〔邦訳 ヴェルディエ『女のフィジオロジー』大野朗子訳、新評論、一九八五年〕.

(129) Sandra Ott, “Aristotle among the Basques: The 'Cheese-Analogy' of Conception”, *Man* N. S., 14 (1979), S. 699-711.

(130) Emanuel Le Roy Ladurie, *Montaillou, village occitan de 1294-1324*, Paris 1975〔邦訳 ル・ロワ・ラデュリ『モンタイユー』全二巻、井上幸治他訳、刀水書房、一九九〇、一九九一年〕.

(131) Michela Pereira, “Maternità e sensualità femminile in Ildegarda di Bingen: Proposte di lettura”,

Quaderni storici, 44 (1980), S. 564-579 を参照せよ。これは、女性の官能に関するヒルデガルトのラテン語原典からの章句集である。

(132) Hildegard von Bingen, *Heilkunde*, übersetzt und erläutert von H. Schipperges, Salzburg 1957.「女が男の精液を受け入れると、この精液受容の効果は大きく、精液は、まるで瀉血師が人間の組織にあてる吸い上げ管や吸い玉のように、女の全経血を自分の方に引き付け、大量の血と膿《ターベース》を引き寄せる。その精液は、女という有機体の中で、まず最初に液体の状態であり、それから凝固して、最後に個体となる。つまり、まずミルクだったものが凝乳になり、それからチーズになるのと同じである」(S. 182)。Hildegard von Bingen, *Liber Causae et Curae*, hg. von P. Kaiser, Leipzig 1902. また、「そのため、男の精液がその場所に落ちると、女の血は、愛の意志によってそれをとらえ、ちょうど渦が内部に何かを吸収していくように、内部に引き込む。このようにして、女の血は男の精液と混ざり、一つの血が生じる。そうして、女の肉体は、この血の混合物によって暖かく保たれ、増大し、大きくされるのである。このようにして、女は、男から由来して男と一体である……しかし、男と女が一つの体をつくるのは、子供を母の腹から引き出す永遠の力なのである」とある (67f.)。

(133) Mikhail Bakhtine, *L'œuvre de François Rabelais et la culture populaire au Moyen Age et sous la Renaissance*, Paris 1970〔邦訳 バフチーン『フランソワ・ラブレーの作品と中世・ルネッサンスの民衆文化』川端香男里訳、せりか書房、一九八八年〕.

(134) Ebd., S. 11〔邦訳 一〇頁〕.

(135) Ebd., S. 13〔邦訳 一二頁〕.

(136) Ebd., S. 20〔邦訳 一七—一八頁〕.

(137) Ebd., S. 31〔邦訳 二六頁〕.

(138) Ebd., bes. S. 470ff.〔邦訳 四一四頁以下〕.

(139) M.-Ch. Pouchelle, *Corps et chirurgie à l'Apogée du Moyen-Age*, Paris 1983.

(140) Ebd., S. 10.

(141) 農業の器具それぞれと、男手と女手との結び付きの持続性に関する史料を、以下の研究はたくさん集めている。Günter Wiegelmann, "Erste Ergebnisse der ADV-Umfragen zur alten bäuerlichen Arbeit", *Rheinische Vierteljahresblätter*, 33 (1969), S. 208-262.

(142) Françoise Loux, *Le Corps dans la société traditionelle* (*Pratiques et savoirs populaires*), Introduction par Jean Cuisinier, Paris 1979〔邦訳 ルークス『肉体——伝統社会における慣習と知恵』蔵持不三也・信部保隆訳、マルジュ社、一九八三年〕. ある展示での写真入りカタログで、著者は、「時間に関係ない」とみなされている労働、祝祭、苦痛における「身体経験」を強調している。

(143) Allers Rudolf, "Microcosmus: from Anaximandros to Paracelsus", *Traditio*, 2 (1944), S. 319-407 は、大宇宙・小宇宙の「類型」の序列を試みている。L. Barkan, *Nature's Work of Art: The Human Body as Image of the World*, New Haven 1975 は、身体を、宇宙や政治世界の鏡像として、また建築術や美学の小宇宙として研究している。その目的は、「ある思想の歴史を描くこ

と、その思想が作りだしたかもしれない詩的な技術を提示すること、……これは思考の習性を……思想史の中で……また詩的イメージと隠喩の中で定義する試みである」(S. 6f)。

(144) Pouchelle, *Le Corps*, S. 158. これはマビーユの言い替えである。

(145) Ian Maclean, *The Renaissance Notion of Women: A Study in the Fortunes of Scholasticism and Medical Science in European Intellectual Life*. Cambridge 1980.

(146) 学問用語に関する論争の導入として、Brian Vickers, "Analogy versus Identity: The Rejection of Occult Symbolism, 1580-1680", in *Occult and Scientific Mentalities in the Renaissance*, hg. von B. Vickers, Cambridge 1984, S. 95-164 参照。私はアイゼナッハの女性たちを理解する際に、自分の身体の社会的起源に対する洞察を手がかりにしたが、この洞察は、ペルクセン教授の研究から私が学んだものである。彼が新しい本の草稿の中で日常用語の数学化と命名している事柄を、私は、偽装された隠喩として理解することを学んだのである。このテーマに関する手引として、Uwe Pörksen, "Zur Metaphorik naturwissenschaftlicher Sprache", *Neue Rundschau*, 89 (1978), S. 63-82参照。

(147) Pouchelle, *Le Corps*, S. 159.

(148) Ebd., S. 224.

(149) MacLean, *The Renaissance*, S. 33ff.

(150) Hendrik van den Berg, *Things: Four Metabletic Reflections*, Pittsburgh 1970. ファン＝デン＝ベルフには、身体の歴史よりもむしろ、身体の変化の可能性の経験の方が重要であり、心理学の歴史ではなく、歴史的心理学を問題にしている。彼の研究は、新しいものと親しんで体験がぼかされる以前の、身体の新しさがそのまま記述される歴史的瞬間である「発見」から始まっている。受容に関しては、Dreyer Kruger (Hg.), *The Changing Reality of Modern Man, Essays in Honor of Jan Hendrik van den Berg*, Juta/Capetown 1984 参照。この論文集の中で私に特に重要だったのは、Bernd Jager. "Body, House, City of the Interwinings of Embodyment, Inhabitation and Civilization", S. 51-61 並びに M. Jacobs, "Geometry, Spiriruality and Architecture in Their Common Historical Developments as Related to the Origins of Neuroses", S. 62-86 である。

(151) C. R. S. Harris, *The Heart and the Vascular System in Ancient Greek Medicine from Alcmaeon to Galen*, Oxford 1973. これは、文献学者ハリスによる批判版の史料集である。ハリスいわく、ギリシア人は、彼らの世界理解からして、循環という概念の扱い方を知らなかった。

(152) Arnold Huttmann, "Eine imaginäre Krankheit: Der Polyp des Herzens", *Medizinhistorisches Journal*, 18. 1/2 (1983), S. 43-51.

(153) Patricia Berry, *Echo's Subtle Body: Contributions to Archetypal Psychology*, Dallas 1982.

(154) Robert S. Sardello, "City as Metaphor: City as a Mystery", *Spring* (1982), S. 95-111.

(155) Robert D. Romanyshyn, *Psychological Life: From

Science to Metaphor, Austin 1982, bes. S. 100–142.

(156) Richard Zaner, *The Context of Self : A Phenomenological Inquiry Using Medicine as a Clue,* Athens, Ohio 1981.

(157) F. Hartmann/K. Hädke, “Der Bedeutungswandel des Begriffes Anthropologie im ärztlichen Schrifttum der Neuzeut”, *Marburger Sitzungsberichte,* 85 (1963), S. 39–99.

(158) O. Schwarz, *Medizinische Anthropologie,* 1929. zit. in Ritter. *Historisches Wörterbuch der Philosophie,* I. Sp. 376.

(159) Helmuth Plessner, *Philosophische Anthropologie : Lachen und Weinen. Das Lächeln. Anthropologie der Sinne,* Frankfurt 1970, S. 232.

(160) Viktor von Weizsäcker, “Krankengeschichte”, in *Arzt und Kranker,* Bd. 1. Stuttgart 1949, S. 120–148.

(161) Herbert Plügge, *Der Mensch und sein Leib,* Tübingen 1967.

(162) Viktor von Weizsäcker. *Der Gestaltkreis : Theorie der Einheit von Wahrnehmen und Bewegen,* Stuttgart 1940.

(163) Armstrong, *Political Anatomy* ; Arney, *Medicine.*

(164) Rudolf zur Lippe, *Naturbeherrschung am Menschen,* Bd. 1 : *Körpererfahrung als Entfaltung von Sinnen und Beziehungen in der Ära des italienischen Kaufmannskapitals,* Bd. 2 : *Geometrisierung des Menschen und Repräsentation des Privaten im französischen Absolutismus,* 2. Aufl., Frankfurt/M 1981.

(165) Ebd., Bd. 2, S, 215.

(166) Ebd., Bd, 2. S. 211.

(167) この点を経血を例にして示した研究として、Natalie F. Joffe, “The Vernacular of Menstruation”, *Word : Journal of the Linguistic Circle of New York,* 4, 3 (Dec. 1948), S, 181–186.

(168) Verdier, *Façons.* この本を書評した、Ruth Kriss-Rettenbeck, “Am Leitfaden des weiblichen Leibes”, *Bayerische Blätter für Volkskunde,* 8, 3 (1981), S, 163–182 は、からだの歴史の方法論に関する議論の口火を切ったが、それは私にとってとても役立つものであった。

(169) Anne Hollander, *Seeing through Clothes,* New York 1975.

(170) Ebd., S. 307.

(171) Ebd., S. XII.

(172) Ebd., S. 420.

(173) Ebd., S. 152–155.

(174) Leo Steinberg, *The Sexuality of Christ in Renaissance Art and Modern Oblivion,* New York 1983.

第II章

(1) Johann Storch (alias Pelargus), *Leitung und Vorsorge des Höchsten Gottes. Das ist : Dessen Lebenslauf, Schicksale, fatale Kranckheit und seeliger Abschied, nebst dem Sections-Schein ; theils aus dessen Autographo*

aufgezeichnet ... von Jacob Storchen, Eisenach 1752. この自伝は、兄弟によって死後に出版されたものだが、Friedrich Börner, *Nachrichten von den vornehmsten Lebensumständen und Schriften Jetztlebender berühmter Ärzte und Naturforscher in und um Deutschland*, Bd.1, Wolfenbüttel 1749の基礎になっている。シュトルヒに関しては、S.485-528 参照。また、Johann Georg Meusel, *Lexikon der vom Jahr 1750 bis 1800 verstorbenen Teutschen Schriftsteller*, Bd.13, Leibzig 1813, S.427-433 および A. Hirsch/E. Gurlt, *Biographisches Lexikon der hervorragenden Ärzte aller Zeiten und Völker*, Bd.5, Leizpig 1887, S.553 参照。

ガイヤー＝コルデッシュは、シュトルヒの人生を当時の医者の典型として位置づけている。J. Geyer-Kordesch, "Medical Biographies of the 18th Century : Reflections on Medical Practice and Medical Education in Germany", in *Heilberufe und Kranke im 17. und 18. Jahrhundert*, hg. von W. Eckart/J. Geyer-Kordesch, Münster 1982, S.124-147.

(2) Storch, *Leitung*, S.7.

(3) Büchner, *Miscellanea Physico-Medico Mathematica*, 1729, Mens. Decembr., S.750に、シュトルヒによるウサギギクの論究がある。

(4) Börner, *Nachrichten*, S.489.

(5) Wolfram Kaiser/Karl-H. Krosch, *Zur Geschichte der medizinischen Fakultät der Universität Halle im 18. Jahrhundert*, 2 Bde., Halle 1964-67参照。

(6) 十八世紀イェーナ大学医学部の歴史に関して、E. Geist/B. von Hagen, *Geschichte der medizinischen Fakultät der Friedrich-Schiller Universität* Jena, Jena 1958 参照。ヴェーデルに関して、Haeser, *Lehrbuch*, Bd. 2, S. 380 参照。ヴェーデルとスレーフォークトの教育活動に関して、*Proempticon inaugurale de privata dispensatione medicamentorum* (Stahl), 1704 参照。ヴェーデルが講義したのは、*Institutiones medicinae, Materia medica, Politia medica, Formularia et Semeiotica*、スレーフォークトが講義したのは、*Botanica et anatomica* である。

(7) Lester S. King, "Some Basic Explanations of Disease : An Historian's Viewpoint", in *Evaluation and Explanation in the Biomedical Sciences*, hg. von H.T. Engelhardt/S. F. Spicker, Dordrecht 1975, S.11-27の論文は、ホフマンの書物の中にある、身体への悪魔の影響力についての唯物論的な説明を、調査している。

(8) シュトルヒのイェーナにおける大学生活については、Wolfram Kaiser, "Beiträge zur Geschichte des Thüringischen Gesundheitswesens im 17. und 18. Jahrhundert, VII. Der Schwarzburg-Rudolfstädter Arzt Johannes Storch (1681-1751) und sein Beitrag zur Kinderheilkunde", *Rudolfstädtische Heimath*, 21, 3/4 (1975), S. 64ff. および Börner, *Nachrichten*, S.492.

(9) Storch, *Leitung*, S.13.

(10) イェーナはハレとは対照的に、大学教育の中に解剖の訓練が組み入れられていた。世紀が進むにつれて、解剖学の知識が内科医の能力の中心的証明書になっていった。プロイセンに関しては、W. Artelt, *Medizinische Wissenschaft und ärztliche Praxis im alten Berlin*, Berlin 1948, S. 54ff. 参照。また Puschmann, *Geschichte des medizinischen Unterrichtes*, Leipzig 1889 参照。ハレに関しては、Wolfram Kaiser, "Medizinisches Grundlagenstudium im frühen 18. Jahrhundert", *Zeitschrift für die gesamte innere Medizin und ihre Grenzgebiete* (*DDR*), 34 (1979), S.419-428 参照。

(11) シュトルヒは一七一八年に、博士の学位を取った。

(12) 医師会《コレギウム・メディクム》に関して、プロイセンについては、Manfred Stürzbecher, "Zur Geschichte der brandenburgischen Medizinalgesetzgebung im 17. Jahrhundert", in ders., *Beiträge zur Berliner Medizingeschichte*, Berlin 1966, S.1-66 参照。ザクセンの領域については、Wolfram Kaiser/Arina Völker, *Universität und Physikat in der Frühgeschichte des Amtsarztwesens*, (Wissenschaftliche Beiträge der Martin Luther Universität Halle-Wittenberg, 53) (1980), S.6f. 参照。

(13) R. Jauernig, "Die Gestaltung des Gesundheitswesens durch Herzog Ernst den Frommen von Sachsen-Gotha vor 300 Jahren", *Wissenschaftliche Zeitschrift der Friedrich-Schiller-Universität Jena*, Mathematisch-naturwissenschaftliche Reihe, 3 (1953/54), S.213, 211.

(14) Ebd., S.218 に、近隣のゴータにおける許可の条件に関する記述がある。

(15) Storch, *Leitung*, S.17.

(16) Ebd., S.14.

(17) Schuhmacher, *Merkwürdigkeiten der Stadt Eisenach und ihres Bezirkes*, Eisenach 1777, Zit. nach Karl Schrader, *Die fürstlich-sächsische Residenzstadt Eisenach 1672-1741*, Eisenach 1929, S.45.

(18) Schrader, Eisenach, S.53-59.

(19) アイゼナッハの住民に関して、Schrader, *Eisenach*, S.47-52 および Hermann Helmbold, *Geschichte der Stadt Eisenach mit einem volkskundlichen Anhang*, Eisenach 1936, S.81.

(20) J. Limberg, *Das im Jahre 1708 lebende und schwebende Eisenach*, Eisenach 1709, Zit. nach Schrader, *Eisenach*, S.84.

(21) Schrader, *Eisenach*, S.95ff.（醸造権に関して), S.104ff.（羊の飼育に関して), S.106ff.（商業に関して).

(22) Ebd., S.51f.

(23) 市医の職に関して、Manfred Stürzbecher, "The physici in German-speaking countries from the Middle-Ages to the Enlightenment", in *The Town and State Physician*, hg. von A. V. Russel, Wolfenbüttel 1981, S. 123-129 参照。この本は、ヨーロッパの研究の現状に関する論文集である。シュトルヒの時代のハレでの市医職の発展と市医の義務に関して、W.Piechocki, "Das Hallesche Physikat im 18. Jahrhundert", *Wissenschaftliche Beiträge der Universität Halle*, 36, 20 (1977), S.185-206 が描いている。そこには、一七二〇年の現存する最も古い市医任命状が挙げられている。また、W. Bubb, *Das Stadtarztamt*

zu Basel : Seine Entwicklungsgeschichte vom Jahre 1529 bis zur Gegenwart, Zürich 1942 と比較せよ。

（24） Kaiser/Völker, *Physikat*, S.46.

（25） Jauernig, "Die Gestaltung", S.219.

（26） Kaiser/Völker, *Physikat*, S.59 によると、比較的小さい首都では、侍医は同時に都市の医事官であった。

（27） Storch, *Leitung*, S.29.

（28） Ebd., S.19.

（29） Ebd., S.16.

（30） Ebd., S.19.

（31） Ebd., S.23.

（32） Ebd., S.28.

（33） Peter/Revel, "Le Corps", S.177.

（34） Roy Porter, "The Patient's View : Doing Medical History from Below", *Theory and Society*, 14（1985), S. 175-198 は、医学史において「下からの視角」を遮ってきた思考パターンを調査している。つまり、医学の歴史は、治療の歴史として見なされ、医者は社会的な基準点としては、調査されてこなかった。ポーターは、「医者に焦点を合わせた近代の歴史の仮説から、自由になること」（S. 176）を主張する。この主張は具体的な個別研究で実行されている。*Patients and Practitioners*, hg. von R. Porter, Cambridge 1986.

（35） Porter, "The Patient's View", S.182ff. 史料の問題に関して、Porter, "Lay Medical Knowledge" S.139ff.も参照。

（36） Françoise Loux/Philippe Richard, *Sagesses du Corps : La santé et la maladie dans les proverbes régionaux français*, Paris 1978. 身体に関連した諺の普及と受容を調べると、しばしば民衆の持つイメージのその時代特有の解釈を洞察することができる。

（37） Storch, *Medicinischer Jahrgang*, 1, Leipzig 1724, Vorrede.

（38） このような症例集の古典的な例の Th. Bartholin, *Acta Medica et Philosophiaca Hafniensia*, Hafnia 1673ff. は、継続的な症例集である。症例は一見すると、後世のドイツ語で書かれた症例集と同じように見える。というのは、これも、地方の医者から報告された個々の例を記しているからである。不思議な出来事が、もっと不思議な出来事で凌駕されている。例えば、Buxtehude, Bd.4, 1677, "De Mola Virginum", S.37ff. には、「私の知っているブクステフーデの若い女は、子供と一緒に、獅子の頭をした怪物を出産したが、これは死んでいた」とある。さらに、猿のペニスや、コオロギ、薬、天候、一六七一年の彗星について書かれている。このジャンルのものに関して、K. Park/L. J. Daston,"Unnatural Conceptions : The Study of Monsters in Sixteenth- and Seventeenth-Century France and England", *Past and Present*, 92（1981), S.20ff. 参照。

（39） Paul Slack,"Mirrors of Health and Treasures of Poor Men : The Uses of the Vernacular Medical Literature of Tudor England", in *Health, Medicine and Mortality in the Sixteenth Century*, hg. von Charles Webster, Cambridge 1979, S.237-273 の論文は、十六世紀

イギリスにおける、その土地の言葉で書かれた医学書を調べて、こう言っている「一般に普及した説や態度を反映している点にこそ、この教科書や治療書の主たる価値が……存在する。二つの治療文化は遠く離れていなかった」（S. 273）。科学的にはすでに時代錯誤的な伝統が、民間医療に生き残っていたことについて、Janet Blackman, "Popular Theories of Generation : The Evolution of Aristotle's Works : The Studiy of an Anachronism", in *Health Care and Popular Medicine in Nineteenth Century England*, hg. von John Woodward/David Richards, London 1977, S.56-88.

（40） Jutta Dornheim/W. Alber, "Ärztliche Fallberichte des 18. Jahrhunderts als volkskundliche Quelle", *Zeitschrift für Volkskunde*, 78（1982）,S.28-43. この論文は、患者の態度を記したドイツ語の医学書から、医者のまなざしや医者の行為に対する患者の理解を批判的に示した、数少ない試みの一つである。

（41） 十八世紀初頭のドイツ語で書かれた患者記録を、ドイツ語文献内部の、少なくとも医学専門分野内部での新しいジャンルとする見方は、Johanna Geyer-Kordesch, "Fevers and Other Fundamentals : Dutch and German Medical Explanations c.1680-1730", in *Theories of Fever from Antiquity to the Enlightenment*, hg. von W.F Brynum/V. Nutton,（Medical History, Suppl.1）, London 1981, S.99-120 にいわく「これらは、医学史研究家に、ほとんど完全に、また不当にも無視されてきた」（S.101）。「国語で書かれるように変化したことが、確かに議論を引き起こした。つまり、これらの医者の目から見れば、医学上の情報は、議論についていく能力のある者なら誰によっても、議論され判断されなければならなかった。そしてそのために、知識は医者と同様に患者の手にもたらされたのである」（S.102）。シュトルヒのテキストにはこのことは当てはまらない。少なくとも、彼の執筆や出版の第一の意図ではなかった。彼は、若い医者のために書いたのである。Kaiser, "Beiträge"を除けば、ガイヤー＝コルデッシュは、近代の文献の中にシュトルヒの名を挙げている数少ない研究者の一人である（S.109-110）。ちなみに、シュトルヒに関する個別研究がある。Alfred Nußbaumer, *Die medizinische Berufsethik bei Johann Storch*（*1732*）*und seinen Zeitgenossen*, Zürich 1965. これは、シュトルヒが編集した、*Praxis Stahliana*, Leipzig 1728 の序論に対するシュトルヒのコメントの内容を紹介し、時代の文脈に組み入れたものである。

（42） Storch, *Medicinischer Jahrgang 1*, Leipzig 1724, 前書きにいわく、「私がこの本を書いたのは、知識欲のある駆け出しの医者、また自分の患者の健康を心から案じているが、資産のそれほどない医者のためである」（Storch, IV/1, S.294）。

（43） Lentilius, Vorrede zu Storch, *Dritter Medicinischer Jahrgang*, Leipzig 1976.

（44） Ebd.

（45） 学問の中における国語の使用をめぐる論争と、国語使用の結果を当時の人がどのように感じていたかという点こそ、一九八四年秋にクレアモントのピッツァー大学を訪れたフライブルクのペルクセン教授と行なった会話のテーマであった。Uwe Pörksen, "Der Übergang vom Gelehrtenlatein zur deutschen Wissenschaftssprache", *Zeitschrift für Literaturwissenschaft und Linguistik*, 51/52 (1983) S.227-258 も参照。

(46) Gerhard Baader, "Die Entwicklung der medizinischen Fachsprache im hohen und späten Mittelalter", in *Fachprosaforschung*, hg. von G. Keil/P. Assion, Berlin 1974, S.88-123. この研究によると、古典古代のローマの医学用語は、粗野な民間語から吸収されたものであり、十一世紀に至るまで、繰り返しネオ・ラテンの言葉を取り入れていた。一〇六五年頃のサレルノでコンスタンティヌス・アフリカヌスの影響のもとに、またそれより少し遅れてトレドで、ようやく新しいラテン語の専門用語が形成された。それはたいてい、アラビア語のテキストを教会のラテン語に翻訳するためであった。中世末に、症状を訴える言葉と、医者の判断との断絶は、特に非常に大きかったであろう。Audrey Eccles, "The Reading Public, the Medical Profession and the Use of English for Medical Books in the 16th and 17th Centuries", *Neuphilologische Mitteilungen*, 75,1 (1974), S.143-156 によると、医学知識を国語でまとめようとする試みは、イギリスでは早くから、産婆のために行なわれた。この試みが引き起こした論争のことを、エックレスの研究は報告している。

(47) Michael Alberti, *Tractatus de Haemorrhoidibus... Pathologice et practice*, Halle 1722, S.67,95.

(48) Storch, *Praxeos Casualis Medicae*, Tom.II, Eisenach/Leipzig 1740, Vorrede. このような、自分の研究と継続教育の手段としての日誌は、請求書を作るために患者の処置を書き留めておく医者の日誌とは、異なっている。シュトルヒの挙げる症例の発言力は、例えば、同時代のイギリスの牧師兼医者の日誌と対照的である。後者は、一七二九年にこう書いている。「今こそまさに、私の患者、その病気、治療法……の詳しい説明を書きとどめて置くのが適当だと思う」(S.xliii)。しかし、書かれている内容は、患者の名前、往診の日付、処方箋ぐらいでしかなく、「症状の訴え」は全くない。例えば、一七二九年十二月十八日には、「アーミン・ミドルトンに呼ばれた。彼女は気を取り乱していた。強い酒のせいではないかと思う。発疱剤と大丸薬をいくつか処方したが、成功する見込みはほとんどない。彼女は火酒の熱が出て、このところひどくあえいでいる」。V. S. Doe, *The Diary of James Clegg of Chapel-en-le-Frith 1708-1855*, Matlock, Derbyshire Rec. Soc., 1978-81, Bd.1, S.73.

(49) シュトルヒの出版物の完全なリストは、Storch, *Leitung und Vorsorge*, S.40-48.

(50) Storch, *Weiberkranckheiten*, 6, Vorrede. シュトルヒ自身にとって自分の記録がいかに大切であったかが、例えば以下のような断片に見られる。年を取ったシュトルヒがゴータへ引っ越した年に、彼は『助産術要理』を終えており、三つ子の誕生、それも男の三つ子の誕生のことを記している。十年後、授乳期の女性の巻(第七巻)で、彼は再び三つ子のことを述べているが、昔、女の三つ子を男と間違えて書いたことを記して訂正している。「しかしこのようなことは、記憶の欠落から起こった。というのは、どの年のどの季節だったかを忘れてしまっていたから、日誌で調べることができなかったからである」(Storch, 7, S.512)。
(51) Storch, *Leitung*, S.23.
(52) Storch, *Praxeos Casualis Medicae*, Tom.II, Vorrede.
(53) 多くの場合、シュトルヒは一つの症例番号の下に数頁にわたって、一人の女性の長年にわたる患者の記録と彼の治療をまとめている。その他の場合は、ある症例が終わった後に、他の巻で同じ女性が記入されている箇所を参照するよう指示している。複数の症例で扱われている女性が同一かどうかを確認するには、彼の参照指示が唯一の手がかりだったので、私はさまざまな方法で彼の参照指示の論理を根拠づけようとした。例えば、妊婦の巻(第三巻)からは、三〇七例中たった一〇例のみが産褥婦の巻(第六巻)を参照するよう指示している。しかし、このうち第六巻でたった六例のみが、妊婦の巻を参照するよう指示するにすぎない。もっとも、産褥婦に関する四六二例のうち二九例は、第三巻の妊婦の巻を参照するよう指示している。このように計算して、整理した目録から何か身体の歴史に意味のあることを引き出そうと努力すればするほど、これは間違った方法だと確信するようになった。じっくり何度も考えてみて、私は、参照するよう指示のある二二八例の陰に、六〇から八〇の女性が推定できると想定した。こうして、約一六五〇人以上の女性について語ることになる。
(54) 私は各巻で、シュトルヒが同じ女性に関する別の記述を参照するように指示している症例数を数え、この参照指示の数を症例の総数と比較してみた。以下のような結果が出てきた。第四巻(子宮のできものと流産について)では、参照指示が最も頻繁で、「流産婦」のほぼ三分の一は、他の関連で扱われている。最も参照指示が少ないのは、第二巻(処女)と第八巻(子宮の病気一般)である。三〇例に一つの割合で、参照指示がある。その際、興味深いのは、他の巻から第二巻への参照指示している数は、第二巻から参照指示を出している数の約二倍あることである。シュトルヒが少女を、例えば妊娠した時などで、再び診察するのは、一〇人に一人の割合であった。他の三つの巻では参照指示の割合は、一一—一七パーセントである。
(55) シュトルヒの『婦人病』に出てくる女性には名前がない。私には無名の症例のままであった。第三巻の症例二四の女性は、やせ細った、背の高い、少し憂鬱症の、胆汁気質の妊婦であるが、一七二二年、三回目の出産の前にシュトルヒのもとに現れた。彼女の話はこの巻では一七二六年まで語られている。参照指示からわかるが、この女性は、第六巻に、一七二六年に三十八歳で、多血質・胆汁質の女性として再び登場し、同じ第六巻の症例一七六に、四十歳の女性として出てくる。参照指示は、私にたくさんのことを考えさせてくれた。私は、七巻分の参照指示の完全な索引をつくった。一八一六の番号がつけられた症例に、私は全部で二二八の参照指示を受けた例を発見した(つまり約一三パーセントである)。しかし、私は、二二八の参照指示を受けた例の陰に隠れている、実際の女性の正確な数を出すことは出来なかった。全体の数から参照指示を受けた症例数を引くと、一五八八となる。シュトルヒは粘り強く参照指示を出していたようにみえるので、おそらくこれに近い数の女性が扱われたのであろう。他方、私は、数巻にわたって同じ女性について記入されているのを、それぞれの参照指示によって、一二例見つけた。私はこの女性たちに詳しくなり、妊娠の節〔第四章11節〕で、その何人かを立ち入って調査した。

(56) 私の史料は、この限りで、社会史に使われた医者の請求書や日誌とは、異なっている。Jacques Gélis, "La pratique obstétricale dans la France moderne: Les carnets du chirurgien-accoucheur Pierre Robin (1770-1797)", *Annales de Bretagne*, 68,2 (1979) S.191-208 の論文は、ランスの外科医であるロバンの日誌から、一七七〇年から一七九七年の間の彼の助産活動を調査し、診療活動の拡大や収入、患者の身分や患者の地理分布、鉗子使用の頻度などの詳しい統計を出している。E. M. Sigsworth/P. Swan, "An Eighteenth-Century Surgeon and Apothecary: William Elmhirst (1721-23)", *Medical History*, 26 (1982), S.191-198 の論文は、診療の活動範囲や支払いの形式——「現金支払いと現物支払いとの間の不完全な分割線」(S.195) とある——のような個々の要素を、一冊の帳簿兼診療ノートから読み取っている。Irvine Loudon, "The Nature of Provincial Medical Practice in Eighteenth-Century England", *Medical History*, 29,1 (1985), S.1-35 の論文は、ある若い外科医の一七五七年から一七六〇年にかけての覚書兼帳簿を調査して、彼の収入を他の「医者の元帳」のデータと比較した。そうして、十八世紀の小都市の外科医は比較的裕福だったと新しい評価を下し、農業活動や酒・薬の販売も含めて「収入」の概念を拡大した。I. S. L. Loudon, "A Doctor's Cash Book: The Economy of General Practice in the 1830s", *Medical History*, 27 (1983): S. 249-268 も参照。E. Hobhouse (Hg.), *The Diary of a West Country Physician*, London 1934 はそれに対して、一七一八年から一七二六年の正確な個人的日記を基礎としており、そこには、収入や親類の訪問、日曜日の説教の印象、患者や処方箋に関する簡単なメモが書き留められている。こういったデータと並んで、例えば一七一九年の七月十六日には、「ブラッゲ氏、アーサー・チチェスター氏と私は、……大きないけすに行き、泳いだ」(S.70) とある。この史料は、過去の医者の生活と診療形態を洞察するのに役立つ。こういった事柄は、シュトルヒの史料を使うと、推測によってしか引き出せない。

(57) 飲み込んだマチ針が体のさまざまな出口から出てくる話を、シュトルヒはヴァルター、ビーアリング、シュタルパルト、ヒルダヌス、エットミュラーの著作から確認している。

(58) 死んだヨハンの弟である、リツェンツィアート取得者ヤーコプ・シュトルヒによる、Storch, *Leitung* への前書き。

第三章

(1) Jewson, "Medical Knowledge", S.375ff. ジューソンと同じ社会学者のウォディングトンは、「権力」や「統制」といったそれ自体は非歴史的なカテゴリーを使って、十八世紀と十九世紀の間に、「愛顧システム」から「同僚統制システム」へ移行しているため、断絶があることを見て取っている。Ivan Waddington, "The Development of Medical Ethics: A Sociological Analysis", *Medical History*, 19 (1975), S.36-51.

(2) Frevert, *Krankheit*, S.57f. は、この種の要因を挙げている。Manfred Stürzbecher, "Über die medizinische Versorgung der Berliner Bevölkerung im 18. Jahrhundert", in ders., *Beiträge*, S.97ff. の論文は、一七二五年のプロイセン医事規定料金に基づいて医者の謝礼を調査し、下層階級には医者は手の届かない存在であったことを強調している。

(3) Goubert, "Medikalisierung", S.95. 医者のネットワークは、都市のネットワークと一致している。これに関して、Jean-Pierre Goubert, "Réseau médical et médicalisation en France à la fin du XVIII siècle", *Annales de Bretagne*, 86,2 (1979), S. 221-229 も参照。アンシャン・レジーム末期の治療者の分類に関しては、ders.,"L'art de guérir: Médecine savante et médecine populaire dans la France de 1790", *Annales E.S.C.*, 32,5 (1977), S.908ff.〔邦訳 グーベール「病をいやす術」宮崎洋訳、二宮宏之他編『医と病い』新評論、一九八四年、藤原書店近刊、一三七―一七三頁〕参照。グーベールは、十八世紀の田舎という「医学の荒野」は、大学教育を受けた内科医がいなかったというだけで、さまざまな種類の治療師がいなかったことを意味するのではないと、すでに長いこと強調してきている。

(4) Pierre Dockès, *L'espace dans la pensée économique du XVIe au XVIIIe siècle*, Paris 1969.

(5) Pelling/Webster, "Practitioners" は、十六世紀のノリジ市における治療体系の研究であるが、この研究の前提は、「地域共同体によって治療者とされた個々人の集合全体が、研究対象に適しているとみなされるべきである」(S.232) ということを受け入れることであった。二人は都市の文書から、名前によって確認できるあらゆる治療者を集めた。すると、いままで考えられなかったほど多様で無数の治療者が現れ、その中に、治療活動を行う多数の女性がいた。約一万七千人の人口を持つノリジのような都市には、少なくとも七三人の都市定住の治療者と、周辺地域に住む一七〇人の治療者がいる結果になったが、これは、治療者一人に対し、住民二二〇―二五〇人という割合である (S.225)。Pomata, *Protomedicato* は、十六世紀中葉から十八世紀にかけてのカトリックのボローニャにおける治療活動を、治療および治療の定義と報酬に関する約四十件の係争事件を手がかりに調査した。彼女は七〇頁以下に、治療者の驚くほどの量的分布状態と彼らの階層化、つまり「私たちが推測してきたよりもずっと濃密な医療の密度」(S.73) を説明している。

(6) シュトルヒは、一世代の間アイゼナッハ市内もしくはごく近隣に定住していた女性の約三分の一を、日誌に書き留めたと推定できる。四、五十人の貴族の女性と、証明はできないが私の推測では三十人強のアイゼナッハの市民層の女性ならびに田舎の牧師の妻と、シュトルヒは長年にわたる密接な関係を保っていた。この関係は、日誌に長年にわたって頻繁に記入されている点に反映している。彼は囚人から公爵夫人にまで及ぶ「人間」の完全な社会的断面図を記録している(もっとも、公爵夫人殿下の病歴については、彼は沈黙している)。しかし、記入されている件の大多数は、彼にずっとついていた数十人の患者のグループである。

(7) シュトルヒは、症例を七巻に分けている。各巻の女性の社会構成の分析によって、女性たちが人生の特定の時期に医者から何かを求める時の、大まかな身分の比率を読み取ることができる。全症例の三分の二ほどは、患者の所属する社会階層について何かがわかる。時には文脈からの推定のみによって、もっと頻繁には具体的な記述によってわかるのである。つまり、貴族の身分、父親や夫の活動、雇われている女性の雇用関係、駐屯地との関係、地理的要素(たとえば、田舎の女性とか農夫の妻、田舎の靴屋の親方の妻、「農民」)といった情報である。第二巻(処女)には、二二〇例が挙げられているが、身元の確認できない者が三七例、確認できる者が一八三例である。確認できる者のうち、市や宮廷で個人的に雇用されている者が五五例、貴族や高級官吏が三六例、市民が三五例、手工業が二〇例、農民つまり雇われ農婦が五例、貧民が四例、学校や牧師館関係者一二例である。驚くべきことは、雇用関係を通じて医者のところに来る処女の割合が高いことである。女中や、商人の娘、手工業の娘の存在が、診療のこの部分に、市民的・都市的・手工業的性格を与えている。第三巻(妊婦)は、三〇七例あり、身元確認できない者は五分の二(一二三例)、確認できるものは一八四例(つまり、第二巻の身元確認できる者とほぼ同数である)。手工業は五九例、兵士の妻は二五例、独身者が一五例、田舎の牧師の妻が七例である。約半数は都市の手工業層と下層の出身であった。田舎の女性一八例(うち七例は初産婦)、貴族は三六例である。注目すべき点は、愛顧関係は重要ではなく、都市の顧客が高い比重を占めていたことである。妊娠すると毎回、妊娠期間中頻繁にシュトルヒに世話になる貴族の女性とは反対に、都市の妊婦の多くは一回か、せいぜい二回、助言か処方を望むだけだった。第六巻(産褥婦)には、四六二例あげられ、身元確認できない者は一二四例、確認できる者は三三八例である。この巻は、症例数が飛び抜けて多い。シュトルヒはこの巻に、処女の巻の二倍もの症例を並べている。処女の場合は、父親か雇用関係によって社会的に関連づけられたが、この巻の女性はたいてい夫の社会的地位によって規定された。注目すべきことは、手工業者、農民、貧民の割合が、処女の診察における割合の二倍に達していることである。女中は、減少している(独身の産褥婦が五例、それに対して宮仕え人の妻が二二例である)。貴族は比較すると平均より少なく(二〇人)、彼女たちの産褥期については、人生経歴の関連でたいてい第三巻に現れている。農民・兵士・日雇い・手工業者の妻たちにとっては、産褥期は一度医者の手にかかる機会であった。第八巻(子宮の病気一般)には、二一一例挙げられており、身元確認できないものは八四例、確認できるものは一二七例である。そのうち、二一例は「寡婦」としかわからず、つまり身分のわかるものは一〇六人の女性のみである。貴族(二九人)と市民上層(「市民」または「上流女性」として一四人)の割合は増加している。農民と都市の手工業者は減少している。

（8） シュトルヒの患者の出てくる領域の規模と構造に関しては、史料から推測するしかない。Sigsworth, "Surgeon", S.192ff. および Loudon, "Medical Practice", S.9f. は、他の医者の史料から、正確な距離を出すことができた。Gélis, "La pratique", S.198ff. の研究は、近隣の町や村落と、街道に沿った外科医ロバンの診療活動との関係を観察している。シュトルヒは、町の仕事に対しては、四、五十もの名称を使っているが、田舎に関しては、貴族・牧師館・学校・農民・雇われ農婦という区別しかしていない。しばしば「田舎の女性」という分類で彼には十分だった。田舎という領域がどのように感じられていたかについて、C. Karnoouh, "L'étranger, ou le faux inconnu : Essai sur la Définition spatiale d'autrui dans un village lorrain", *Ethonologie Française*, (1972), S.107-122 の研究が再構成しようとしている。彼は「殻」のことを言っている。アイゼナッハの医者は、おそらく、地理的に見れば農民の第一ないし第二の「殻」の中にいるけれども、時折接触することのできる人物に属していたのであろう。

（9） シュトルヒは報告や患者を自分の家に迎えたと同様に、ときどき何日もかけて個々人の家、特に田舎の貴族の患者の家に出かけた。症例の中に散らばっているが、夜馬に乗って駆けつけたことや、領主館を訪問した際についでに農民を往診したこと、出産を待ってある荘園に数日間滞在したことなどの指摘が見える。田舎の診療への長い道のりを、付随する詳細な事柄とともに、リチャード・ケイは日記に書きつけた。W. Brockbank/M.L.Kay, "Extracts from the Diary of Richard Kay of Baldingstone, Surgeon (1737-50)", *Medical History*, 3 (1959), S.58-68.

（10） Günter Risse, "Doctor William Cullen, Physician, Edingburgh : A Consultation Practice in the Eighteenth Century", *Bull. History of Medicine*, 48 (1974), S. 338-351 の研究は、エディンバラの医師組織の指導的メンバーの遺品にあった約三千通の手紙に基づいて、医者の診療において手紙が中心的な意味を持っていたことを調べている。もっともこれは十八世紀後半の話である。

（11） Walter Hoffmann, *Schmerz, Pein und Weh : Studien zur Wortgeographie deutschmundartlicher Krankheitsnamen*, Gießen 1956 の本は、苦痛概念の質的差異の充実ぶりを洞察させてくれる。S.16-29 参照。

（12） 中世後期の図像学では、尿フラスコは大学教育を受けた医者の特徴的な標識であり、たいてい真鍮を叩き延ばして作った平たい浴槽は、風呂屋の標識であった。十六、十七世紀には、医者は処置の最中に血の質が変化することについて特別な観察をし始め、「瀉血用コップ」が芸術の中で医者の標識になった。Friedrich Lenhardt, "Zur Ikonographie der Blutschau", *Medizinhistorisches Journal*, 17, 1/2 (1982), S.63-77.

（13） Richard Töllner, "Die Umbewertung des Schmerzes im 17. Jahrhundert in ihren Voraussetzungen und Fologen", *Medizinhistorisches Journal*, 6 (1971), S.36-44.

（14） Ebd., S.38.

（15） Zit. ebd., S.39.

（16） Dietlinde Goltz, "Krankheit und Sprache", *Sudhoffs*

Archiv, 53 (1969), S.225-269 は、ドイツの戦後の医師の診療における患者の話し方を調査した。男女の労働者の言葉における表現様式とイメージは、医者の「診断書」と異質であるが、多くの点で時間を超越していると、ゴルツは観察している。同様の、苦痛表現の非共時性については、Helman, "Feed a Cold" の研究が、ロンドン郊外での診療活動で発見している。患者の訴えが「徴候」となるにつれ、医学的に価値を落としてゆく中で、医者が聞く耳を持たないという現象が最高潮に達した。それは、第一章で挙げた健康要理と共に始まったのである。六〇年代に医学界では、診療におけるこの断層は、目的に反する効果しか持たないということを確信していった。その結果は、Armstrong, "Political Anatomy" に描かれたような、患者が診療という相互作用の主体となるように医療をつくり上げる動きである。一九六〇年の「理想的な患者」とは、自分の体や心を、診断書を予期して、医者に伝えるものであった。一九八五年には、医者と患者は症例を共同製作するよう努力している。客体としての患者、および医学界の努力によって主体としてつくり出された患者、この双方とも、十八世紀から見ると、歴史家は、当時の治療を求めている人々と、の助けを求めている人々と共通点がない。この二つの視角から見ると、歴史家は、当時の治療を求めている人々と、縁遠くなってしまう。〔とくに〕第二の視角から見る方が、微妙に、そして徹底的に縁遠くなるのである。

(17) 例えば、Hieronymus Braunschweig, *Haußartzney-Büchlein : Gute gebreuchliche und bewerte Artzneyen zu allerhand Gebrechen des gantzen Leibes, außwendig und innwendig, von dem Haupt biß auff die Füß* ..., Leipzig 1591参照。処方箋は痛みの後から追いかけた。「頭の痛みと苦痛」から「足先のフルス」まで。

第四章

(1) Jerome Bylebyl, "The Medical Side of Harvey's Discovery : The Normal and the Abnormal", in *William Harvey and His Age : The Professional and Social Context of the Discovery of the Circulation*, hg. von J. J. Bylebyl, Baltimore 1979, S.28-102. この論文は、私が死者と生者との間の断絶を理解するのに、中心的役割を果たした。なぜ、ハーヴィーでさえ、解剖学によって得た洞察から、診療に影響をうけなかったのか、そして特に、なぜ死体解剖の成果が体内の「正常な」状態について確証を示さなかったのか、つまりなぜシュトルヒのような男も、まだ循環という概念に影響を受けていないのか、ということをこの論文は示している。「彼〔＝ハーヴィー〕には、何が体の深部で起こっているのかはっきりと確言できる方法はなかっただろう」(S.89)。というのは、何が解剖学で明らかになっていても、「その観察は、体における死後の変化を表し、正常な状態の真の反映ではないので、誤解を招くものであるか、または結論を導きだせないものであるからだ」(S.32)。

(2) 解剖学と病理学のあいだの溝に関して、Temkin, "Scientific Approach", S.452ff. 参照。

(3) 十八世紀中葉になってようやく、ハラーは、死体解剖を生体解剖《アナトミア・アニマータ》の意味で解釈すること、つまり「生者と死体解剖の結果との間の関係を確認することを考えた（P. Diepgen/G. G. Gruber/H. Schadewaldt, "Der Krankheitsbegriff, seine Geschichte und Problematik", in *Altmanns Handbuch der Allgemeinen Pathologie*, Bd.1, Berlin 1969, S.2）。Owsei Temkin, "The Role of Surgery in the Rise of Modern Medical Thought", in ders., *The Double Face of Janus*, S.487ff. テムキンの論文は、学問としての解剖学は、外科医の執刀と、制度的に分けられていたことを指摘する。学者は非常にしばしば、病人を扱う経験がなかったし、外科医は研究をしなかった。

（4） ツア＝リッペの研究に関しては、第一章の注（164）以下を参照。

（5） 母乳が乳房以外のところに排出される、この母乳の「誤った道」は、十八世紀末まで医学界で議論されていた。例えば、Bose, *Programmata de lacte aberrante*, Leipzig 1772; Heymanns, *Diss. de aberratione lactis et morbis ex ea pendentibus*, 1781 参照。

（6） Zedler, *Universallexicon*, Bd.20, 1739, Sp.902ff. の「病気の特徴」は、十八世紀前半の医学上の詭弁を集めている。徴候説に共通な点は、外側の徴候が体内認識への道を開くということである。シュタール学派による原因の推測に関して、Johannes Juncker, *Conspectus medicinae theoretico-practicae, Tabulis CXXXVII omnes morbos Methodo Stahliana tractandos*, Halle 1724, Tab.1.1: Morbis in genere, S.2: Signa 参照。

（7） 「……なぜなら、血がきちんと排出されないと、このようなフルスの原因になると彼女は聞いていたからだ」（Storch, *Weiberkranckheiten*, Bd.8, S.157, Fall 36）。

（8） Storch, *Theoretische und Practische Abhandlung von Kranckheiten, denen vornehmlich Soldaten unterworfen seyn, nach sicherer und vieljähriger Erfahrung bekräftigter Methode entworfen*, Eisenach/Naumburg 1735.

（9） 心臓・胸・乳と性の関係が曖昧であったことを理解しさえすれば、中世末期の信心の無数の常套的表現は解釈できる。Leon Dewez/Albert Iterson, "La lactation de Saint Bernard: Légende et iconographie", *Citeaux in de Nederlanden*, 7（1956）, S.165-189; Paule-V. Bétérous, "A propos d'une des légendes mariales les plus répandues: Le 'lait de la Vierge'", *Bulletin de l'association Guillaume Bude*, 4（1975）, S.403-411; Caroline Walker Bynum, *Jesus as Mother: Studies in the Spirituality of the High Middle Ages*, Los Angeles 1982 参照。

（10） 女性の「白いフルス」の周期性に関して、Johannes Juncker, *Conspectus Medicinae*, Halle 1724, S.752ff. と比較せよ。

（11） Zedler, *Universallexicon*, Bd.15, 1737, Sp.1643, "Krätze（疥癬《かいせん》）" も参照。「最終的に、疥癬《かいせん》は秩序を保持する、つまり周期的になる……このことは観察できる。……疥癬という発疹は、ある時期を守っており……少女は……体内浄化のフルス〔＝月経〕が出て来る時期に……疥癬に悩まされるのである。」

（12） Max Höfler, *Deutsches Krankheitsnamenbuch*, München 1899, S.4 によると、肛門の血管〔＝痔〕の名称に

「金脈《ゴルトアーダー》」という言葉が使われた由来は、そこから出血することによって、医者への謝礼を節約することができたからだという。金脈（Goldader）については、Zedler, *Universallexicon*, Bd.11, 1735. も参照。痔（Haemorrhoides）については、*ibid.*, Bd.12, 1735, Sp.123 に、「この流出は、幾分、女性の月のものと同じようである」とある。痔の出血はときどき「女性の月経のように」秩序を保っている。

（13）例えば、Georg Ernst Stahl, *De Motus Haemorrhoidalis et Fluxus Haemorrhoidum Diversitate...*, Paris 1730; Michael Alberti, *Diss. de haemorrhoidibus secundam et praeter naturam*, Erfurt 1702; Hamberger, *Diss Doctrina de haemorrhoidibus*, Jena 1745 を参照。

（14）Michael Alberti, *Tractatus de Haemorrhoidibus... Pathologice et Practice*, Halle 1722, Teil 2: De Haemorrhoidum et Mensium Consesum, S.3.

（15）Höfler, *Krankheitsnamen*, S.4.

（16）Wilhelm Gottfried Ploucquet, *Literatura Medica digesta, sive Repertorium Medicinae practicae, chirurgicae atque rei obstetriciae*, Tübingen 1809, 4 Bücher in 2 Bänden. この文献の、Menstrua Marium（男の月経）（3, S.10）Haemorrhagia ex pene（ペニスからの出血）（2, S.255）を参照。

（17）Martin Schurig, *Haematologia Historico medica, hoc est sanguinis consideratio physico-medico-curiosa...*, Dresden 1744, S.275 に、ある召使の例が挙げられており、彼は子供の頃から、「左手の親指から、定期的な出血を経験していた。指近くの右側から、満月の時に（この流れが満月の一日前か後に現れるのは、たしかに稀であった）頭痛もなく……血が突然いろいろな小さい出口から流れ出した」。またMenses in viris（男の月経）（ebd., S.302）および、Martin Schurig, *Parthenologia Historico-medica, hoc est virginitatis consideratio, qua ad eam pertinentes pubertas, menstruatio ...*, Dresden 1729, Caput IV, De menstruatione in Maribus et Brutis, S.118-127 も参照。

（18）Shurig, *Haematologia*, S.303.

（19）男の「乳」に関して、Ploucquet, *Literatura*, Artikel "Lac"（2, S.477）および Zedler, *Universallexicon*, Bd.21, 1739, Art. "Milch", Sp.145（男と少年の「乳」のことが触れられている）参照。

（20）（フランスでの）十九世紀の医学による閉経の「発明」に関して、Joel Willbush, "La Menespausie: The Birth of a Syndrome", *Maturitas*, 1 (1979), S.145-151 参照。

（21）Patricia Crawford, "Attitudes to Menstruation in Seventeenth-Century England", *Past and Present*, 91 (1981), bes. S.72 の論文は、十七世紀における月経の観念の変化を実証している。クローフォードによると、ここではすでに「完成度の低い存在」の印から「生殖と家事活動のためにつくられた」存在の印へと、解釈の変化が始まっている。彼女は、この二つの解釈において、女性の劣等性が強調された点に、力点を置いている。「月経は、女性は劣った身体を持つという公理の名残として機能した」（S.73）。それに正反対の意味で、月経は、民間療法や体液病理学の文脈の中に現れた。体液病理学は、瀉血や催吐剤によって体液の均衡を回復するものであるが、ここでは、女性は、自己治療する肉体の原型となった。これに関して、Gianna Pomata, "Menstruation and Bloodletting in XVII Century Bologna : The Symbolic Link", (Manuskript), Bologna 1984, bes. S.17ff. 参照。十九世紀にようやく、月経は「問題」として、また病的資質として現れてきた。Elaine & English Showalter, "Victorian Women and Menstruation", *Victorian Studies*, 14,1 (Sep.1970), S.83-89. 古代以来、医学理論によって、月経がいかに女性類型を作りだしてきたかに関して、E. Fischer-Homberger, "Krankheit Frau—aus der Geschichte der Menstruation", in ders., *Krankheit Frau*, Bern 1979, S. 49-84 参照。

(22) 第一章の注(145)参照。

(23) バロック時代の思考になお大きく影響を及ぼしていた古代と中世のテキストを解釈する時に、この曖昧な相互性は、たいてい見落とされてきた。男になりそこなったものとしての女という、mas occationatus(偶然の男)の箇所の解釈の歴史にそれが現れている。A. Mitterer, "Mas occasionatus oder zwei Methoden der Thomas-Deutung", *Zeitschrift für katholische Theologie*, 72 (1950), S.80-103 は、スコラ学派の史料を解明している。Madeleine Jeay, "Albert le Grand entre Aristotle et Freud : La femme est-elle un acte manqué?" in *Le racisme : Mythes et sciences. Pour Leon Poliakov*, hg. von Maurice Olender, Paris 1981, S.1-13 は、アルベルトゥス〔マグヌス〕の『動物論』への構造主義的な解説で、この相互補完的な曖昧性を指摘しようとしている。

(24) 「右」と「左」を男女の中で及び男女によって体現する点に関して、特に生殖理論を考慮したものとして、Lesky, *Die Zeugungs- und Vererbungslehren*, S.1263-1294 参照。シュトルヒはしばしば、乳房、睾丸、子宮の両側に関して、左右の持つ男女的な意味合いを議論している(例えば、Bd.7, S.74 ; Bd.3,S.155f.)。この類推は、細部にわたるまで貫徹している。例えば、ある男が初めて、いままで知らなかった金脈の流れ〔=痔の出血〕でぎょっとしたが、すると「金脈は即座に滞り、胸と頭の方に逆流した」(Bd.2, S.316)。

(25) Gianna Pomata, "Menstruation", S.12ff. は、瀉血が体の自己排出を人工的に継続したものであることを示そうとしている。

(26) この伝統に関して、Wolfgang Gerlach, "Das Problem des 'weiblichen Samens' in der antiken und mittelalterlichen Medizin", *Sudhoffs Archiv*, 30, 4/5 (1938), S.177-193.

(27) 十八世紀においてもまだ性差のない解剖学上の専門用語に関して、Zedler, *Universallexicon*, にある "Gebär-mutter", "Gebär-Vater", "Geburtsglieder" (männlich / weiblich) の項目〔いずれも生殖器の名前〕と、"Mutter" (子宮) と "Magen" (胃) の項目における類似を参照。また、Höfler, *Krankheitsnamen* も、"Manns-Mutter" と "Bär-Vater" に関して参照。G. E. Stahl, *Ausführliche Abhandlung von den Zufällen und Kranckheiten des Frauen-Zimmers*, Leipzig 1735 (2.Auflage), S.110,132ff.

によると、男性も、Malum Hypochondriaticum（腹痛）という一種の子宮の不調を患った。それは、心臓窩の下の腹部に存在して、フルスが「滞る」（S.36）と、同様な不調が起こった。この類似性は、奉納物にまで表されている。Erwin Richter, "Einwirkung medico-astrologischen Volksdenkens auf Entstehung und Formung des Bärmutterkrötenopfers der Männer im geistlichen Heilbrauch", in *Volksmedizin*, hg. von E.Grabner, Darmstadt 1967, S.372-398 参照。

（28） Zaner, *The Context*, S.38ff. は、このテーマの哲学史的導入を試みている。サルトルのテキストへの解説で、ゼイナーは、今日身体を存在の体現の場として取り組む上での、特殊現代的な難しさを指摘している。つまり、私たちの持っていると信じているこの身体を、他人はどのように客体として知覚するかということに気がつく時、私たちは「嘔吐」を感じる。サルトルによると、その後からは、私たちはいつも私たちの後ろにいる他人にぞっとする。シュトルヒの書いたコメントを研究している間、私は、自分自身の感情と対決せざるを得なかった。恐怖・羞恥・好奇・当惑などである。そのような感情と自分で対決することによってのみ、私は、最初テキストの多くの箇所で感じた当惑を交えた滑稽さを、この種の歴史研究に対して、自分の内部の自由が欠けている印として解釈することができるようになったのである。

（29） Roy Ellen, "Anatomical Classification and the Semiotics of the Body", in *The Anthropology of the Body*, hg. von John Blacking, New York 1977, S.343-373 は、身体の分類を扱う人類学の研究を、外界・道具・穀類・家屋・調度品の命名に現れる隠喩的な使用法に関する多くの例を使って、分類しようとしている。

（30） Mario Venetti/Paola Manuli, *Cuore, sangue e cervello: biologia e antropologia nel pensiero antico*, Mailand 1977 は、ギリシャ初期の身体像や、心臓ないし脳の意味を、対応する社会像と関連づけた。M. Vegetti, "Metafora politica e immagine del corpo nella medicina greca", in ders. *Tra Edipo e Euclide: Forme del sapere antico*, Mailand 1983.

（31） 皮膚が潜在的な開口部として理解されていることは、例えば、transsudare（滲出する）という言葉の使用にも示されている。この言葉は、文献では、血や膿などが汗のように出てくる現象に、使われている。Schurig, *Haematologia*, S.269ff. および Johannes Juncker, *Conspectus Therapiae generalis cum notis in materiam medicam*, Halle/Magdeburg 1725, S.83ff. 参照。皮膚は療法の上では、身体が開かれうる場所として見られていた。「発汗は……身体の周辺孔を通じた排出である。それによって、刺激性の、余分な、有害な体液が排出される。」

（32） J. S. L. Loudon, "Leg Ulcers in the Eighteenth and Early Nineteenth Century", *J. R. Coll. Gen. Practitioners*, part 1, 31（1981）, S.263 & part 2, 32（1982）, S.301-309 の研究が注意を促すのは、第一に、しばしば数年にわたって化膿する脚の傷は、十七、十八世紀にはとても一般的であったということと、第二に、その解釈と治療は、体液病理学の衰退の中で、非常に変化したという点である。

十八世紀にいたるまで、脚の傷はいままで通りに、刺激性の液体が身体から出ていく出口と見なされ、したがって傷口を開けたままに保たれた。それは、その傷がよくできる水夫や兵士においてもそうであった。この観念は、「閉鎖した」身体の成立の時期よりも後まで生き延びたのである。十九世紀中葉のロンドンからの証言は、ある鍛冶屋が自分の妻の傷用軟膏を報告しているものだ。「これは妻の救い主であった……この軟膏は傷口を開けたままにし、傷は彼女の心臓の安全弁として働いた。もしそれが閉じてしまったら、彼女は心臓病で死んだであろう……これは、悪い体液を引き出したのだ」John Thomson, *Street Life in London*, New York/London 1969, S.35.

（33） Bachtin；本書第一章五九頁以下参照。

（34） Höfler, *Krankheitsnamen*, S.159-164 は、フルスのおもな十グループを区別している。その中には、カタル、傷口の滲出、腹や腸のフルス、てんかん発作、リューマチ、排膿孔、月経、悪露がある。「フルス」は「人がその原因を推し量ることのできない、あらゆる病」を意味し、「突然の、急激な病気一般」を意味した。この言葉は十八世紀末まで、体液病理学においても民間医学においても、使用された。

（35） Ernst Bargheer, *Eingeweide : Lebens- und Seelenkräfte des leibesinneren im deutschen Glauben und Brauch*, Berlin 1931, S.377 で著者は、民間の言葉や習慣、諺から、体内イメージの例を提出している。例えば、「皮膚に湿疹が出たなら、『酸っぱい血』は廃棄されたのだ」（シュタイアーマルク）。

（36） Zedler, *Universallexicon*, Bd.15, 1737, "Krätze", Sp. 1646,1647.「疥癬《かいせん》は、体内に逆流しなければ、危険性のない病である……というのは、この逆流して、肉体のもっと貴重な部分に向かった物質が、危険で重症で致命的な結果を引き起こしうるということは、これから生じた息切れによって見て取れる。」多くの病気で人はまさに疥癬《かいせん》が出るように願った。「というのは、貴重な箇所でそのように高度に危険な結果を引き起こした物質が、それほど貴重でない箇所に定着するからである。そのために、人は、病の時に、疥癬を無鉄砲に理由なく放逐するのではなく、しばらく留まらせなくてはいけない。」

（37） ミヒャエル・アルベルティは『治療』の一章分すべてを、病気の反動の駆逐にあてている（Zit. nach Storch, *Weiberkranckheiten*, Bd.2, S.455）。

（38） 「排膿孔」（Fontanell）は、ラテン語の fons（泉）からの借用であるが、人工的な傷と、髪の毛でつくった紐ないし別の障害物によって流出しつづけるフルスに対する名前である（Höfler, *Krankheitsnamen*, S.160 参照）。また、体液病理学の伝統における粘液放出としての排膿孔に関して、W. Schönfeld, "Die Haut als Ausgang der Behandlung : Verhütung und Erkennung fernörtlicher Leiden", *Sudhoffs Archiv*, 36（1943）, S.43-89 および Robin Fåhraeus, "Grundlegende Fakten über die Pathologie der Körpersäfte und ihre Relikte in Sprache und Volksmedizin", in *Volksmedizin*, hg. von E. Grabner, Darmstadt 1967, S.458 参照。

（39） Loudon, "Leg Ulcers", 1981, S.265ff. は、十八世紀の

三つのテキストを調べている。そこで、ふくらはぎの腫れ物が分類されているが、開放したままにしておくべきであるとの教えが盛り込まれている。Loudon, "The Natur", S.13 も参照。

(40) 十七世紀末の普及した薬方書に、似たような像が見受けられる。「関節滑液を、急に抑えたりとどめてはならない。そのようなことをすれば、それは隙間を見失って逆流し、手足を熱くして粘土のように鈍重にし、血管を腐らせ、体中を往き来して、病人に多くの苦痛をもたらす。したがって、もしそれが激しい勢いで出できたら、急にとどめるのでなく、まず薄く膏薬をぬり、それを通して出てゆけるようにするべきである。」Oswald Gabelkover, *Artzney-Buch, Darinnen fast für alle des menschlichen Leibes Anliegen und Gebrechen, außerlesene und bewehrte Artzneyen...*, 5.Aufl., Franckfurt a.M. 1680, S.389.

(41) Magnus Schmid, "Zum Phänomen der Leiblichkeit in der Antike: Dargestellt an der 'Facies Hippocratica'", *Sudhoffs Archiv Beihefte*, 7 (1966), S.168-177. Karl Sudhoff, "Eine kleine deutsche Todesprognostik", *Archiv für Geschichte der Medizin*, 5 (1911) および ders., "Abermal eine deutsche Lebens- und Todesprognostik", *ebd.*, 6 (1911) は、「ヒポクラテスの特徴」に関するドイツ語の資料を引用している。Körper（身体）というドイツ語は、生体（lip）と死体（licham）の両方を表現できた。この言葉の歴史に関して、中世高地ドイツ語に限定されているが、以下の立派な研究を参照。Helene Adolf, *Wortgeschichtliche Studien zum Leib/Seele-Problem*, Wien 1937.

(42) シュトルヒは、ヒポクラテスの特徴にいくつか付け加えた。それは、ハレ学派からのものであったり、十八世紀初期特有の羞恥心からのものであった。産褥婦が体を露出しようとすると末期的な徴候だという点である。「彼女たちは内科医に対して全く自由に振舞い、あらゆる羞恥心を取り払い、こちらが要求しないのに自分の紫斑を見せる……そして下に汚れた布があることを気にせず……裸を見られていることに喜びを見いだす……これらは、明らかに死が差し迫っている徴候と見なすことができる。」Storch, *Weiberkranckheiten*, Bd.6, S.50.

(43) 悪い血を表現する形容詞をシュトルヒは、体液病理学から取り入れている。例えば、「黒い」血（=憂鬱質の、黒胆汁の、焦げたような、濃厚な血）とか黄白色の粘液質の血などである。これに関して、Höfler, *Krankheitsnamen*, S.60, "Blut" 参照。シュトルヒはしかしながら、決して明白には四体液説を引合いに出さなかった。四体液説が体系的に彼の概念選択を決定しているのではない。かれはこの説を古い伝統として引きずっているにすぎないのである。

(44) Höfler, *Krankheitsnamen*, S.61. シュトルヒは、体内に留まっている凝固した血に「遺物」（Reliquien）という名を使用した。Zedler, *Universallexicon*, Bd.31, Sp.526 参照。「医者にとっての……遺物は……腹の中に集まる未消化物や粘液や悪い水分〔である〕」。シュトルヒにとって遺物は「子宮」に留まっていた。

(45) 当時の自己治療の手引書には、怒りは、心が何かに対して「憎悪と嫌悪」を感じ、その対象を全力で引き離し、「取り除こうとする」感情であると表現されている。したがって、怒りは血を中心から周辺へ運ぶ。Nicolai Börner, *Medicus sui ipsius oder Sein Selbst Arzt*..., 2 Theile, Franckfurt 1747, S.552ff. 参照。

(46) 怒りと驚愕に薦められる処方箋を調べると、この「感情」の身体的な意味について教えられると言える。たとえば、ヴュルテンベルクの医者の書いた、広く普及した人気の高い薬方書から、怒りに対する粉薬を参照せよ。「怒りや驚愕の発作やその他の悪い症状に対するすばらしい粉薬」を、「驚き、怒り、あるいはひどく恐れている人間に与えよ」とある。Gabelkover, *Artzney-Buch*, S.471. 処方は、発情期の雄鹿のいろいろな部位を含んでいた。シュトルヒは、むしろ下剤や緩和剤の方を信頼していた。

(47) Lelland Rather, *Mind and Body in Eighteenth Century Medicine : A Study Based on Jerome Gaub's 'De Regimine Mentis'*, Berkeley 1965 は、怒りや驚愕や苦悩が病気の第一原因であり、気分が健康保持に決定的な要因であると書いてある十八世紀の二つのテキストを、翻訳し、論じている。その注七四(S.224)では、ハーヴィーが調べた抑圧された怒りの例を報告している。ある男が、憎悪を飲み込んだ。その憎悪は体内で心臓に上って行き、心臓痛と心臓病を引き起こした。死体解剖した時にハーヴィーは、心臓が肥大しているのに気がついた。「これほどまでに、閉じ込められ閉鎖された血の力は大きく、ダイナミックなのである」(ラーザーによる引用。これは、ラーザーにとって、血液循環の「発明者」においてもなお粘り強く残っている古いイメージの証明になっている)。

(48) 逆上した人間のあらゆる特徴を備えた、激怒の古典的な表現——たとえば、目はぎょろりと見開き、頭は熱くなり、血管は膨張する——が、シュトルヒの記述に見られる(Storch, *Weiberkranckheiten*, Bd.4/2,S.70)。

(49) 私は「ヒステリー」の歴史的形態には意識的に立ち入らない。アイゼナッハの女性たちの「震え」が興味深いのは、ある病気の類型としてではなく、反応の連続体の中における、ある一つの日常的反応形式としてである。十九世紀の医学が「ヒステリー」を精神医学上の問題として選び出す前は、けいれん発作つまりてんかん性発作は、体内のイメージ世界全体と結び付いていた。てんかんについての入門書として、Owsei Temkin, *The Falling Sickness : A History of Epilepsy from the Greeks to the Beginnings of Modern Neurology*, Baltimore 1971, (この第七章に、十八世紀に関しての記述がある)、および古典的な研究である Ilza Veith, *Hysteria : The History of a Disease*, Chicago 1965.

(50) 体内の、真実だと思われているイメージが、体外に、現実的にどのように表されるかに関して、および両者の相互の交換に関して、とても実り多い指摘をしているものとして、十五世紀に関するもので、Michael Baxandall, *Painting and Experience in Fifteenth Century Italy*, Oxford 1972, S.45ff. この本の特に六〇頁以下で、著者は、二点を取り扱っている。一つは、体内イメージの鏡としての宗教画の視覚的表現であり、もう一つは、体内状態の表現としての(たとえば、説教者や演説者の)身振りや表情である。いかにして身体の言葉が、各人が知っている身振りに儀式化されたのか、そしていかにして身振りが体内の状態を各人にとって直接反映したのか、今日では想像しがたい。

(51) Börner, *Medicus* は、「驚愕」(Schrecken) に関してこう書いている。驚愕は、「血を……心臓と肺とに押し戻す、そして……そこで急激な凝固を引き起こす」(S.551)。怒りは「私たちの体内できちんとした循環の秩序を持っている体液を、極端な混乱に陥れる。それは、体液を動揺させることによって生じる。つまり、体液が循環する管の先端部をけいれんによって収縮させ、体液を逆流させる、すなわち周辺部から中心部、つまり心臓や肺に押しやることによって生じる」(ebd.)。驚愕は肉体に、直接的に思考の仲介なく影響を及ぼすので、驚愕の外見的特徴が詳しく記述されている Zedler, *Universallexicon*, Art. "Schrecken" も参照。

(52) 女性たちが、Schrecken (ぎょっとすること、驚愕) と名付けたことを、今日意味している、ぎくりと身をすくませることと単純に理解してはならない。私の使った史料が示すように、ぞっとすること、胸苦しいこと、鳥肌がたつこと、声も出ないくらいびっくりすること、また、すきま風のせいでぶるぶる震えることさえも、Schrecken として知覚されていた。メキシコでは今日でもまだ、母親の四分の一から三分の一は、susto (驚き、不安) を子供の死の原因としてあげている。その文献目録に関して、Italo Signorini, "Patterns of Fright: Multiple Concepts of Susto in a Nahua-Ladino Community of the Sierra de Puebla", *Ethnology*, 21,4 (1982), S.313-323 参照。susto の観念を記述したり、その属性を社会的に説明するだけでなく、susto とは何であるかを言うことが可能かどうかに関しては、Libbet Crandon, "Why Susto?", *Ethnology*, 22,2 (1983), S.153-167.

(53) 「貧血」の市民階級の少女の病気の典型である、十九世紀の萎黄病《いおうびょう》に関して、Karl Figlio, "Chlorosis and Chronic Disease in Nineteenth-Century Britain: The Social Constitution of Somatic Illness in a Capitalist Society, Social History, 3,2 (1978), S.167-197 参照。フィリオによると、虚血と貧血という医学の概念は、イギリスの市民階級の社会的境界づけの希望を表しており、彼らは自分の娘を、自分の社会経済的地位の「市民権を得た」シンボルにしたのである。

(54) MacDonald, *Mystical Bedlam* は、十七世紀中葉のイギリスから、アイゼナッハの例に似た響きのある「患者の記録」を記している。目に見える身体反応のさまざまな形式をとる、紛争と想像された不幸の表現としての、度を越した悲しみ、大きい恐怖、不安である。「気分と知覚の混乱」(S.148ff.) と「流布している狂気のステレオタイプ」(S.112 ff.) 参照。

(55) 当時の医学文献の中で、「恐怖」(timor) と「驚愕」(terror) が、天然痘からはしかに至るまでのさまざまな病気の原因として議論されていた。それらはペストに対する抵抗力も麻痺させた。H. Kölbing/U. Birchler/P. Arnold, "Die Auswirkungen von Angst und Schreck auf Pest und Pestbekämpfung nach zwei Pestschriften des

18. Jahrhunderts", *Gesnerus*, 36 (1979), S.116-126 は、生理学的な結果が綿密に引き出されている、一七二二年と一七三五年の二つの学位論文を調査している。

(56) 両方の場合の治療薬は、しばしば補完しあっていた。産婆のジーゲムンディンが母親の家庭薬のリストの中に勧める薬は、「驚愕と怒りに対する粉薬——蟹の目、調合した貝の真珠層、調合した赤い珊瑚……発汗性のアンチモン……を、ぎょっとしたり怒った後に、ごく少量、冷たい液体と共に飲むこと」である。この薬には、鎮静・停止の成分と、外に排出させる成分とが混ざっている。Justine Siegemundin, *Die Chur-Brandenburgische Hoff-Wehe-Mutter*, 2.Aufl, 1756, S.237.

(57) Ivan Illich, Die Nemesis der Medizin: Von den Grenzen des Gesundheitswesen, Reinbek 1977, S.164〔邦訳 イリッチ『脱病院化社会』金子嗣郎訳、晶文社、一九七九年、一〇七頁〕.

(58) 発生学の知識のおかげで、胚が子宮に着床した後、女は妊娠した状態になるということは、今日では自明のことのようである。医学的に規定された生物学的な状態は、今日の女性に、自分の妊娠を知り、妊娠を感じることさえ要求するものと見なされている。規定された状態と体験を一体化しているために、今日の私たちには、シュトルヒ博士を理解することが難しく、また、自分を妊娠していると思っている女性のみを、シュトルヒが妊婦として扱っていることを理解するのも、困難である。女性の側からの妊娠の経験は不確実であるという点を報告しているのが、P. Crawford, "Attitudes to Pregnancy from a Woman's Spiritual Diary, 1687-8", *Local Population Studies*, 21 (1978), S.43-45 である。そして、Sir John Dewhurst, "The Alleged Miscarriages of Catherine of Aragon and Anne Boleyn", *Medical History*, 28 (1984), S.49-56 は、今日では想像妊娠と言われうる例を報告している。法医学文献による妊娠のさまざまな徴候を書いているのが、E. Fischer-Homberger, *Medizin vor Gericht: Gerichtsmedizin von der Renaissance bis zur Aufklärung*, Bern 1983, S.222-228 である。

(59) 堕胎の概念と観念は、歴史に条件づけられた多産性の本質に、大きく規定されており、受胎中断は精液が〔膣でなく〕地に落ちた時からすでに始まるとも言える。これに関して、John T. Noonan Jr., *Contraception: A History of Its Treatment by the Catholic Theologians and Canonists*, Cambridge, Mass. 1966, Kap.1-3. 他方で、十九世紀まで、今日の観念では堕胎とされる処置が、「子宮の浄化」のため、「経過を促進する」ため、滞留を緩和し解消するためのものと理解されていた。これに関して、Angus McLaren, *Reproductive Rituals: The Perception of Fertility in England from the Sixteenth Century to the Nineteenth Century*, London/New York 1984〔邦訳 マクラレン『性の儀礼』荻野美穂訳、人文書院、一九八九年〕参照。薬の手段について、Edward Shorter, "Has the Desire to Limit Ferility Always Existed? The Question of Drug-Abortion in Traditional Europe"（未出版の原稿）および Shorter, *Women's Bodies*, Kap.5〔邦訳 ショーター『女の体の歴史』第八章〕参照。「放出

させる」薬か「留める」薬かの分類に関する根本的な考察は、C. H. Browner, "Criteria for Selecting Herbal Remedies", *Ethnology*, 24,1（1984）, S.13-33. この研究の中で、メキシコからの観察と共に、方法論的考察が描かれている。

（60） 一七七〇年頃の診療において流産が頻繁であった点に関して、Gélis, "La pratique", S.195 参照。一七八一年には、ランスにおける外科医兼助産師のロバンが介入した十一例のうち一例は、奇胎ないしは流産に関するものだった。

（61） Storch, *Weiberkranckheiten*, Bd.4/1 u. 2 からとった表記である。また、Zedler, *Universallexicon*, Artikel "Mutter-Kalb", "Mond-Kind" u.a. を参照。ユンカーは肉体からさまざまな異物が出て来ることを Johaness Juncker, *Conspectus Therapiae*, 1725, S.322ff: "De Expulsione Rerum Toto Genere Praeternaturalium" で扱い、以下のように性に特有の定義をしている。「これは、排出の特殊な形式であり、これによって自然は、明らかに無用で有害で有毒でさえある体液を、体の特定の場所から放出すべく苦心するのである。それらは、ガス、虫、石、死んでいるか生きている胎児、血塊、増殖物、後産などの中に出る。

（62） Berg, *Der Krankheitskomplex*, S.138-181 は、民間信仰の中で子宮と胃の間の類似性につながるイメージをまとめている。

（63） 子宮と口との類似性に関して、Pouchelle, *Le corps*, S.309ff. 参照。

（64） 胎児の社会的起源を、私は胎児の本質の発見史とも記せると思うが、このことについては、発生学の歴史に関するいくつかの大きいハンドブックが扱っている。Josepf Needham, *A History of Embryology*, 2. Auflage Cambridge 1959 の本のおかげで、私は学者のシュトルヒを、精子論者と卵子論者の間の議論の枠の中に組み入れることができたし、シュトルヒは、この彼にとって重要な新しい概念によって、アイゼナッハの女性たちの胎児が凝固と滞留の産物であると考えることを、妨げられはしなかったことに気が付いたのである。つまり、アイゼナッハの女性たちはシュトルヒの目からみると、すでに（「卵管」だけではなく）卵巣を備えていたが、それはアリストテレス的な方法で固まったのである。アンケートによると、今日でもウィスコンシン州ミシガンの女性たちは、受胎を体内で二つの液体が固まることと信じている。C.P. MacCormack, "Biological, Cultural and Social Adaption in Human Fertility and Birth", in *Ethnography of Fertility and Birth*, hg. von C. P. MacCormack, New York 1982, S.2 参照。

（65） Mireille Laget, *Naissances*, S.41ff.〔邦訳 ラジェ『出産の社会史』三三頁以下〕は、印象的かつ正確に、自分の肉体の出産能力に対する、女性たちの期待と観念を表現した多様なイメージを描いている。女の分娩か子供の誕生かという出産の両義性に関して、Arlette Farge, "Accouchement et naissance au XVIIIe siècle", *Revue de médecine psychosomatique et psychologie médicale*, 18,1（1976）, S.19-28 も参照。Judith Lewis-Schneid, *Manners and Medicine: Childbearing in the English Aristocracy*

1790-1840, Baltimore 1978 の本は、イギリスの上流階級の手紙を調査して、この経験へ接近することを可能にした。Audrey Eccles, *Obstetrics and Gynecology in Tudor and Stuart England*, Kent 1982 も参照。

(66) Max Neuburger, hier zit. nach: *The Doctrine of the Healing Power of Nature throughout the Course of Time*, New York 1943, S.25ff. (Dt.: *Die Lehre von der Heilkraft der Natur im Wandel der Zeiten*, Stuttgart 1926).

(67) Zit. nach ebd., S.41.

(68) Zit. nach ebd., S.37.

(69) Boyle, zit. nach ebd., S.48.

(70) Neuburger, ebd., S.55.

(71) シュトルヒは自然について語るとき、言葉の上ではシュタールを受容している。しかし、シュトルヒの「自然」は、医学史の中で私が見つけた、シュタールの言う作用因子ではない。シュタールは医学史家によって簡単に、医者として扱われており、彼は医者として、実際に、その世代の彼の周辺において、医学理論と診療に影響を与えた。医学史は、シュタールのフロギストン理論*が、化学の中ではまるまる八十年もの間、ほとんど反駁されない説であったことを、簡単に忘れている。化学哲学者としてなら「フロギストン」と言うであろうときに、医者としてのシュタールは「自然」という言葉をしばしば使う。 Mikulás Teich, "Circulation, Transformation, Conservation of Matter and the Balancing of the Biological World in the Eighteenth Century", *Ambix*, 29,1 (1982), S.17-28 は、シュタールが、化学や医学への影響を越えて、近代的思考にもっと根本的に影響を及ぼした点を証明できると信じている。彼によると、シュタールは、近代的思考の中の大きな主題――重力、エネルギー保存、変化と進化――に、第四の基本主題を付け加えた。それは、「物質の循環」であり、彼によると、まだほとんど研究対象となっていない基本主題である。すでに述べたように、シュトルヒは、シュタールのいくつかの論文を翻訳したが、それは講義メモであり、第三者の手によるシュタールの講義の記録である。シュトルヒは確信的なシュタール信奉者であるが、シュトルヒを「シュタール主義者」と分類することに、私は躊躇する。問題の複雑性を考慮すると、シュトルヒがシュタールの自然概念を受容したと仮定して、シュトルヒを解釈しようとする試みは、不可能だと私には思われる。

* フロギストンとは、酸素発見の前まで、可燃物の主要要素と考えられていた物質、燃素。

(72) 十七世紀に、ガレノス派の薬局と化学派の薬局が対立する中で、治療薬が変化していったことを知るのに、私にもっともよい導入書となったのは A. Benedicenti, *Malati, Medici e Farmacisti*, 2 Bde., Mailand 1924 であった。この本の第十二章 (S.748ff.) は、十七世紀の化学的薬学の発展を扱っている。Johann Christoph Sommerhoff, *Lexicon Pharmaceutico Chymicum Latino-Germanicum et Germanico-Latinum*, Nürnberg 1713, Nachdruck Hildesheim 1977 を使えば、〔薬の〕ラテン語の名称とドイツ語の名称が翻訳できる。

(73) H. M. Nobis, "Die Umwandlung der mittelalter-

lichen Naturvorstellung : Ihre Ursachen und ihre wissenschaftsgeschichtlichen Folgen", *Archiv für Begriffsgeschichte*, 13 (1969), S.34-57 は、本の隠喩を素材にして、この変化を追っている。中世は、創造、すなわち神の書物を読み解読したいと望んだ。一方、ベーコンによれば、自然は研究者によって書かれ、記号化されるべきものであった。

(74) Zit. nach Neuburger, *Healing*, S.24.

(75) Georg Ernst Stahl, *Collegium Casuale Magnum oder sechs und siebentzig Practische Casus... ins Deutsche übersetzt von D. Johann Storchen, alias Hulderico Pelargo*, Leipzig 1733, S.20. これは、一七〇五年から一七〇七年にかけてのシュタールの講義について、シュトルヒに手渡された講義ノートを、シュトルヒが翻訳し解説したものである。

訳者あとがき

本書は、Barbara Duden, *Geschichte unter der Haut : Ein Eisenacher Arzt und seine Patientinnen um 1730*, Stuttgart（Klett-Cotta）1987 の全訳である。これは、序文にもあるとおり、ドゥーデンが一九八五年ベルリン工科大学に提出した学位請求論文を、ほぼそのままの形で出版したものである。この博士論文は非常に高く評価され（「最優等」summa cum laude、翌八六年学位授与）、「身体の歴史」という新しい分野のパイオニア・ワークとして、すぐに翻訳出版の申し込みが来たと聞く（英訳は、*The Woman beneath the Skin : A Doctor's Patients in Eighteenth-Century Germany*, Cambridge, Mass./London《Harvard University Press》1991. イタリア語訳も近く出ると聞いている）。

本書は、新しい分野の方法論を構築しようとする果敢な挑戦精神と、具体的事実の分析の手堅さと、読物として読んでもおもしろい要素を兼ね備えるユニークな学術書である。従来の研究との関連性や理論的枠組みの明確化を厳密に要求される学位論文としての必要上、身体史の方法論を扱った第一章は、かなり硬い表現が多く、またヨーロッパ思想史に興味がない人には、少し難解な部分である。翻訳に際しては、学術的なレヴェルを下げずに読者に分かりやすい表現をしようと努力したが、それが十分に達成されているかどうかはわからない。もしここで読者が読み進む意欲を失ったならば、どうかこの本全体を投げ出さずに、第二章以下から読んでほしい。第二章以下は第一章とかなり性格が異なっており、そこを読んでから最後に第一章を読んでも、十分に理解できるからである。シュトルヒという人物や十八世紀の医療の実態を描写している第二、第三章は、オーソドックスな歴史叙述で、歴史好きにはこたえられない魅力に満ちている。そして、十八世紀初頭の一医師と彼の女性患者の抱く身体イメージを見事に読み解いた第四章は、この研究を独創的なものにしている圧巻の部分で、文化人類学者が言うところの「厚い記述」で描かれ、探検小説のように、読者が「未知との遭遇」を楽しめるところである。ドイツの社会史家は現在のところ、政治経済中心の派と、人類学的手法を用いる派と、大きく二つに分かれているが、ドゥーデンが明らかに後者に属していることがわかる部分でもある。結語は、学位論文にはなく、出版の際に書き足された部分であるが、実証分析の結論というよりもむしろ、身体に関する従来の研究方法に代わって、新たな研究のパースペクティヴを提唱する一種のマニフェストである。こうして、全体を一読すれば、身体の研究史が概観でき、十八世紀の医療の実態がわかり、当時の人々の身体イメージ（に関する著者の解釈）を理解できる。と同時に、現代人の持つ身体イメージが、過去の人々の持っていた身体イメージと異なっていることが浮かび上がってきて、身体という一見物理的な実体が、いかに時代によって異なって認識される社会的実体であるか、また身体を歴史的に読み解くという作業が、いかに今までの思考の枠組みを換えうる、起爆力のある知的営為であるかが理解できる。日本の読者にはさらに、近代西洋医学が導入される前から日本に根付いている東洋医学やそれを支える身体観と、ヨーロッパの近代以前の身体観とを比較検討する興味も湧いてこよう。

本書は、身体を物体＝対象《オブジェクト》化して扱う近代西洋医学に対する批判として、ここ二十年間に盛んになった「患者主体の医療」を唱道する人々や「健康運動」主義者から、熱い共感の念をもって受け入れられた。また、ドイツ社会史の中では、歴史人類学派に与する人々の間で、一定の評価をかち取っている。しかし、そもそもドゥーデンの研究スタンスは、「社会史先進国」である英米仏における研究スタンスに近く、彼女自身米国で研究職についていた経歴から、彼女の研究に対する学術的評価は、ドイツにおけるよりも英語圏においての方が先行した観がある。現に、英語版が出版されると各方面で反響を呼び、この本は一九九三年に、米国科学史学会の「科学女性史賞」と、米国医学人類学会の「アイリーン・バースカー記念賞」という二つの賞を獲得した。自然科学と人文・社会科学の境界領域に挑戦する、将来性豊かな内容を評価されたのである。訳者の目から見ると、しばらくの間彼女の研究はドイツの歴史学界の主流派に不当に冷遇されてきたように思えたが、米国での反応を見ると、専門分野の枠組のきっちりしているドイツと、学際的な研究分野の成長しやすい米国の学問風土の差を痛感した。また、歴史や社会に造詣の深い自然科学者の方が、歴史学本来の研究者よりも、彼女の研究の真価をいち早く評価できるというのは、国を問わないようである。外国や他領域からの評価の方が先行するといった意味で、ドゥーデンはドイツの歴史家の中でユニークな立場に立っていると言えるであろう。これも、身体イメージの歴史という、ドイツ史では未知の領域に踏み込んだパイオニアの苦労の一つであろうが、またそこに挑戦者としての楽しみもあるのではないだろうか。

著者バーバラ・ドゥーデンは、一九四二年に北ドイツのグライフスヴァルトに生まれ、ウィーン、ケンブリッジ、ベルリン自由大学で、英語英文学と歴史を学んだ。一九七〇年に第一国家試験を終えると、ドイツ連邦議会主催のドイツ史展示プロジェクトや西ドイツ放送局（ケルン）の学術スタッフとして働いたが、同時にフェミニズムの月刊誌『クラージュ』（ベルリン）の創刊と編集に携わり、ベルリンの市民大学などで女性史を教えた。一九七〇年代は西ドイツにおいてフェミニズム運動が盛り上がり、その中で女性史が勃興し始めた時期であったが、とくにベルリンはその中心地に位置した。積極的にフェミニズム運動に関わり、女性史研究の基盤づくりに尽力したドゥーデンは、アンネッテ・クーン、カーリン・ハウゼン、ギーゼラ・ボックなどと並んで、西ドイツの女性史研究の第一世代にあたるといえよう。しかしそれはまた、国内の研究機関における長期の安定したポストをなかなか得られない、「開拓者世代」の苦労も同時に意味していたかもしれない。ドゥーデンは一九七九年に大学の世界に戻った。一九七九―八四年にはベルリン工科大学の研究スタッフとなり、一九八四―九〇年には米国に渡って、ピッツァー大学、クレアモント大学、カリフォルニア工科大学、ペンシルヴァニア州立大学で教鞭をとり、身体史に関わる研究プロジェクトに参加した。この米国滞在期間に、『シャドウ・ワーク』や『ジェンダー』の著作で日本にもよく知られているイバン・イリイチと、密接な研究協力をしている。ちなみに、イリイチのこの両研究とも、一九七〇年代後半―八〇年代前半に彼がドイツのフェミニストと行なった知的交流が大きな契機となった作品であり、とくにドゥーデンの寄与が大きいとイリイチは評価している。米国滞在期間中にいったん帰国して、博士論文を完成し提出したドゥーデンは、一九八六年の三ヶ月間、国連大学の特別研究員として、東京にも滞在した。また、前年の八五年にも、シンポジウムのために短期の来日をしているが、そのときの様子は、『ジェンダー・文字・身体――I・イリイチ、B・ドゥーデンを囲んで』（玉野井芳郎監修、新評論、一九八六年）に詳しい。一九九〇年にドイツに帰国したドゥーデンは、エッセンにある文化学研究所の研究員のポストを得ると同時に、バーゼル大学、フランクフルト大学、ブレーメン大学など各地で教鞭をとっている。米国とのつながりも強く、一年のうちの数ヶ月を米国で過ごし、国際的に活躍している。

本書以外の彼女の主な研究としては、

① Arbeit aus Liebe - Liebe als Arbeit : Zur Entstehung der Hausarbeit im Kapitalismus, in : *Frauen und Wissenschaft*, Berlin 1977（mit Gisela Bock）〔邦訳『家事労働と資本主義』丸山真人編訳、岩波書店、一九八六年 所収〕

② Gesellschaftliche Arbeit - geschlechtsspezifische Arbeitsteilung, in : *Frauen in der Geschichte*, hg. von A. Kuhn, Düsseldorf 1979（mit Karin Hausen）.

③ Die Anfänge des Frauenstudiums an der TU - Berlin, in : *Wissenschaft und Gesellschaft*, hg. von R. Rürup, Berlin 1979, Bd. 1.

④ Landarbeiterinnen, Näherinnen, Dienstmädchen, Hausfrauen : Frauenarbeit in Preußen, in : *Preußen - Zur Sozialgeschichte eines Staates,* Reinbek 1981（mit Elisabeth Meyer-Renschhausen）.

⑤ Historical Concepts of the Body, *Resurgence*, 13（1985）.

⑥ Die Geschichte vom öffentlichen Fötus, in : *Zu Lasten der Frauen : Paragraph 218*, hg. von S. von Paczensky/R. Sadrozinski, Reinbek 1988.

⑦ *Der Frauenleib als öffentlicher Ort : Vom Mißbrauch des Begriffs Lebens,* Hamburg/Zürich（Luchterhand) 1991〔邦訳『胎児へのまなざし——生命イデオロギーを読み解く』田村雲供訳、阿吽社、一九九三年〕

⑧ Medicine and the History of the Body : The Lady of the Court, in : *The Social Construction of Illness : Illness and Medical Knowledge in Past and Present*, hg. von J. Lachmund/G. Stollberg, Wiesbaden 1992.

などが挙げられる。これを見ると、一九七〇年代には、主に家事労働や性別分業の研究に従事していたが、一九八〇年代になるとはっきりと身体史の研究に重点を移していることがわかる。また終始フェミニズム運動に学問的立場から関わっていることも見て取れる。また協同研究が比較的多く、イリイチとの関係でもわかるとおり、人の研究へ刺激を与えることが多い点は、彼女の独創的で協力的なパーソナリティをよく表している。訳者も翻訳上の疑問点を手紙で問い合わせたり、一九九二年に渡独した際に会って話をしたが、興味の対象に対しては貪欲であるが、実に穏やかで暖かい人柄を感じた。今後も身体史を追求し、胎児を認識しなかった歴史や、「健康」概念の変遷を、長期的スパンで明らかにすると聞いている。今まで研究されなかった分野を、彼女独特のスタイルで開拓する道は、しばらく続くことであろう。

さて、この翻訳はかなり早い時期に開始したが、英独仏伊語のみならず、ラテン語や当時の医学用語や現在では使われていないドイツ語の表現がちりばめられていて、翻訳に四苦八苦した。訳者の新設大学への赴任や大学改革の波で、翻訳の時間がなかなかとれないうちに、時間ばかりがたってしまい、ほぼ完成に近づいた頃には自分自身の体調が崩れて、仕事が完全に中断した。さらに、最後の書き直しをしているときには、父が不治の病にかかり、病室に寝泊まりして看病する日々が続いた。その間、身体が人間にとってどのような意味をもっているのか、身体が発する印を人はいかに受けとめるのか、深く考えさせられた。その点がいささかでも訳文に現れていれば幸いである。翻訳の際に、ラテン語に関しては、中世哲学の専門家である同僚の塩路憲一氏に教えを請うた。また、英語版は、ドゥーデン自身が綿密にチェックした非常に正確な訳であり、ドイツ語原典にある間違いや分かりにくい表現を修正してあるので、大いに参照させてもらった。著者の了解の上で英訳の表現の方を訳した箇所も若干ある。さらに、当時の特殊な表現や意味の分かりにくい点、明らかに間違いと思われる点などは、エリザベート・ゴスマン氏（聖心女子大学名誉教授）に紹介してもらって著者のドゥーデン自身に問い合わせた。しかし、訳文はすべて訳者の責任である。訳者の力量を越える著作であるので、思わぬ誤読や誤訳をしているかもしれない。ご叱正を頂ければ幸いである。巻末の「索引」は、ドイツ語原典にはないが英語版にある「索引」を参考にしながら、訳者が独自に作成したものである。

最後に、この遅々としてすすまぬ翻訳を、辛抱強く待ってくれた著者ドゥーデンと、彼女の仕事の価値をいち早く見いだした藤原良雄氏に心から感謝し、私の遅筆をお詫びしたい。また、藤原書店の山本規雄氏には、ドイツの学術論文を少しでも日本の読者に分かりやすいものにするために、多大の協力をして頂いた。ここに厚くお礼申し上げる。

一九九四年八月

井上　茂子

men.« *Man* N. S. 14 (1979): 328–348. [I. 72]
Weizsäcker, Viktor von, *Der Gestaltkreis: Theorie der Einheit von Wahrnehmen und Bewegen*. Stuttgart 1940. [I. 162]
–, »Krankengeschichte.« In *Arzt und Kranker*, Bd. 1, 120–148. Stuttgart 1949. [I. 160]
Wiegelmann, Günter, »Erste Ergebnisse der ADV-Umfragen zur alten bäuerlichen Arbeit.« *Rheinische Vierteljahresblätter* 33 (1969): 208–262. [I. 141]
Wilbush, Joel, »La Menespausie: the Birth of a Syndrome.« *Maturitas* 1,3 (1979): 145–151. [IV. 20]
Wright, P., Treacher, A., eds., *The Problem of Medical Knowlegde*. Edinburgh 1982. [I. 101]
Young, R. M., »Science *is* social relations.« *Radical Science Journal* 5 (1977): 65–129. [I. 9]
Zaner, Richard M., *The context of Self: a phenomenological inquiry using medicine as a clue*. Athens, Ohio 1981. [I. 156, IV. 27]
Zola, Irving K., *Missing Pieces: a Chronicle of living with a Disability*. Philadelphia 1982. [I. 10]

development of physiological thought: Symposium at the State University of New York Downstate Medical Center, ed. by Mc. Chandler, C. Brooks and P. Granefield. New York 1959. [I. 96]
–, *The Falling Sickness: A History of Epilepsy from the Greeks to the Beginnings of Modern Neurology.* 2nd. ed. Baltimore 1971. [IV. 49]
–, »The Historiography of Ideas in Medicine.« In *Modern Methods in the History of Medicine,* ed. by Edwin Clarke, 1–21. London 1971. [I. 96]
–, »The Role of Surgery in the Rise of Modern Medical Thought.« In *The Double Face of Janus and other essays in the history of medicine,* by O. Temkin, 487–496. Baltimore, London 1977. [IV. 3]
–, »The scientific approach to disease: specific entity and individual sickness.« In *The Double Face of Janus and other essays in the history of medicine,* by O. Temkin, 444–455. Baltimore. London 1977. [I. 25, IV. 2]
Thompson, John, *Street Life in London.* New York, London 1969. [IV. 32]
Toellner, Richard, »Die Umbewertung des Schmerzes im 17. Jahrhundert in ihren Voraussetzungen und Folgen.« *Medizinhistorisches Journal* 6 (1971): 36–44. [III. 13, 14, 15]
Trenn, Thaddeus, »Ludwik Fleck's ›On the Question of the Foundations of Medical Knowledge‹.« *The Journal of Medicine and Philosophy* 6,3 (1981): 237–256. [I. 104]
Van den Berg, Hendrik, *Things: four metabletic reflections.* Pittsburg 1970. [I. 150]
Vegetti, M., »Metafora politica e immagine del corpo nella medicina greca.« In *Tra Edipo e Euclide: Forme del sapere antico,* von M. Vegetti. Milano 1983. [IV. 30]
Veith, Ilza, *Hysteria: The History of a Disease.* Chicago 1965. [IV. 49]
Verdier, Yvonne, *Façons de dire, façons de faire: La laveuse, la couturière, la cuisinière.* Paris 1979. (Dt.: *Drei Frauen. Das Leben auf dem Dorf.* Stuttgart 1982). [I. 128, 168]
ヴェルディエ『女のフィジオロジー』大野朗子訳，新評論，1985年
Vickers, Brian, »Analogy versus Identity: the rejection of occult symbolism, 1580–1680.« In *Occult and scientific mentalities in the Renaissance,* ed. by Brian Vickers, 95–164. Cambridge 1984. [I. 146]
Waddington, Ivan, *Power and Control in the Doctor-Patient Relationship: A Developmental Approach.* Leicester 1978.
–, »The Development of Medical Ethics: A Sociological Analysis.« *Medical History* 19 (1975): 36–51. [III. 1]
Weiner, Annette B., »Plus précieux que l'or: relations et échanges entre hommes et femmes dans les sociétés d'océanie.« *Annales E. S. C.* 37,2 (1982): 222–239. [I. 73]
–, »Trobriand Kinship from Another View: the reproductive power of women and

Sigsworth, E. M., Swan, P., »An eighteenth-century surgeon and apothecary: William Elmhirst (1721–73):« *Medical History* 26 (1982): 191–198. [II. 56, III. 8]
Slack, Paul, »Mirrors of health and treasures of poor men: the uses of the vernacular medical literature of Tudor England.« In *Health, medicine and mortality in the sixteenth century,* ed. by Ch. Webster, 237–273. Cambridge 1979. [II. 39]
Smith, Wesley D., *The Hippocratic Tradition.* Ithaca, New York 1979.
Snell, Bruno, *The discovery of the mind: The Greek origins of european thought.* Transl. by T. G. Rosenmeyer. Oxford 1953. [I. 124]
Sommerhoff, Johann Christoph, *Lexicon Pharmaceutico-Chymicum Latino-Germanicum et Germanico-Latinum.* Nürnberg 1713. (Nachdruck Hildesheim 1977). [IV. 72]
Spicker, Stuart F., »Terra firma and infirma Species: From Medical Philosophical Anthropology to Philosophy of Medicine.« *The Journal of Medicine and Philosophy* 1,2 (1976): 104–135. [I. 2]
Stahl, G. E., *Ausführliche Abhandlung von den Zufällen und Kranckheiten des Frauenzimmers.* 2. Aufl. Leipzig 1735. [IV. 27]
–, *Collegium Casuale Magnum oder sechs und siebentzig Practische Casus*... ins Deutsche übersetzt von D. Johann Storchen, alias Hulderico Pelargo. Leipzig 1733. [IV. 75]
Steinberg, Leo, *The sexuality of Christ in Renaissance Art and in Modern Oblivion.* New York 1983. [I. 174]
Stürzbecher, Manfred, »The physici in German-speaking countries from the Middle-Ages to the Enlightenment.« In *The Town and State Physician in Europe from the Middle Ages to the Enlightenment,* ed. by Andrew V. Russell, 123–129. Wolfenbüttel 1981. [II. 23]
–, »Über die medizinische Versorgung der Berliner Bevölkerung im 18. Jahrhundert.« In *Beiträge zur Berliner Medizingeschichte,* von M. Stürzbecher, 67–155. Berlin 1966. [III. 2]
–, »Zur Geschichte der brandenburgischen Medizinalgesetzgebung im 17. Jahrhundert.« In *Beiträge zur Berliner Medizingeschichte,* 1–66. Berlin 1966. [II. 12]
Sudhoff, Karl, »Eine kleine deutsche Todesprognostik.« *Archiv für Geschichte der Medizin* 5 (1911): 240. [IV. 41]
–, »Abermals eine deutsche Lebens- und Todesprognostik.« *Archiv für Geschichte der Medizin* 6 (1912): 231. [IV. 41]
Teich, Mikulás, »Circulation, Transformation, Conservation of Matter and the Balancing of the Biological World in the Eighteenth Century.« *Ambix* 29.1 (1982): 17–28. [IV. 71]
Temkin, Owsei, *Galenism: Rise and Decline of a Medical Philosophy.* Ithaca, New York 1973.
–, »The dependence of medicine upon basic scientific thought.« In *The historical*

riography of Eighteenth-Century Science. Cambridge 1980. [I. 101]
Sardello, Robert S., »City as metaphor: city as a mystery.« *Spring* (1982): 95–111. [I. 154]
Schmid, Magnus, »Zum Phänomen der Leiblichkeit in der Antike: dargestellt an der ›facies hippocratica‹.« *Sudhoffs Archiv,* Beihefte 7 (1966): 168–177. [IV. 41]
Schönfeld, W., »Die Haut als Ausgang der Behandlung: Verhütung und Erkennung fernörtlicher Leiden.« *Sudhoffs Archiv* 36 (1943): 43–89.[IV. 38]
Schrader, Karl, *Die fürstlich-sächsische Residenzstadt Eisenach 1672–1741.* Eisenach 1929. [II. 17, 18, 19, 20]
Schurig, Martin, *Gynaecologia Historico-medica, hoc est Congressus Muliebris consideratio physico-medico-forensis.* Dresden 1730.
–, *Haematologia Historico medica, hoc est sanguinis consideratio physico-medico-curiosa* ... Dresden 1744.
–, *Muliebra Historico-medica, hoc est Partium Genitalium Muliebrium Consideratio* ... Dresden 1729.
–, *Parthenologia Historico-Medica, hoc est, virginitatis consideratio, qua ad eam pertinentes pubertas et menstruatio* ... Dresden 1729.
Schwarz, O., *Medizinische Anthropologie.* 1929. [I. 158]
Scott, Robert A., *The making of blind men: A study of adult socialization.* New York 1969. [I. 10]
Segalen, Martine, »Quelques réflexions pour l'étude de la condition féminine.« *Annales de Demographie historique* (1981): 9–22. [I. 21]
Sennett, Richard, *The Fall of Public Man.* New York 1977. [I. 46]
Shapin, Steven, »Social Uses of Science.« In *The Ferment of Knowledge: Studies in the Historiography of Eighteenth-Century Science,* ed. by G. Rousseau and Roy Porter, 93–143. Cambridge 1980. [I. 9, 38, 102]
Shorter, Edward, *A History of Women's Bodies.* New York 1982. (Dt.: *Der weibliche Körper als Schicksal.* München 1984). [I. 77, 79, 80, IV. 59]
ショーター『女の体の歴史』池上千寿子・太田英樹訳，勁草書房，1992年
–, »Has the Desire to Limit Fertility always existed? The Question of Drug-Abortion in Traditional Europe.« Typoskript. Bad Homburg 1980. [IV. 59]
Showalter, Elaine and English, »Victorian Women and Menstruation.« *Victorian Studies* 14,1 (Sept. 1970): 83–89. [IV. 21]
Siegemund, Justine, *Die Chur-Brandenburgische Hoff-Wehe-Mutter.* 2. Aufl. Ohne Ort 1756. [IV. 56]
Sigerist, H. E., »William Harvey's Stellung in der europäischen Geistesgeschichte.« *Archiv für Kulturgeschichte* 19 (1929): 158–168. [I. 97]
Signorini, Italo, »Patterns of Fright: Multiple Concepts of Susto in a Nahua-Ladino Community of the Sierra de Puebla.« *Ethnology* 21,4 (1982): 313–323. [IV. 52]

Porter, Roy, »Lay Medical Knowledge in the Eighteenth Century: The Evidence of the Gentleman's Magazine.« *Medical History* 29 (1985): 138–168. [I. 43, II. 35]
–, »The patient's view: Doing medical history from below.« *Theory and Society* 14 (1985): 175–198. [II. 34, 35]
–, »The Physical Environment.« In *The Ferment of Knowledge: Studies in the Historiography of Eighteenth-Century Science,* ed. by G. S. Rousseau and R. Porter. Cambridge 1980. [I. 89]
Pouchelle, Marie-Christine, *Corps et chirurgie à l'Apogée du Moyen-Age.* Paris 1983. [I. 139, 140, 144, 147, 148, IV. 63]
–, »La prise en charge de la mort: médecine, médecins et chirurgiens devant les problèmes liés à la mort à la fin du Moyen Âge (XIIIe–XVe siècles).« *Archives Européenes de Sociologie* 17,2 (1976): 249–278. [I. 28]
Puschmann, *Geschichte des medizinischen Unterrichtes.* Leipzig 1889. [II. 10]
Rapp, Rayna, Ross, Ellen, Bridenthal, Renate, »Examining Family History.« *Feminist Studies* 5,1 (1979). 174–200. [I. 71]
Rather, Lelland, *Mind and Body in Eighteenth-Century Medicine: A Study based on Jerome Gaub's ›De regimine mentis‹.* Berkeley 1965. [IV. 47]
–, »The ›Six Things Non-Natural‹: a note on the origins and fate of a doctrine and a phrase.« *Clio medica* 3 (1968): 337–347. [I. 42]
Reuber, Kurt, *Die Ethik des heilenden Standes in Ordnungen des hessischen Medizinalwesens von 1564 bis 1830.* Berlin 1940. [I. 59]
Richter, Erwin, »Einwirkung medico-astrologischen Volksdenkens auf Entstehung und Formung des Bärmutterkrötenopfers der Männer im geistlichen Heilbrauch.« In *Volksmedizin,* hg. von E. Grabner, 372–398. Darmstadt 1967. [IV, 27]
Risse, Günter, »›Doctor William Cullen, Physician, Edinburgh‹: a Consultation Practice in the eighteenth Century.« *Bulletin of the History of Medicine* 48 (1974): 338–351. [III. 10]
Roger, Jacques, *Les sciences de la vie dans la pensée française du XVIIIe siècle: la génération des animaux de Descartes à l'Encyclopédie.* Paris 1963. [I. 107]
Romanyshyn, Robert D., *Psychological Life: from Science to Metaphor.* Austin 1982. [I. 155]
Rosaldo, Michelle Z., »The Use and Abuse of Anthropology: Reflections on Feminism and Cross-Cultural Understanding.« *Signs* 5,3 (1980): 389–417. [I. 71]
Ross, Ellen, Rapp, Rayna, »Sex and Society: A Research Note from Social History and Anthropology.« *Comparative Studies in Society and History* 23,1 (1981): 51–72. [I. 74]
Rousseau, G. S. Porter, Roy, eds., *The Ferment of Knowledge: Studies in the Histo-*

Pelling, Margaret, Webster, Charles, »Medical Practitioners.« In *Health, medicine and mortality in the sixteenth century,* ed. by Ch. Webster, 165–235. Cambridge 1979. [I. 94, III. 5]

Pereira, Michela, »Maternità e sensualità femminile in Ildegarda di Bingen: Proposte di lettura.« *Quaderni storici* 44 (1980): 564–579. [I. 131]

Perrot, Philippe, *Les dessus et les dessous de la bourgeoisie.* Paris 1981. [I. 46]

Peter, Jean-Pierre, »Entre femmes et médecins: violence et singularités dans les discours du corps et sur le corps d'après les manuscrits médicaux de la fin du XVIIIe siècle.« *Ethnologie française* 6,3/4 (1976): 341–348. [I. 51]

–, »Les mots et les objects de la maladie: Remarques sur les épidémies et la médecine dans la société française de la fin du XVIIIe siécle.« *Revue historique* 499 (1971): 13–38. [I. 51]

Peter, Jean-Pierre, Revel, Jacques, »Le Corps: L'Homme malade et son histoire.« In *Faire de l'histoire,* ed. par J. Le Goff et P. Nora, vol. 3, 169–191. Paris 1974. [I. 3, II. 33]

Piechocki, W., »Das Hallesche Physikat im 18. Jahrhundert.« *Wissenschaftliche Beiträge der Universität Halle* 36,20 (1977): 185–206. [II. 23]

–, »Zur Leichenversorgung der Halleschen Anatomie im 18. und 19. Jahrhundert.« *Acta Historica Leopoldina* 2 (1965): 67–105. [I. 27]

Plessner, Helmuth, *Philosophische Anthropologie: Lachen und Weinen. Das Lächeln. Anthropologie der Sinne.* Frankfurt/M. 1970. [I. 159]

Ploucquet, Wilhelm Gottfried, *Literatura Medica digesta, sive Repertorium Medicinae practicae, chirurgicae atque rei obstetriciae.* T. 1–4. Tübingen 1808–1809. [IV. 16, 19]

Plügge, Herbert, *Der Mensch und sein Leib.* Tübingen 1967. [I. 161]

Pörksen, Uwe, »Zur Metaphorik naturwissenschaftlicher Sprache.« *Neue Rundschau* 89 (1978): 63–82. [I. 146]

–, »Der Übergang vom Gelehrtenlatein zur deutschen Wissenschaftssprache.« *Zeitschrift für Literaturwissenschaft und Linguistik* 51/52 (1983): 227–258. [II. 65]

–, »Zur Terminologie der Psychoanalyse.« *Deutsche Sprache* 3 (1973): 7–36. [I. 110]

Pomata, Gianna, »Barbieri e comari.« *Medicina herbe e magia.* (op. coll.). 162–183. Bologna 1982. [I. 93]

–, *Eine Frage der Grenzziehung: die Geschichte der Frauen zwischen Anthropologie und Biologie.* Typoskript. Bologna 1984. Teilweise veröffentl.: *Feministische Studien* 2 (1983) 113–127. [I. 70]

–, *Menstruation and Bloodletting in XVII. Century Bologna: the symbolic link.* Typoskript. Bologna 1984. [IV. 21, 25]

–, *Un tribunale dei malati. Il Protomedicato bolognese 1570–1770.* Bologna 1983. [I. 91, 92, III. 5]

–, *Reproductive Rituals: the perception of fertility in England from the sixteenth century to the nineteenth century*. London, New York 1984. [IV. 59]
マクラレン『性の儀礼』荻野美穂訳，人文書院，1989年

MacLean, Ian, *The Renaissance Notion of Women: A Study in the Fortunes of Scholasticism and Medical Science in European Intellectual Life*. Cambridge 1980. [I. 145, 149, IV. 22]

MacPherson, C. B., *The political theory of possessive individualism: Hobbes to Locke*. Oxford 1962. [I. 2]

Needham, Joseph, *A history of embryology*. 2nd ed. Cambridge 1959. [IV. 64]

Neuburger, Max, *The doctrine of the Healing Power of Nature throughout the course of time*. New York 1932 (Dt. Stuttgart 1926). [IV. 66, 67, 68, 69, 70, 74]

Niebyl, P. H., »The non-naturals.« *Bulletin of the History of Medicine* 45 (1971): 486–492. [I. 42]

–, *Venesection and the Concept of the Foreign Body*. Ph. D., Yale 1969.

Nobis, H. M., »Die Umwandlung der mittelalterlichen Naturvorstellung: Ihre Ursachen und ihre wissenschaftsgeschichtlichen Folgen.« *Archiv für Begriffsgeschichte* 13,1 (1969): 34–57. [IV. 73]

Noonan, John T. jr., *Contraception: A History of its treatment by the Catholic Theologians and Canonists*. Cambridge, Mass. 1966. [IV. 59]

Nussbaumer, Alfred, *Die medizinische Berufsethik bei Johann Storch (1732) und seinen Zeitgenossen*. Zürich 1965. [II. 41]

Oakley, Ann, *The Captured Womb: A History of Medical Care of Pregnant Women*. Oxford 1984. [I. 81]

O'Neil, Mary R., »Sacerdote ovvero strione: Ecclesiastical and Superstitious Remedies in 16th Century Italy.« In *Understanding Popular Culture*, ed. by Steven Kaplan, 53–83. Berlin 1985. [I. 17]

Ong, Walter, *Orality and Literacy: The technologizing of the word*. London, New York 1982. [I. 125]
オング『声の文化と文字の文化』桜井直文，林正寛，糟谷啓介訳，藤原書店，1991年

Onians, Richard B., *The origins of European thought about the body, the mind, the soul, the world, time, and fate*. Cambridge 1951. [I. 127]

Ott, Sandra, »Aristotle Among the Basques: The ›Cheese-Analogy‹ of Conception.« *Man* N.S. 14,4 (1979): 699–711. [I. 129]

Pagel, Walter, *William Harvey's Biological Ideas: Selected Aspects and Historical Background*. New York 1967.

Pancino, Claudia, »La comare levatrice: Crisi di un mestiere nel XVIII secolo.« *Società e storia* 13 (1981): 593–638. [I. 56]

Park, K., Daston, L. J., »Unnatural conceptions: The Study of Monsters in sixteenth- and seventeenth-Century France and England.« *Past and Present* 92 (1981): 20–54. [II. 38]

Wolf Lepenies und Henning Ritter, Bd. 2, 197–220. Frankfurt, Berlin 1978. [I. 1]
モース「身体技法」，有地亨・山口俊夫・伊藤昌司訳『社会学と人類学』II，弘文堂，1976年，所収

Merchant, Carolyn, *The Death of Nature: Women, Ecology, and the Scientific Revolution*. San Francisco 1980. [I. 66]

Meusel, Johann Georg, *Lexicon der vom Jahr 1750 bis 1800 verstorbenen deutschen Schriftsteller*. Bd. 13. Leipzig 1813. [II. 1]

Menssen, Brigitte, Taube, Anna-Margarete, »Hebammen und Hebammenwesen in Oldenburg in der zweiten Hälfte des 18. und zu Beginn des 19. Jahrhunderts.« In *Regionalgeschichte: Probleme und Beispiele,* hg. von Ernst Hinrichs und Wilhelm Norden, 165–224. Hildesheim 1980. [I. 55]

Mitchell, Harvey, »Rationality and Control in French Eighteenth-Century Medical Views of the Peasantry.« *Comparative Studies in Society and History* 21 (1979): 82–112. [I. 52, 53]

Mitterer, A., »Mas occasionatus oder zwei Methoden der Thomas-Deutung.« *Zeitschrift für katholische Theologie* 72 (1950): 80–103. [IV. 23]

Moreau, Thérèse, *Le sang de l'Histoire: Michelet – l'histoire et l'idée de la femme au XIXe siècle*. Paris 1982. [I. 84]

Muchembled, Robert, *Culture populaire et culture des élites dans la France moderne: XVe–XVIIIe siècles*. Paris 1977. (Dt.: *Kultur des Volks – Kultur der Eliten*, Stuttgart 1984). [I. 24]

–, »Le Corps, la culture populaire et la culture des Élites en France (XVe–XVIII e siècle).« In *Leib und Leben in der Geschichte der Neuzeit,* hg. von A. E. Imhof, 145–153. Berlin 1983. [I. 18, 20, 21, 23]

–, »La femme au village dans la région du Nord (XVIIe–XVIIIe siècles).« *Revue du Nord* 63,250 (1981): 585–593. [I. 18]

MacCormack, Carol P., ed., *Ethnography of Fertility and Birth*. New York, London 1982. [IV. 64]

–, »Nature, culture and gender: a critique.« In *Nature, Culture, Gender,* ed. by C. P. MacCormack and M. Strathern, 1–24. Cambridge 1980. [I. 68]
マコーマク「自然・文化・性――批判的考察」，アードナー他著，山崎カヲル監訳『男が文化で女は自然か？』晶文社，1987年，所収

MacDonald, Michael, *Mystical Bedlam: Madness, Anxiety and Healing in Seventeenth Century England*. Cambridge 1981. [I. 34, 35, 36, IV. 54]

McGilvray, D. B., »Sexual Power and Fertility in Sri Lanka: Batticaloa Tamils and Moors.« In *Ethnography of Fertility and Birth,* ed by C. P. MacCormack. New York, London 1982.

McLaren, Angus, »Doctor in the House: Medicine and Private Morality in France, 1800–1850.« *Feminist Studies* 2,2/3 (1975): 39–54. [I. 44]

ment of Greek Science. Cambridge 1979. [I. 117, 118]
–, *Science, Folklore, and Ideology: Studies in the Life Sciences in Ancient Greece*. Cambridge 1983. [I. 118, 119, 120, 121, 122]
Lock, Margaret M., »L'homme-machine et l'homme-microcosme: l'approche occidentale et l'approche japonaise des soins médicaux.« *Annales E. S. C.* 35,5 (1980): 1116–1136. [I. 100]
López Austin, Alfredo, *Cuerpo Humano e Ideología: Las Concepciones de los Antiguos Nahuas*. 2 Bde. Mexico 1980. [I. 1]
Loudon, I. S. L., »A doctor's Cash Book: The Economy of general practice in the 1830s.« *Medical History* 27 (1983): 249–268. [II. 56]
–, »Leg Ulcers in the eighteenth and early nineteenth century.« *Journal of the Royal College of General Practitioners* 31 (1981): 263–273 und 32 (1982): 301–309. [IV. 32, 39]
–, »The Nature of Provincial Medical Practice in Eighteenth-Century England.« *Medical History* 29,1 (1985): 1–35. [II. 56, III. 8, IV. 39]
Loux, Françoise, *Pratiques et savoirs populaires: Le corps dans la société traditionnelle*. Paris 1979. [I. 142]
ルークス『肉体 —— 伝統社会における慣習と知恵』蔵持不三也・信部保隆訳，マルジュ社，1983年
Loux, Françoise, Peter, Jean-Pierre, »Présentation: Langages et images du corps.« *Ethnologie Française* 6,3/4 (1976): 215–218. [I. 21, 51]
Loux, Françoise, Richard, Philippe, *Sagesses du Corps: la Santé et la maladie dans les proverbes français*. Paris 1978. [II. 36]
Malraux, André, *La Tentation de l'Occident*. Paris 1926. [I. 14]
マルロー『西欧の誘惑』小松清・松浪信三郎訳，新潮社，1955年
Mandrou, Robert, *Introduction à la France moderne: 1500–1640: Essai de psychologie historique*. Paris 1973. [I. 48]
Mann, Gunter, »Exekution und Experiment: Medizinische Versuche bei der Hinrichtung des Schinderhannes.« *Lebendiges Rheinland-Pfalz* 21,2 (1984): 11–16. [I. 25]
Manuli, Paola, Vegetti, Mario, *Cuore, sangue e cervello: biologia e antropologia nel pensiere antico*. Mailand 1977. [IV. 30]
Marcovich, Anne, »Concerning the Continuity between the Image of Society and the Image of the Human Body: An Examination of the Work of the English Physician J. C. Lettsom (1746–1815):« In *The Problem of Medical Knowledge*, ed. by P. Wright and T. Treacher, 69–87. Edinburgh 1982. [I. 103]
Margolis, Joseph, »The Concept of Disease.« *The Journal of Medicine and Philosophy* 1,3 (1976): 238–255. [I. 62]
Martin, Emily, »Pregnancy, Labor and Body Image in the United States.« *Social Science and Medicine* 19,11 (1984): 1201–1206. [I. 88]
Mauss, Marcel, »Die Techniken des Körpers.« In *Soziologie und Anthropologie*, hg. von

Kriss-Rettenbeck, Ruth, »Am Leitfaden des weiblichen Leibes.« *Bayrische Blätter für Volkskunde* 8,3 (1981): 163–182. [I. 168]
Kruger, Dreyer, ed., *The changing reality of modern man: Essays in honor of Jan Hendrik van den Berg*. Juta, Capetown 1984. [I. 150]
Kudlien, Fridolf, »The Seven Cells of the Uterus. The Doctrine and its Roots.« *Bulletin of the History of Medicine* 39 (1965): 415–423. [I. 15]
Laget, Mireille, *Naissances: L'accouchement avant l'âge de la clinique*. Paris 1982. [I. 56, IV. 65]
ラジェ『出産の社会史』藤本佳子・佐藤保子訳，勁草書房，1994年
Lain Entralgo, Pedro, *La historia clinica: historia y teoria del realto patográfico*. Madrid 1950.
–, *The Therapy of the Word in Classical Antiquity*. Ed. and transl. by L. J. Rather and J. M. Sharp, with an introduction by W. Ong. New Haven 1970. [I. 123, 125]
Lawrence, C., »The nervous system and society in the Scottish enlightenment.« In *Natural order,* ed. by B. Barnes and S. Shapin, 19–40. Beverly Hills 1979. [I. 38]
Leach, E., »Polyandry, Inheritance and the Definition of Marriage with particular reference to Sinhalese customary law.« In *Rethinking Anthropology*, by E. Leach. 105–113. London 1961. [I. 73]
Le Roy Ladurie, Emmanuel, *Montaillou, village occitan: de 1294 à 1324*. Paris 1975. (Dt.: *Montaillou*. Berlin 1983). [I. 130]
ル・ロワ・ラデュリ『モンタイユー』全２巻，井上幸治，渡邊昌美，波木居純一訳，刀水書房，1990-91年
Lenhardt, Friedrich, »Zur Ikonographie der Blutschau.« *Medizinhistorisches Journal* 17,1/2 (1982): 63–77. [III. 12]
Lesky, Erna, *Die Zeugungs- und Vererbungslehren der Antike und ihr Nachwirken*. Wiesbaden 1950. [I. 116, IV. 24]
–, »Harvey und Aristoteles.« *Sudhoffs Archiv* 41 (1957): 289–316 und 349–378.
Lewis-Schneid, Judith, *Manners and Medicine: Childbearing in the English Aristocracy 1790–1840*. Baltimore 1978. (Ph. D.). Ann Arbor 1979. [IV. 65]
Linebaugh, Peter, »The Tyburn Riots against the Surgeons.« In *Albion's Fatal Tree: Crime and Society in eighteenth-Century England,* ed. by D. Hay et al., 65–111. New York 1975. [I. 27]
Lippe, Rudolf zur, *Naturbeherrschung am Menschen,* Bd 1: *Körpererfahrung als Entfaltung von Sinnen und Beziehungen in der Ära des italienischen Kaufmannskapitals*. Bd. 2: *Geometrisierung des Menschen und Repräsentation des Privaten im französischen Absolutismus*. 2. Aufl. Frankfurt/M. 1981. [I. 164, 165, 166, IV. 4]
Lloyd, G. E. R., *Magic, Reason and Experience: Studies in the Origin and Develop-*

Kaiser, Wolfram, »Beiträge zur Geschichte des Thüringischen Gesundheitswesens im 17. und 18. Jahrhundert VII: Der Schwarzburg-Rudolfstädter Arzt Johannes Storch (1681–1751) und sein Beitrag zur Kinderheilkunde.« *Rudolfstädtische Heimath* 21, 3/4 (1975): 63–73. [II. 8]

–, »Medizinisches Grundlagenstudium im frühen 18. Jahrhundert.« *Zeitschrift für die gesamte innere Medizin und ihre Grenzgebiete (DDR)* 34 (1979): 419–428. [II. 10]

Kaiser, Wolfram, Krosch, Karl Heinz, *Zur Geschichte der medizinischen Fakultät der Universität Halle im 18. Jahrhundert.* 2 Bde. Halle-Wittenberg 1964–67, gebunden Halle 1968. [II. 5]

Kaiser, Wolfram, Völker, Arina, *Universität und Physikat in der Frühgeschichte des Amtsarztwesens.* Halle-Wittenberg 1980. (Wiss. Beiträge der M.-L. Universität Halle-Wittenberg 53 (1980)). [II. 12, 24, 26]

Karnoouh, C., »L'étranger, ou le faux inconnu: Essai sur la définition spatiale d'autrui dans un village lorrain.« *Ethnologie française* 2 1/2 (1972): 107–122. [III. 8]

Kellert, Stephen R., »A Sociocultural Concept of Health and Illness.« *The Journal of Medicine and Philosophy* 1,3 (1976): 222–228. [I. 62]

King, Lester S., »Attitudes towards ›Scientific‹ Medicine around 1700.« *Bulletin of the History of Medicine* 39 (1965): 124–133.

–, »Robert Boyle as an Amateur Physician.« In *Medical Investigation in Seventeenth Century England,* by Charles W. Bodemer, 29–55. Los Angeles 1968.

–, »Some Basic explanations of Disease: An Historian's Viewpoint.« In *Evaluation and explanation in the biomedical sciences,* ed. by H. T. Engelhardt and S. Spikker, 11–27. Dordrecht, Boston 1975. [II. 7]

Kleinman, Arthur, »The Meaning Context of Illness and Care: Reflections on a Central Theme in the Anthropology of Medicine.« In *Sciences and Cultures,* ed. by E. Mendelsohn and Y. Elkana, 161–176. Dordrecht 1981. [I. 50]

Knibiehler, Yvonne, »Le discours médical sur la femme: constantes et ruptures.« *Romantisme* 13/14 (1976): 41–55. [I. 84]

–, »Les médecins et la ›nature féminine‹ au temps du Code Civil.« *Annales E. S. C.* 31,4 (1976): 824–845. [I. 84]

Knibiehler, Yvonne, Fouquet, Catherine, *La femme et les Médecins.* Paris 1983. [I. 83]

Kölbing, H., Birchler, U., Arnold, P., »Die Auswirkungen von Angst und Schreck auf Pest und Pestbekämpfung nach zwei Pestschriften des 18. Jahrhunderts.« *Gesnerus* 36 (1979): 116–126. [IV. 55]

Kriss, Rudolf, *Das Gebärmuttervotiv: Ein Beitrag zur Volkskunde nebst einer Einleitung über Arten und Bedeutung der deutschen Opfergebräuche der Gegenwart.* Augsburg 1929. [I. 78]

Jacobs, M., »Geometry, Spirituality and Architecture in their common historical development as related to the Origins of Neuroses.« In *The changing reality of modern man: Essays in honor of Jan Hendrik van den Berg*, ed. by D. Kruger, 62–86. Juta, Capetown 1984. [I. 150]

Jager, Bernd, »Body, house, city or the intertwinings of embodiment, Inhabitation and civilization.« In *The changing reality of modern man: Essays in honor of Jan Hendrik van den Berg*, ed. by D. Kruger, 51–61. Juta, Capetown 1984. [I. 150]

Jauernig, R., »Die Gestaltung des Gesundheitswesens durch Herzog Ernst den Frommen von Sachsen-Gotha vor 300 Jahren.« *Wissenschaftliche Zeitschrift der Friedrich-Schiller-Universität Jena, Math.-nat. Reihe* 3 (1953/54): 209–226. [II. 13, 14, 25]

Jeay, Madeleine, »Albert le Grand entre Aristotle et Freud: La femme est-elle un acte manqué?« In *Le racisme: Mythes et sciences, pour Léon Poliakov*, ed. par Maurice Olender, 1–13. Paris 1981. [IV. 23]

Jeggle, Utz, »Im Schatten des Körpers: Vorüberlegungen zu einer Volkskunde der Körperlichkeit.« *Zeitschrift für Volkskunde* 76,2 (1980): 169–188. [I. 12]

Jewson, N. D., »Medical Knowledge and the Patronage System in 18th Century England.« *Sociology* 8 (1974): 369–385. [III. 1]

–, »The Disappearance of the Sick-Man from Medical Cosmology, 1770–1870.« *Sociology* 10 (1976): 225–244. [I. 99, 113]

Joffe, Natalie F., »The Vernacular of Menstruation.« *Word: Journal of the Linguistic Circle of New York* 4,3 (Dez. 1948): 181–186. [I. 167]

Jordanova, Ludmilla, »Conceptualising Power over Women.« *Radical Science Journal* 12 (1982): 124–128. [I. 82]

–, »Earth science and environmental medicine: the synthesis of the late Enlightenment.« In *Images of the Earth: Essays in the History of the Environmental Sciences*, ed. by L. Jordanova and R. Porter, 121–146. Chalfont 1979. [I. 41]

–, »Guarding the Body Politic: Volney's Catechism of 1793.« In *1789, Reading, Writing Revolution, Proceedings of the Essex Conference on the sociology of literature*, ed. by Francis Barker et al., 12–21. Colchester 1982. [I. 37]

–, »Natural Facts: a historical perspective on science and sexuality.« In *Nature, culture, gender*, ed. by Carol P. MacCormack and Marilyn Strathern, 42–69. Cambridge 1980. [I. 65, 69, 85, 87]

–, »Policing Public Health in France, 1780–1815.« In *Public Health: Proceedings of the 5th International Symposium on the Comparative History of Medicine East and West*, ed. by T. Ogawa, 12–32. Tokio 1981. [I. 61, 63]

Juncker, Johann, *Conspectus medicinae theoretico-practicae, Tabulis CXXXVII omnes morbus Methodo Stahliana tractandos*. 2. Aufl. Halle 1724. [IV. 6, 10]

–, *Conspectus Therapiae generalis, cum notis in materiam medicam*. Halle, Magdeburg 1725. [IV. 31]

Havelock, Eric A., *The literate Revolution in Greece and its Cultural Consequences*. Princeton 1982. [I. 126]
Helman, Cecil G., »›Feed a Cold, starve a fever‹: Folk Models of Infection in an English suburban Community and their relation to Medical treatment.« *Culture, Medicine and Psychiatry* 2 (1978): 107–137. [I. 50, III. 16]
Helmbold, Hermann, *Geschichte der Stadt Eisenach. Mit einem volkskundlichen Anhang*. Eisenach 1936. [II. 19]
Hildegard von Bingen, *Heilkunde*. Übersetzt und erläutert von H. Schipperges. Salzburg 1957. [I. 132]
–, *Liber Causae et Curae*. Hg. von P. Kaiser. Leipzig 1902. [I. 132]
Hirsch, A., Gurlt, E., *Biographisches Lexikon der hervorragenden Ärzte aller Zeiten und Völker*. 5. Bd. 3., unveränderte Aufl. München 1962. [II. 1]
Hobhouse, E., ed., *The diary of a West Country physician (C. Morris), A.D. 1684–1726*. London 1934. [II. 56]
Höfler, Max, *Deutsches Krankheitsnamenbuch*. München 1899. [IV. 12, 15, 27, 34, 38, 43, 44]
Hoffmann, Friedrich, *Fundamenta Medicinae*. (1695). Transl. and introduced by Lester S. King. London 1971.
Hoffmann, Walter, *Schmerz, Pein und Weh: Studien zur Wortgeographie deutschmundartlicher Krankheitsnamen*. Gießen 1956. [III. 11.]
Hollander, Anne, *Seeing through Clothes*. New York 1978. [I. 169, 170, 171, 172, 173]
Holton, Gerald, *Thematic Origins of Scientific Thought: Kepler to Einstein*. Cambridge, Mass. 1973. [I. 95]
Humphrey, David C., »Dissection and Discrimination: The social origins of Cadavers in America, 1760–1915.« *Bulletin of the New York Academy of Medicine* 49 (1973): 819–827. [I. 27]
Huttmann, Arnold, »Eine imaginäre Krankheit: Der Polyp des Herzens.« *Medizinhistorisches Journal* 18, 1/2 (1983): 43–51. [I. 152]
Illich, Ivan, *Die Nemesis der Medizin: Von den Grenzen des Gesundheitswesens*. Reinbek 1977. [IV. 57]
イリッチ『脱病院化社会』金子嗣郎訳，晶文社，1979年
–, *Genus: Zu einer historischen Kritik der Gleichheit*. Reinbek 1983. [I. 8]
イリイチ『ジェンダー』玉野井芳郎訳，岩波書店，1984年
–, *H_2O and the Waters of Forgetfulness: Reflections on the Historicity of ›Stuff‹*. Dallas 1985. [I. 13]
イリイチ『H_2Oと水』伊藤るり訳，新評論，1986年
–, *Schule ins Museum: Phaidros und die Folgen*. München 1984. [I. 126]
Imhof, A. E., Hg., *Leib und Leben in der Geschichte der Neuzeit*. Berlin 1983. [I. 1, 12]

(1979): 191–210. [II. 56, III. 8, IV. 60]
–, »L'Enquête de 1786 sur les ›Sages-femmes du Royaume‹.« *Annales de demographie historique* (1980): 299–314 und Anhang. [I. 55]
–, »Sages-femmes et accoucheurs: l'obstétrique populaire aux XVIIe et XVIIIe siècles.« *Annales E. S. C.* 32,5 (1977): 927–957). [I. 55]
Gerlach, Wolfgang, »Das Problem des ›weiblichen Samens‹ in der antiken und mittelalterlichen Medizin.« *Sudhoffs Archiv* 30,4/5 (1938): 177–193. [IV. 26]
Geyer-Kordesch, Johanna, »Fevers and other fundamentals: Dutch and German medical explanations c. 1680–1730.« In *Theories of Fever from antiquity to the enlightenment,* ed. by W. F. Bynum and V. Nutton, 99–120. London 1981. (Medical History, Supplement No. 1). [II. 41]
–, »Medical Biographies of the 18th Century: Reflections on Medical Practice and Medical Education in Germany.« In *Heilberufe und Kranke im 17. u. 18. Jahrhundert,* hg. v. W. Eckart u. J. Geyer-Kordesch, 124–147. Münster 1982. [II. 1]
Goltz, Dietlinde, »Krankheit und Sprache.« *Sudhoffs Archiv* 53 (1969/70): 225–269. [III. 16]
Goubert, J. P., »Die Medikalisierung der französischen Gesellschaft am Ende des Ancien Régime: die Bretagne als Beispiel.« *Medizinhistorisches Journal* 17,1/2 (1982): 89–114. [I. 50, III. 3]
–, »L'art de guérir: Médecine savante et médecine populaire dans la France de 1790.« *Annales E. S. C.* 32,5 (1977): 908–926. [III. 3]
グーベール「病を癒す術」宮崎洋訳，二宮宏之編『医と病』〈アナール論文選・3〉，新評論，1984年，藤原書店近刊予定，所収
–, »Réseau médical et médicalisation en France à la fin du XVIIIe siècle.« *Annales de Bretagne* 86,2 (1979): 221–229. [III. 3]
Haeser, Heinrich, *Lehrbuch der Geschichte der Medizin und der epidemischen Krankheiten.* 3 Bde. Nachdruck der 3. Aufl. (1875–1882). Hildesheim, New York 1971. [I. 26, II. 6]
Harris, Charles R. S., *The heart and the vascular system in ancient Greek medicine, from Alcmaeon to Galen.* Oxford 1973. [I. 151]
Harris, Olivia, »Households and their boundaries.« *History Workshop* 13 (1982): 143–152. [I. 75]
–, »Households as Natural Units.« In *Of Marriage and the Market,* ed. by Kate Young, Carol Wolkowitz and Roslyn McCullagh, 49–68. London 1981. [I. 73, 76]
Harris, Olivia, Young, Kate, »Engendered structures: Some Problems in the Analysis of Reproduction.« In *The Anthropology of Pre-Capitalist Societies*, ed. by J. S. Kahn and J. R. Llobera. London 1981. [I. 72]
Hartmann, F., Hädke, K., »Der Bedeutungswandel des Begriffes Anthropologie im ärztlichen Schrifttum der Neuzeit.« *Marburger Sitzungsberichte* 85 (1963): 39–99. [I. 157]

–, »The Metaphor of Organization: an historiographical perspective on the bio-medical sciences of the early nineteenth century.« *History of Science* 14 (1976): 17–53. [I. 64, 98]
–, »Theories of perception and the physiology of mind in the late eighteenth century.« *History of Science* 13 (1975): 177–212.
Fischer-Homberger, Esther, »Krankheit Frau: aus der Geschichte der Menstruation in ihrem Aspekt als Zeichen eines Fehlers.« In *Krankheit Frau,* von E. Fischer-Homberger, 49–84. Bern 1979. [IV. 21]
–, *Medizin vor Gericht: Gerichtsmedizin von der Renaissance bis zur Aufklärung.* Bern 1983. [IV. 58]
Fleck, Ludwik, *Genesis and Development of a scientific Fact.* Ed. by Th. Trenn and R. K. Merton. Chicago 1979 (Dt. Basel 1935 und Frankfurt 1980). [I. 104]
Foucault, Michel, *Die Geburt der Klinik: Eine Archäologie des ärztlichen Blicks.* München 1973. [I. 6]
フーコー『臨床医学の誕生』神谷美恵子訳，みすず書房，1969年
–, *The History of Sexuality.* Vol. 1: *An Introduction.* New York 1980. (Dt.: *Sexualität und Wahrheit.* Bd. 1: *Der Wille zum Wissen.* Frankfurt 1983.) [I. 45]
–, *Histoire de la sexualité.* Vol. 2: *L'Usage des plaisirs.* (Dt.: *Sexualität und Wahrheit.* Bd. 2: *Der Gebrauch der Lüste.* Frankfurt 1986.) [I. 109]
–, *Histoire de la sexualité.* Vol. 3: *Le souci de soi.* Paris 1984. (Dt.: *Sexualität und Wahrheit.* Bd. 3: *Die Sorge um sich.* Frankfurt 1986.) [I. 108]
フーコー『性の歴史』全３巻，渡辺守章・田村俶訳，新潮社，1986-87年
–, *Surveiller et punir: Naissance de la Prison.* Paris 1975. (Dt.: *Überwachen und Strafen. Die Geburt des Gefängnisses.* Frankfurt 1976.) [I. 24, 29]
フーコー『監獄の誕生』田村俶訳，新潮社，1977年
Frevert, Ute, »Frauen und Ärzte im späten 18. und frühen 19. Jahrhundert: Zur Sozialgeschichte eines Gewaltverhältnisses.« In *Frauen in der Geschichte II,* hg. von A. Kuhn und J. Rüsen, 177–210. Düsseldorf 1982. [I. 57]
–, *Krankheit als politisches Problem 1770–1880: Soziale Unterschichten in Preußen zwischen medizinischer Polizei und staatlicher Sozialversicherung.* Göttingen 1984. [I. 40, 58, III. 2]
Gabelkover, Oswald, *Artzney-Buch: darinnen fast für alle deß Menschlichen Leibes Anliegen und Gebrechen außerlesene und bewehrte Artzneyen ...* 5. Aufl. Franckfurt a. M. 1680. [IV. 40, 46]
Gasking, Elizabeth B., *Investigations into Generation, 1651–1828.* Baltimore 1967. [I. 107]
Geist, E., Hagen, B. von, *Geschichte der medizinischen Fakultät der Friedrich-Schiller-Universität Jena.* Jena 1958. [II. 6]
Gélis, Jacques, »La pratique obstétricale dans la France moderne: Les carnets du chirurgien-accoucheur Pierre Robin (1770–1797).« *Annales de Bretagne* 86,2

Duka, Norbert, »Zur privat-und hausärztlichen Tätigkeit im 18. Jahrhundert, an einem slowakischen Beispiel aufgezeigt.« *Wissenschaftliche Zeitschrift der Martin-Luther-Universität Halle-Wittenberg, Math.-nat. Reihe* 16,4 (1967): 655–662.

Easlea, Brian, *Witch Hunting, Magic and the New Philosophy: An Introduction to Debates of the Scientific Revolution, 1450–1750.* Brighton 1980. [I. 67]
イーズリー『魔女狩り対新哲学』市場泰男訳，平凡社，1986年

Eccles, Audrey, *Obstetrics and gynecology in Tudor and Stuart England.* Kent 1982. [IV. 65]

–, »The reading public, the medical profession and the use of English for medical books in the XVIth and XVIIth centuries.« *Neuphilologische Mitteilungen* 75/1 (1974): 143–156. [II. 46]

Edholm, F., Young, K., Harris, O., »Conceptualizing Women.« *Critique of Anthropology* 9/10 (1977): 103–130. [I. 72]

Ehrenreich, Barbara, English, Deirdre, *For her Own Good: 150 Years of Experts' Advice to Women.* New York 1978. [I. 81]

Elias, Norbert, *Über den Prozeß der Zivilisation: Soziogenetische und psychogenetische Untersuchungen.* 2 Bde. Basel 1939. [I. 39]
エリアス『文明化の過程』全２巻，中村元保・吉田正勝・波田節夫他訳，法政大学出版局，1977-78年

Ellen, Roy F., »Anatomical Classification and the Semiotics of the Body.« In *The anthropology of the body,* ed. by John Blacking, 343–373. New York 1977. [IV. 29]

Engelhardt, H., Tristram, »The concepts of Health and Disease.« In *Evaluation and explanation in the biomedical sciences,* ed. by H. Tristram Engelhardt und S. Spicker, 125–141. Dordrecht 1975. [I. 115]

Engelhardt, H. Tristram, Spicker, Stuart, eds., *Evaluation and Explanation in the Biomedical Sciences: Proceedings of the First Trans-disciplinary Symposium on Philosophy and Medicine.* Dordrecht 1975.

Fåhraeus, Robin, »Grundlegende Fakten über die Pathologie der Körpersäfte und ihre Relikte in Sprache und Volksmedizin.« In *Volksmedizin,* hg. von E. Grabner, 444–458. Darmstadt 1967. [IV. 38]

Farge, Arlette, »Accouchement et naissance au XVIIIe siècle.« *Revue de médecine psychosomatique et psychologie médicale* 18,1 (1976): 19–28. [IV. 65]

–, Signe de vie, Risque de mort: Essai sur le sang et la ville au XVIIIe siècle.« *URBI* 2 (1979). [I. 33]

Figlio, Karl, »Chlorosis and Chronic Disease in nineteenth-Century Britain: the social constitution of somatic illness in a Capitalist society.« *Social History* 3,2 (1978): 167–197. [IV. 53]

–, »The Historiography of Scientific Medicine: an Invitation to the Human Sciences.« *Comparative Studies in Society and History* 19 (1977): 262–286. [I. 7, 9, 112]

Clarke, Edwin, »The neural circulation: The use of analogy in medicine.« *Medical History* 22 (1978): 291–307. [I. 38]
Coleman, W., *Death is a social disease: Public Health and Political Economy in Early Industrial France.* Madison 1982. [I. 114]
–, »Health and Hygiene in the Encyclopédie: A Medical Doctrine for the Bourgeoisie.« *Journal of the History of Medicine and Allied Sciences* 29 (1974): 399–421. [I. 43]
Corbin, Alain, *Le miasme et la jonquille: l'odorat et l'imaginaire sociale: XVIIIe–XXe siècles.* Paris 1982. (Dt.: Gestank und Wohlgeruch. Berlin 1984). [I. 49]
コルバン『においの歴史』山田登世子・鹿島茂訳，藤原書店，1990年
Crandon, Libbet, »Why Susto?« *Ethnology* 22,2 (1983): 153–167. [IV. 52]
Crawford, Patricia, »Attitudes to Menstruation in Seventeenth-Century England.« *Past and Present* 91 (1981): 47–73. [IV. 21]
–, »Attitudes to pregnancy from a woman's spiritual Diary, 1687–88.« *Local Population Studies* 21 (1978): 43–45. [IV. 58]
Davidoff, Leonore, »Class and Gender in Victorian England: The Diaries of Arthur J. Munby and Hannah Cullwick.« *Feminist Studies* 5,1 (1979): 87–141. [I. 44]
–, »The Rationalization of Housework.« In *Dependence and Exploitation in Work and Marriage,* ed. by D. L. Barker and S. Allen, 121–151. London 1976. [I. 44]
Davis, Audrey, B., »Some Implications of the Circulation Theory for Disease Theory and Treatment in the Seventeenth Century.« *Journal of the History of Medicine and Allied Sciences* 26 (1971): 28–39.
Delumeau, Jean, *La Peur en Occident (XIVe–XVIIIe siècles).* Paris 1978. [I. 19]
Dewez, Leon, Iterson, Albert, »La Lactation de Saint Bernard: Legende et Iconographie.« *Citeaux in de Nederlanden* 7 (1956): 165–189. [IV. 9]
Dewhurst, Sir John, »The Alleged Miscarriages of Catherine of Aragon and Anne Boleyn.« *Medical History* 28 (1984): 49–56. [IV. 58]
Diepgen, P., Gruber, G. G., Schadewaldt, H., »Der Krankheitsbegriff: seine Geschichte und Problematik.« In *Altmanns Handbuch der Allgemeinen Pathologie,* Bd. 1, 1–50. Berlin 1969. [IV. 3]
Dockès, Pierre, *L'Espace dans la pensée économique du XVIe au XVIIIe siècle.* Paris 1969. [III.4]
Doe, V. S., *The diary of James Clegg of Chapel en le Frith, 1708–1755.* 3 vols. Matlock 1978–81. [II. 48]
Donzelot, Jacques, *Die Ordnung der Familie.* Frankfurt 1980. [I. 44]
Dornheim, Jutta, Alber, W., »Ärztliche Fallberichte des 18. Jahrhunderts als volkskundliche Quelle.« *Zeitschrift für Volkskunde* 78 (1982): 28–43. [II. 40]
Douglas, Mary, *Ritual, Tabu und Körpersymbolik: Sozialanthropologische Studien in Industriegesellschaft und Stammeskultur.* Frankfurt 1981. [I. 1]

Börner, Nicolai, *Medicus sui ipsius oder Sein selbst Arzt* . . . 2 Theile. Frankfurt, Leipzig 1747. [IV. 45, 51]
Boltanski, Luc, *Prime education et morale de classe*. Paris 1969. [I. 44]
Boschung, Urs, »Geburtshilfliche Lehrmodelle: Notizen zur Geschichte des Phantoms und der Hysteroplasmata.« *Gesnerus* 38, 1/2 (1981): 59–68. [I. 55]
Braun, Edmund, Radermacher, Hans, *Wissenschaftstheoretisches Lexikon*. Graz 1978. [I. 106]
Braunschweig, Hieronymus, *Haußartzney-Büchlein: Gute gebreuchliche und bewerte Artzneyen zu allerhand Gebrechen des gantzen Leibes, außwendig und innwendig, von dem Haupt biß auff die Füß* . . . Leipzig 1591. [III. 17]
Brockbank, W., Kay, M. L., »Extracts from the diary of Richard Kay of Baldingstone, Bury, surgeon (1737–50).« *Medical History* 3 (1959): 58–68. [III. 9]
Broendegaard, V. J., »Der Sadebaum als Abortivum.« *Sudhoffs Archiv* 48,4 (1964): 331–351.
Brown, Theodore M., »From mechanism to vitalism in eighteenth-century English physiology.« *Journal of the History of Biology* 7,2 (1974): 179–216.
–, »The College of Physicians and the acceptance of iatromechanism in England, 1665–1695.« *Bulletin of the History of Medicine* 44 (1970): 12–30.
Browner, C. H., »Criteria for selecting herbal remedies.« *Ethnology* 24,1 (1985): 13–33. [IV. 59]
Bubb, W., *Das Stadtarztamt zu Basel: Seine Entwicklungsgeschichte vom Jahre 1529 bis zur Gegenwart*. Zürich 1942. [II. 23]
Bylebyl, Jerome J., »The Medical Side of Harvey's Discovery: The Normal and the Abnormal.« In *William Harvey and his Age: The Professional and Social Context of the Discovery of the Circulation*, Baltimore 1979. [IV. 1]
Bynum, Caroline Walker, *Jesus as Mother: Studies in the Spirituality of the High Middle Ages*. Berkeley 1982. [IV. 9]
Bynum, W. F., »Health, Disease and medical Care.« In *The Ferment of Knowledge: Studies in the Historiography of Eighteenth-Century Science*, ed. by G. Rousseau and Roy Porter, 210–253. Cambridge 1980.
Bynum, W. F., Browne, E. J., Porter, R., eds., *Dictionary of the history of science*. Princeton 1981. [I. 105]
Calvi, Giulia, *Storie di un Anno di Peste: Comportamenti sociali e immaginario nella Firenze barocca*. Mailand 1984. [I. 30, 31, 32]
Camporesi, Piero, *Il sugo della vita: Simbolismo e magia del sangue*. Mailand 1984. [I. 24]
Canguilhem, Georges, *Das Normale und das Pathologische*. Aus dem Frz. übersetzt von M. Noll und R. Schubert. München 1974. [I. 114]
カンギレム『正常と病理』滝沢武久訳，法政大学出版局，1987年

Bargheer, Ernst, *Eingeweide: Lebens- und Seelenkräfte des Leibesinneren im deutschen Glauben und Brauch.* Berlin 1931. [IV. 35]

Barkan, L., *Nature's Work of Art: the human body as image of the World.* New Haven 1975. [I. 143]

Barker-Benfield, G. J., *The Horrors of the Half-Known Life: Male Attitudes towards Women and Sexuality in nineteenth-century America.* New York 1976. [I. 111]

Barnes, Barry, Shapin, Steven, eds., *Natural Order: Historical Studies of Scientific Culture.* Beverly Hills, London 1979. [I. 101]

Bartholin, Thomas, *Acta Medica et Philosophica Hafniensia.* Copenhagen 1673 ff.

Baskett, William Denny, *Parts of the Body in the Later Germanic Dialects.* Chicago 1920. [I. 90]

Bauer, Josef, *Geschichte der Aderlässe.* München 1870 (Reprint München 1966). [I. 54]

Baxandall, Michael, *Painting and Experience in Fifteenth Century Italy: a primer in the social history of pictorial style.* Oxford 1972. [IV. 50]

Benedek, Thomas G., »Beliefs about Human Sexual Function in the Middle Ages and Renaissance.« In *Human Sexuality in the Middle Ages and Renaissance,* ed. by Douglas Radcliff-Umstead, 97–119. Pittsburgh 1978. [I. 15]

Benedicenti, A., *Malati, medici e farmacisti: storia dei rimedi traverso i secoli e delle teorie che ne spiegano l'azione sull'organismo.* 2 vol. Mailand 1925. [IV. 72]

Berg, Alexander, *Der Krankheitskomplex der Kolik- und Gebärmutterleiden in der Volksmedizin und Medizingeschichte* ... Berlin 1935. [I. 78, IV. 62]

Berry, Patricia, *Echo's subtle body: Contributions to an archetypal Psychology.* Dallas 1982. [I. 153]

Bétérous, Paule-V., »A propos d'une des légendes mariales les plus répandues: Le ›lait de la Vierge‹.« *Bulletin de l'association Guillaume Bude* 4 (1975): 403–411. [IV. 9]

Blacking, John, ed., *The anthropology of the body.* London 1977. [IV. 29]

Blackman, Janet, »Popular Theories of Generation: The Evolution of Aristotle's Works: The Study of an Anachronism.« In *Health Care and Popular Medicine in Nineteenth Century England,* ed. by John Woodward and David Richards, 56–88. London 1977. [II. 39]

Bloch, Marc, *The Royal Touch: Sacred Monarchy and Scrofula in England and France.* London 1973. [I. 47]

Böhme, Gernot, »Wissenschaftliches und lebensweltliches Wissen am Beispiel der Verwissenschaftlichung der Geburtshilfe.« In *Wissenssoziologie,* hg. von N. Stehr und V. Meja, 445–463. Opladen 1981. [I. 56]

Börner, Friedrich, *Nachrichten von den vornehmsten Lebensumständen und Schriften jetztlebender berühmter Ärzte und Naturforscher in und um Deutschland.* Band 1. Wolfenbüttel 1749. [II. 1,4]

参 考 文 献

＊［　］内に挙げたローマ数字は章数を、アラビア数字は注の番号を示す。
例：［II. 41］＝第二章、注(41)

Accati, Louisa, »Lo spirito della Fornicazione: virtù dell'Anima e virtù del corpo in Frìuli, Fra 600 e 700.« *Quaderni storici* 41 (1979): 644–672. [I. 17, 22]

Ackerknecht, Erwin H., »Hygiene in France 1815–1848.« *Bulletin of the History of Medicine* 22,2 (1948): 117–155. [I. 61]

–, *Medicine and Ethnology: Selected essays.* Stuttgart, Wien 1971.

–, »Primitive Autopsies and the History of Anatomy.« In *Medicine and Ethnology,* von E. H. Ackerknecht, Kap. 4. Stuttgart, Wien 1971. Früher in *Bulletin of the History of Medicine* 13 (1943): 334–339. [I. 25]

Adolf, Helene. *Wortgeschichtliche Studien zum Leib/Seele-Problem: Mittelhochdeutsch lîp »Leib« und die Beezichnungen für corpus.* Wien 1937. [IV. 41]

Alberti, Michael, *Tractatus de Haemorrhoidibus ... Pathologice et practice.* Halle 1722.

–, *Diss. de haemorrhoidibus secundam et praeter naturam.* Erfurt 1702.

Allers, Rudolf, »Microcosmus: from Anaximandros to Paracelsus.« *Traditio* 2 (1944): 319–403. [I. 143]

Armstrong, David, *Political Anatomy of the Body: Medical Knowledge in Britain in the Twentieth Century.* Cambridge 1983. [I. 4, 5, 163, III. 16]

Arney, William, Bergen, Bernard J., *Medicine and the Management of Living: Taming the Last Great Beast.* Chicago 1984. [I. 4, 163]

Artelt, W., *Medizinische Wissenschaft und ärztliche Praxis im alten Berlin.* Berlin 1948. [II. 10]

Baader, Gerhard, »Die Entwicklung der medizinischen Fachsprache im hohen und späten Mittelalter.« In *Fachprosaforschung,* hg. von G. Keil und P. Assion, 88–123. Berlin 1974. [II. 46]

Bachelard, Gaston, *Water and Dreams: An Essay on the Imagination of Matter.* Dallas 1983 (Paris 1942). [I. 11]
バシュラール『水と夢』小浜俊郎・桜木泰行訳，国文社，1969年

Bachtin, Michail, *Rabelais and His World.* Cambridge, Mass. 1965 Siehe auch frz. Ausgabe. [I. 46, IV. 33]

Bakhtine, Mikhail, *L'Oeuvre de François Rabelais et la culture populaire au Moyen Age et sous la Renaissance.* Paris 1970. [I. 133–138]
バフチーン『フランソワ・ラブレーの作品と中世・ルネッサンスの民衆文化』川端香男里訳，せりか書房，1988年

le, Kranckheiten und Gebrechen, so man der weiblichen Mutter zuschreibt, und den Weibern außer dem Schwangergehen begegnen, abgehandelt werden. Gotha 1752.

Leitung und Vorsorge des Höchsten Gottes, Das ist: Dessen Lebenslauf, Schicksale, fatale Kranckheit und seeliger Abschied, nebst dem Sections-Schein; theils aus dessen Autographo aufgezeichnet . . . von Jacob Storchen. Eisenach 1752. (Enthält im Anhang, S. 40–48, die vollständige Liste der Veröffentlichungen Johann Storchs, alias Huldericus Pelargus.)

ヨハン・シュトルヒの著作

＊ヨハン・シュトルヒの全著作のうち、本書で扱った著作のみを挙げている。

Medicinischer Jahrgang oder Observationes clinicae, darinnen er zeiget, wie die ihm anvertrauete Patienten im Jahr ... curiret worden. Jg. 1–8. Leipzig 1724–1735.

Quinque partitum practicum, oder eine in fünf Classen eingetheilte *Praxis casualis medica*, welche er als eine Continuation seiner bisher edirten Jahrgänge von 1731 zusammengetragen. Leipzig und Eisenach 1738.

Quinque partiti practici, oder der in fünf Classen eingetheilten *Praxeos casualis medicae*, Tomus II, vom Jahr 1732. Leipzig und Eisenach 1740.

Wohlmeynender *Unterricht*, auf was Art ein Mensch, bei anfallenden Kranckheiten seiner wahrzunehmen habe ... Leipzig 1730.

Theoretisch- und practische Abhandlung von *Kranckheiten, denen vornehmlich Soldaten unterworfen seyn* ... Eisenach und Naumburg 1735.

Unterricht vor Heb-Ammen ... welcher als das erste volumen zu einem bald folgenden Opere casuali practico de morbis mulierum betrachtet werden kann. Gotha 1747.

Von Kranckheiten der Weiber, zweyter Band, darinnen vornehmlich solche Casus, welche den Jungfernstand betreffen, auf theoretische und practische Art abgehandelt ... Gotha 1747.

Von Kranckheiten der Weiber, dritter Band, darinnen vornehmlich solche Casus, welche die Schwangern betreffen ... Gotha 1748.

Von Weiberkranckheiten, vierten Bandes 1ster Theil, darinnen vornehmlich solche Zufälle, welche Molas oder Muttergewächse und falsche Früchte betreffen, auf theoretische und practische Art abgehandelt ... Gotha 1749.

Von Weiberkranckheiten, vierten Bandes 2ter Theil, vom Abortu oder Mißfall. Gotha 1749.

Von Weiberkranckheiten, fünfter Band, darinnen solcherlei Zufälle, welche ordentliche und schwere Geburten betreffen, auf theoretische und practische Art abgehandelt ... Gotha 1750.

Von Weiberkranckheiten, sechster Band, in welchem vornehmlich solche Zufälle, so die Wöchnerin und Kindbetterin betreffen ... Gotha 1751.

Von Weiberkranckheiten, siebenter Band, in welchem solche Zufälle, so die stillenden Weiber und Säugammen betreffen, auf theoretische und practische Art abgehandelt ... Gotha 1751.

Von Weiberkranckheiten, achter und letzter Band, worinnen vornehmlich solche Zufäl-

「不慮の出来事」 “Zufall” 108, 187-8, 195, 198-9, 227
ブルジョワ的身体 der bürgerliche Körper 30, 241
フルス Fluß 55, 116, 118, 120, 125-6, 137, 147, 149, 151, 156, 158, 164, 166, 168-70, 175-83, 185-7, 195, 199, 205-6, 208, 217-8, 229, 277, 280-1
風呂屋 Bader 45, 87, 94, 107, 112, 134-5, 139, 181, 275

閉経(期) Menopause 11, 154, 160, 278
ペスト Pest 27-8, 30, 45, 92, 284

母乳 →乳

ま 行

魔女 Hexe 26-7

民衆文化 →民俗文化
民俗文化(民衆文化) Volkuskultur (poluläre Kultur) 8, 24-5, 27, 53, 59, 105

夢精 Pollution 154, 158

もぐりの医者 Pfuscher 87, 105, 110, 131, 133, 139-40

や 行

薬剤師 Apotheker 28, 45, 81, 89, 94, 105, 231
薬局(薬屋) Apotheke 89, 127-8, 183, 287

ら 行

リツェンツィアート Lizentiat 81, 83, 86-7, 272
流産 Abort, Abgang 95, 110, 119, 121, 129-30, 132-3, 188, 190, 202, 209-12, 215-7, 221-3, 271, 286

水疱を引き起こす膏薬　→発疱膏
性（ジェンダー）　Geschlecht　48, 64, 120, 159-61, 200, 217, 259-60, 277, 286
正医　*medicus ordinarius*　131, 134, 138-9
生気論　Vitalismus　143, 171-2
生殖＝再生産　Reproduktion　10-1, 41, 44, 48-50, 64, 70, 148, 155-6, 241, 245, 255, 258-60, 278-9
セクシュアリティー　Sexualität　11, 33, 40-1, 48-50, 241, 251, 255, 259

卒中性発作　Steckfluß　100, 176

た 行

体液　Humores, Säfte　29, 35, 52, 55-6, 113, 149-50, 157, 168, 174, 177, 186, 200, 226, 229, 278-82, 284
対抗宗教改革　Gegenreformation　24, 74
胎児　Fötus, Frucht　41, 185, 209, 213-5, 218-24, 286
滞留　Verstockung　100, 169, 172, 184-5, 187, 201, 285-6
タブー　Tabu　118, 212
魂　Seele　122, 174, 189

血　Blut　8, 10, 16, 22-3, 25, 33, 46-7, 57-8, 66, 71, 74, 100, 108, 120, 123, 125-6, 145, 150, 152-3, 155-8, 164-5, 167-74, 177, 183, 186-8, 193-203, 210, 213-4, 216-21, 223, 228, 230-1, 237, 251, 258, 263, 277-8, 280, 282-3
乳　Milch　108, 111, 120, 126, 136, 148, 159-60, 167, 192, 197, 239, 277-8
治療(従事)者　Heiler, Heilperson　20, 28-9, 45-6, 53-4, 78-9, 81, 86-7, 105, 107, 110-1, 131, 136, 138, 166, 273

停滞　Stagnation, Stockung　158, 167, 170, 172, 176, 178, 182, 184-7, 195-7, 209-11, 213-6, 221, 230-2, 237
てんかん　Epilepsie　173, 188-9, 193, 196, 283

床屋　Barbier　45, 87, 94, 107, 110, 139, 241

な 行

内科医　*medicus*　45, 57, 80-3, 85-9, 95, 102, 105, 107-8, 110-1, 122, 128, 130-3, 136-40, 194, 215, 232, 266, 282

肉体性　→身体性
尿　Urin　46, 92, 101, 107, 110, 116, 118, 120, 122, 126, 139, 150, 163, 171, 178, 206, 228, 275
妊娠　Schwangerschaft　11, 16, 49, 96, 108, 112, 114, 117, 119, 127, 132, 143, 149, 153, 156, 185, 188-92, 196, 202, 209-17, 221-3, 228-30, 271-2, 285

は 行

排膿孔　Fontanell　180-1, 281
博士号　Doktorat　81, 83, 87, 90, 267
発疱膏（水疱を引き起こす膏薬）　blasenziehendes Pflaster, Vecikatorium　150, 169, 180-1, 192, 270
母親（治療での役割）　Muttersrolle in der Behandlung　107-9, 115, 118, 120
バロック　barock　33, 47, 59, 68, 147, 231, 279
反宗教改革　→対抗宗教改革

非自然的事物　Non-Naturalien　31-2, 250
美術史　Kunstgeschichte　47, 52, 68, 72-4, 235
皮膚　Haut　9-10, 28, 39, 69, 162-6, 169, 177-8, 180-1, 185, 188-190, 193, 217, 228, 235, 281
『ヒポクラテス全集』　*Corpus Hippocraticum*　53-4, 182
ヒポクラテスの特徴　*facies hippocratica*　182-3
ヒポクラテスの婦人科医学　Hippokratische Gynäkologie　53
ヒポクラテスの『予後』　Hippokratische Prognostikon　182
『百科全書』　*Encyclopédie*　32

『婦人病』（シュトルヒ）　*Weiberkranckheiten*　8, 95-6, 112, 143, 271
腐敗　*corruptio*, Verderbnis　71, 182, 184-7, 198, 202, 215, 219-20, 222

263, 265
啓蒙主義　Aufklärung　30, 32, 35, 37
けいれん　Krampf　125-6, 138, 143, 172-3, 176, 178-9, 185, 188-91, 194-5, 197, 201, 231, 283
外科医　*chirurugus*, Wundarzt　21, 37, 45, 60-1, 81, 87, 105, 110, 112, 131, 134-5, 139, 164, 166, 181, 185-6, 201, 218, 233, 272, 275, 277, 286
下剤　Purganz, Abführmittel　108, 112, 129-30, 133-4, 148, 169, 191-2, 283
血液　→血
月経（月のもの）　Menses (das Monatliche)　11, 100, 107-8, 110-4, 116, 119-20, 126-7, 129, 132-3, 150-60, 163-5, 168, 171, 174-5, 177, 179, 185-8, 191-2, 194-6, 199-201, 213-4, 216, 218-21, 230-1, 277-9
健康　Gesundheit　30-1, 34-9, 46, 48, 51, 68, 70, 90, 100, 108, 122, 157, 168, 171, 225, 227-8, 241, 246, 249, 251-2, 254, 269
『健康要理』（ヴォルネー）　*Gesundheitskatechismus*　31, 37, 249, 276

さ　行

産褥　Kindbett　88, 111-2, 115, 143, 149-50, 166, 179, 186, 202, 229, 271, 274, 282
産婆　Hebamme　8, 36, 45, 87, 94, 99, 110, 119-20, 139, 241, 252-3, 270, 285

痔　Hämorrhoiden　→金脈
市医　Stadt*physicus*　77, 82-3, 86-8, 90, 96, 102, 120, 189, 224, 267
侍医　Leib*medicus*　83, 86, 89-90, 93
子宮　Uterus, Mutter　12, 23, 25-6, 36, 41, 44, 48-9, 64-5, 69, 109, 125-6, 129-30, 150, 156, 158, 166, 168-9, 173, 175, 183-7, 189-90, 192, 194, 197, 199, 204-5, 210, 217-21, 223-4, 228, 256, 274, 279-80, 282, 285-6
自己診断　Selbst-Diagnose　107, 128
自己治療、自己療法　Selbst-Behandlung, Selbst-Therapie　37, 107, 109, 111, 128, 130, 134-5, 137, 227, 282
死産　Totgeburt　185, 196-7, 221-2, 229
自然　Natur　9, 11, 21, 28-34, 39-41, 43-4, 47-8, 67, 69, 91, 122, 151, 153, 155, 164, 169-70, 172, 174, 185, 198-9, 201-2, 218, 221-2, 224-33, 244, 254, 259, 286-8
実践治療家　Empiriker　87-8, 101, 107, 110, 112, 152
瀉血　Aderlaß　35, 100, 107-8, 110, 112, 120, 132, 134, 137, 139, 151, 157, 160, 173, 186, 193-5, 199, 216, 227, 230, 252, 263, 275, 278
受胎　Konzeption　49, 58, 214, 218, 220-2, 286
出血　Hemorrhagie, Bluten　113-4, 116-7, 120, 126, 134-5, 154-61, 163, 165, 173-4, 177, 189, 196, 206, 210-12, 216-18, 221-23, 278
出産　Geburt　8, 10-1, 16, 23, 25, 36, 48-9, 112, 127, 143, 149, 155, 209-13, 215, 217, 220, 224, 245, 253, 271, 275, 286
授乳　Stillen　10-1, 49, 110, 112, 148, 192, 251, 270
静脈瘤　Krampfader　159, 165-6, 177, 206, 230
助産婦　→産婆
女性史　Frauengeschichte　12, 21
女性性　Frausein　154, 235
女性の(身)体　Frauenkörper　8-9, 24-5, 27, 39-44, 49-50, 65, 69, 71-2, 101, 118, 144, 154, 236, 239-40, 247, 256
処方(箋)　Rezept, Vorschrift　78, 91, 109, 112, 115-7, 120, 124, 128-40, 144, 149, 179-81, 183, 185-6, 188, 192-7, 204-5, 207, 210, 213-4, 216, 223-4, 226-7, 231, 272, 276, 283
印　Zeichen　51, 118, 147, 152-3, 161, 169, 211-2, 278, 280
心臓　Herz　20, 28, 39, 65-7, 109, 123-5, 190, 195, 197, 218, 238, 277, 280-1, 283
身体性（肉体性）　Körperlichkeit (Leiblichkeit)　9-12, 20-1, 23, 26-7, 31, 33, 36, 41, 48, 144, 159, 209, 235, 259
身体の失権　die Entmächtigung des Körpers　23-30, 36
身体の知覚（からだの感じ方）　Körperwahrmnehmung (Leibwahrnehmung)　8-9, 11-2, 15-6, 19, 34, 55, 57, 74, 144, 236, 238, 244
(身体の)調教　die Dressur (des Körpers)　20, 30-5

水腫　Wassersucht　102, 115, 128, 185, 202, 211, 229

事 項 索 引

あ 行

アウラ　Aura　33-4, 72

医学　Medizin　8-9, 15, 19-20, 23, 28-32, 35-6, 38, 40-53, 56, 58-61, 63, 65, 67, 71, 73, 77-80, 82, 86, 90-95, 97-100, 102, 105, 121-124, 128, 130, 143, 145-6, 152, 159, 180, 182, 208, 217, 224-5, 233, 239, 241, 245, 247, 250, 254, 256-7, 269-70, 273, 276-9, 283-5, 287
医学史　Medizingeschichte　8, 11, 21, 46-7, 52-3, 123, 226, 268-9, 287
医学的検査　Medizinische Untersuchung　18, 38
怒り　Zorn　127, 189-195, 197, 199, 214. 217, 221-3, 282-5
医師　*physicus*　21, 139
医師会　*collegium medicum*　81, 90, 267
医事条例　Medizinalordnung　79, 81-2, 86, 107, 111
医者・患者関係　Beziehung zwischen Arzt und Patienten　127
　患者の自己診断の保証　127, 129-31
　信頼の増進　136-40
　接触のタブー　117-121
　仲介された出会い　115-6
痛み（苦痛）　Schmerz　16, 41-2, 51, 54, 94, 96, 101, 109, 116-7, 121-6, 130, 132, 138, 145, 163-5, 169-70, 175-8, 180, 185, 190, 193-4, 196, 199, 202-8, 211, 232, 263, 275-6
遺伝(性)　erblich　88, 200-3
隠喩　Metapher　12, 47, 52, 61-6, 69-71, 73, 121, 124, 171, 174, 184, 187, 193, 256, 264, 280, 288

宇宙　Kosmos　59, 64, 71, 244, 254
　宇宙論　47-8, 51, 59, 64, 147
　大宇宙・小宇宙　25, 27, 33, 62, 233, 236-7, 263
鬱病　Melancholie　29, 101, 110-1
乳母　Amme　120, 197

『エラノス』(年報)　*Eranos*-Jahrbuch　66

「大いなる閉じ込め」　“grand renfermement ”　19

か 行

開業医　*practicus*　93, 97, 99, 139-40, 144, 146, 252
開口部　Öffnung　28, 33, 55, 59, 162-4, 166-8, 180-1, 220, 280
解剖(学)　Anatomie, Zergliedern,　8, 11, 17, 19, 21, 26-7, 41, 43-4, 50, 64-5, 73, 79-80, 92, 97, 101-2, 143, 146, 154, 159, 161, 170-1, 183-4, 186, 248, 266, 276-7, 279
家庭薬　Hausmittel　37, 108, 127-9, 132, 135, 179, 183, 192, 226
からだの感じ方　→身体の知覚
からだの体験　Leibhaftigkeit　9, 16, 60, 235, 238
勧告　Consilium　128, 139-40
患者の記録　Krankengeschichte　8, 91-3, 97, 99, 115, 194, 198, 269, 271, 284

機械論　Mechanismus　79, 88, 97, 171-2, 254
奇胎　*Mola*　114, 118, 121, 210, 217-9, 221-3, 286
宮廷内科医　Hof*medicus*　77, 87, 89
驚愕　Schrecken　127, 133, 190, 195-7, 199, 214, 221-2, 283-5
近代的身体　der moderne Körper　5, 15, 17-20, 23, 44, 100, 241, 244
緊張運動　*motus tonicus*　172-3
金脈　Goldader　88, 116-7, 126, 156-8, 163, 166, 200, 278-9

薬屋　→薬局
苦痛　→痛み
軍医　Feldscherer　89, 94, 107, 113, 132

経血　das monatliche Blut　21-2, 25-6, 71-2, 100, 102, 108, 157, 161, 163-4, 221, 260,

ホランダー　Hollander, Anne　72-3, 97
ボンテケー　Bontekoe, Cornelius van　98

マ　行

マクドナルド　MacDonald, Michael　29-30, 249
マクレイン　MacLean, Ian　61, 63-65, 160
マーチャント　Merchant, Carolyn　40
マルロー　Malraux, André　22-3
マンドルー　Mandrou, Robert　33

ミュシャンブレッド　Muchembled, Robert　25

モット　→ド＝ラ＝モット
モーリソー　Mauriceau, François　98
モンドヴィル　Mondeville, Henri de　60-2, 233

ヤ　行

ユンカー　Juncker, Johann　97-8, 286
ユング　Jung, Carl Gustav　65-7

ラ　行

ライプニッツ　Leibniz, Gottfried Wilhelm Freiherr von　122-3
ライン＝エントラルゴ　Lain Entralgo, Pedro　55-6
ラインボー　Linebaugh, Peter　26
ラブレー　Rabelais, François　59-60, 167, 233-4

リシャール　Richard, Phillippe　91

ルークス　Loux, Françoise　91

レンティリウス　Lentilius　93-4

ロイド　Lloyd, G. E. R.　53-55, 261
ロマニシン　Romanyshyn, Robert D.　67
ロルフィンク　Rolfink, Werner　26, 97-8

シュミート　Schmid, Magnus　182
ショーター　Shorter, Edward　41-2
ジョルダノーヴァ　Jordanova, Ludmilla　37, 42-3, 256

スタインバーグ　Steinberg, Leo　20, 73-4
スレーフォークト　Slevogt　80, 266

ゼイナー　Zaner, Richard M.　67, 162
セルヴァンテス　Cervantes Saavedra, Miguel de　59
ゼンネルト　Sennert, Daniel　97-8

ソラノス　Soranos　53-4

タ　行

タイヒマイヤー　Teichmeyer, Herrmann Friedrich　97-8

ツア＝リッペ　zur Lippe, Rudolf　20, 68-9, 147, 276

デカルト　Descartes, René　15-6, 68-9, 122, 147, 238
テムキン　Temkin, Owsei　47, 276
デュビィ　Duby, Georges　10
テルナー　Töllner, Richard　122

ドッケス　Dockès, Pierre　106
ド＝ラ＝モット　de la Motte, Guillaume　98-9

ナ　行

ノイブルガー　Neuburger, Max　225

ハ　行

ハイスター　Heister, Lorenz　97-8, 159
ハーヴィー　Harvey, William　15-6, 47, 66-7, 98, 123, 146, 237, 260, 276, 283
ハーヴェー　→ハーヴィー
バシュラール　Bachelard, Gaston　21-2, 246
バフチン　Bakhtin, Mikhail　33, 59, 167
ハラー　Haller, Albrecht von　31, 249-50
パラケルスス　Paracelsus　225
ハリス　Harris, Olivia　41
バルダッサーレ　Baldassare　25-7
ハルトマン　Hartmann, F.　67
バルトリン　Bartholin, Thomas　97-8

ビーアリング　Bieling, Caspar Gottfried　101, 272
ピープス　Pepys, Samuel　91
ヒポクラテス　Hippokrates　53-4, 59, 93, 122, 182-3, 225, 233, 240, 282
ヒルダヌス　Hildanus　98
ヒルデガルト　Hildegart von Bingen　58
ヒルマン　Hilmann, James　66

ファン＝デン＝ベルフ　van den Berg, Jan Hendrik　65-6, 264
フィリオ　Figlio, Karl　39, 47, 51, 245, 284
フェルネル　Fernel, Jean　97-8
フォレストゥス　Forestus　97-8
フーケ　Fouquet, Catherine　42-3
フーコー　Foucault, Michel　17-9, 27, 33, 50, 245, 248, 260
プシェル　Pouchelle, Marie-Christine　60-66, 233
プテール　Peter, Jean-Pierre　90
プラター　Plat(t)er, Felix　98
プリニウス　Plinius　56
プリュッゲ　Plügge, Herbert　68, 162
プルーケ　Ploucquet, Wilhelm Gottfried　158
ブルジョワ　Bourgeois, Louise　98-9
プレスナー　Plessner, Helmuth　68-9
フレーフェルト　Frevert, Ute　36, 250
フロイト　Freud, Sigmund　50, 67, 259
ブロック　Bloch, Marc　33

ベリー　Berry, Patricia　66
ペリング　Pelling, Margaret　46
ベルナー　Börner, Friedrich　80
ヘルムホルツ　Helmholtz, Hermann Ludwig Ferdinand von　50-1
ヘルモント　Helmont, Jan Baptista van　122-3, 225

ボイル　Boyle, Robert　98-9, 225
ポーター　Porter, Roy　90-1, 251, 267
ホフマン　Hoffmann, Friedrich　8, 79-80, 97, 266
ポマータ　Pomata, Gianna　45

人 名 索 引

ア 行

アッカーティ　Accati, Louisa　24
アドルノ　Adorno, Theodor　68-9
アーニー　Arney, William　68, 245
アームストロング　Armstrong, David　17, 68, 245
アリストテレス　Arirtoteles　53-4, 58, 153, 160, 201, 260, 286
アルベルティ　Alberti Michael　94, 97, 158, 168, 280
アルベルトゥス・マグヌス　Albertus Magnus　92, 279

イシドール　Isidor da Sevilla　59
イーズリー　Easlea, Brian　40
イングリッシュ　English, Deirdre　42, 256

ヴァイツゼッカー　Weizsäcker, Viktor von　67, 162
ヴァルター　Walther　100, 272
ヴァン＝デン＝ベルク　→ファン＝デン＝ベルフ
ヴェサリウス　Vesalius, Andreas　146
ヴェーデル　Wedel, Wolfgang　79-80, 97-8, 266
ウェブスター　Webster, Charles　46
ヴェルディエ　Verdier, Yvonne　56, 70, 71
ヴェルフリン　Wölfflin, Heinrich　47
ヴェンク　Wenckh　159
ウォディングトン　Waddington, Ivan　105, 272
ヴォルネー　Volney, Constantin François de Chassebœf　31, 249
ヴルフバイン　Wurffbain　101

エットミュラー　Ettmüller, Michael　97-8, 272
エリアス　Elias, Norbert　31, 34
エーレンライヒ　Ehrenreich, Barbara　42, 256
エンゲルハルト　Engelhardt, Tristram　52
エントラルゴ　→ライン＝エントラルゴ

オウクリー　Oakley, Ann　42
オット　Ott, Sandra　58
オング　Ong, Walter　55

カ 行

カルヴィ　Calvi, Guilia　27-8, 45
カルプツォフ　Carpzow, Johann Benedikt　97-8
ガレノス　Galenos, Claudias　49-50, 53, 57, 160, 240, 260, 287
カンポレーズィ　Camporesi, Piero　25-6

クニビレール　Kniebiehler, Yvonne　42-3
クリス＝レッテンベック　Kriss-Rettenbeck, Ruth　12, 74

ゲープザッテル　Gebsattel, V. E. von　67
ケラート　Kellert, Stephen R.　38

コルバン　Corbin, Alain　34
コールマン　Coleman, W.　32

サ 行

サド　Sade, Donatien Alphonse François de　50
サルデッロ　Sardello, Robert S.　67

シェイピン　Shapin, Steven　43, 47
シェンク＝フォン＝グラーフェンベルク　Schenk von Grafenberg, Johann　98
ジーゲリスト　Sigerist, Henry Ernest　47
シデナム　→シドナム
シドナム　Sydenham, Thomas　93, 225
ジューソン　Jewson, N. D.　47, 51, 105
シュタール　Stahl, Georg Ernst　8, 56-7, 80, 88, 92, 94, 97, 99, 102, 143, 145, 158, 171-2, 233, 237, 276, 287-8
シュタルパルト　Stalpart van der Wiel, Cornelius　97-8, 272

訳者紹介

井上茂子（いのうえ・しげこ）

1954年生まれ。ミュンヘン大学に留学後，東京大学大学院社会学研究科博士課程単位取得満期退学。東京大学教養学部助手，姫路獨協大学外国語学部助教授を経て，現在，上智大学文学部教授。

専攻は，ドイツ現代史，国際関係論。

主要著訳書・論文――『1939――ドイツ第三帝国と第二次世界大戦』（同文舘，1989年，共著），「『反動と革命』の独裁」（木谷勤・望田幸男編『ドイツ近代史』ミネルヴァ書房，1992年，所収），「ジェンダー」（矢野久・A.ファウスト編『ドイツ社会史』有斐閣，2001年，所収），ラウル・ヒルバーグ『ヨーロッパ・ユダヤ人の絶滅』（柏書房，1997年，共訳）など。

女の皮膚の下――十八世紀のある医師とその患者たち〈新版〉

1994年10月25日　初版第1刷発行
2001年10月30日　新装版第1刷発行©

訳　者　井上茂子
発行者　藤原良雄
発行所　株式会社　藤原書店
〒162-0041　東京都新宿区早稲田鶴巻町523
電話　03(5272)0301
FAX　03(5272)0450
振替　00160-4-17013

印刷・製本　中央精版

落丁本・乱丁本はお取替えいたします　Printed in Japan
定価はカバーに表示してあります　ISBN4-89434-258-8

円熟期のイリイチの集大成

新版 生きる思想

〈反=教育／技術／生命〉

I・イリイチ　桜井直文監訳

コンピューター、教育依存、健康崇拝、環境危機……現代社会に噴出している全ての問題を、西欧文明全体を見通す視点からラディカルに問い続けてきたイリイチの、八〇年代末発表草稿を集成した『生きる思想』を、読者待望の新版として刊行。

四六並製　三八〇頁　二九〇〇円
（一九九一年一〇月／一九九九年四月刊）
◇4-89434-131-X

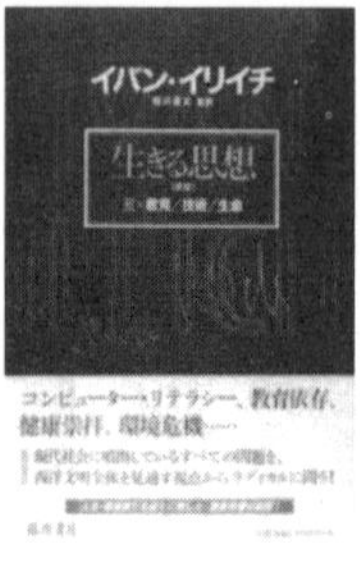

初のクルマと人の関係史

自動車への愛

〈二十世紀の願望の歴史〉

W・ザックス
土合文夫・福本義憲訳

豊富な図版資料と文献資料を縦横に編み自動車の世紀を振り返る、初の本格的なクルマと人の関係史。時空間の征服と社会的ステイタスを〈個人〉に約束したはずの自動車の誕生からその死までを活写する、文明批評の傑作。

四六上製　四〇八頁　三六八九円
（一九九五年九月刊）
◇4-89434-023-2

DIE LIEBE ZUM AUTOMOBIL
Wolfgang SACHS

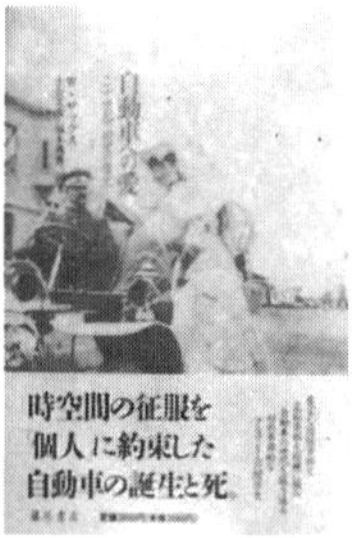

初の「ジェンダーの国際関係」論

国際ジェンダー関係論

〈批判理論的政治経済学に向けて〉

S・ウィットワース
武者小路公秀ほか監訳

大国、男性中心の歪んだジェンダー関係のなかで作り上げられた「国際関係論」を根本的に問いなおす。国際家族計画連盟（IPPF・国際非政府組織）と国際労働機関（ILO・政府間国際組織）の歴史を検証し、国際ジェンダー関係の未来を展望。

A5上製　三二八頁　四二〇〇円
（二〇〇〇年一月刊）
◇4-89434-163-8

FEMINISM AND INTERNATIONAL RELATIONS
Sandra WHITWORTH

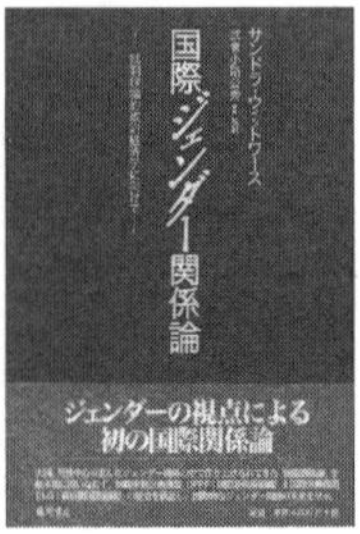

グローバル化と労働

アンペイド・ワークとは何か

川崎賢子・中村陽一編

一九九五年、北京女性会議で提議された「アンペイド・ワーク」の問題とは何か。グローバル化の中での各地域のヴァナキュラーな文化と労働との関係の変容を描きつつ、シャドウ・ワークの視点により、有償／無償のみの議論を超えて労働のあるべき姿を問う。

A5並製　三三六頁　二八〇〇円
（二〇〇〇年二月刊）
◇4-89434-164-6

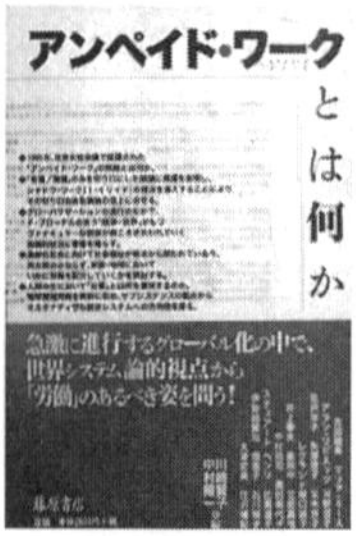